Friedland
Arzneiformenlehre

# Arzneiformenlehre

für Pharmazeutisch-technische Assistentinnen

Jürgen Friedland, Solingen

6., überarbeitete und aktualisierte Auflage
Mit 139 Abbildungen und 31 Tabellen

Mit CD-ROM
Repetitorium Arzneiformenlehre

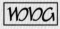 Wissenschaftliche Verlagsgesellschaft Stuttgart

**Anschrift des Verfassers:**
Pharmaziedirektor Jürgen Friedland
Walter-Bremer-Institut am Friedrich-List-Berufskolleg
Lehranstalt für pharmazeutisch-technische Assistenten
Burgstr. 65
42655 Solingen
E-Mail: info@wbi-solingen.de

Alle Angaben in diesem Buch wurden sorgfältig geprüft. Dennoch können Autor und Verlag keine Gewähr für deren Richtigkeit übernehmen.

Ein Markenzeichen kann warenzeichenrechtlich geschützt sein, auch wenn ein Hinweis auf etwa bestehende Schutzrechte fehlt.

Bibliografische Information der Deutschen Nationalbibliothek
Die Deutsche Nationalbibliothek verzeichnet diese Publikation in der Deutschen Nationalbibliografie; detaillierte bibliografische Daten sind im Internet unter http://dnb.d-nb.de abrufbar.

Jede Verwertung des Werkes außerhalb der Grenzen des Urheberrechtsgesetzes ist unzulässig und strafbar. Das gilt insbesondere für Übersetzungen, Nachdrucke, Mikroverfilmungen oder vergleichbare Verfahren sowie für die Speicherung in Datenverarbeitungsanlagen.

6., überarbeitete und aktualisierte Auflage 2009

ISBN 978-3-8047-2473-0

© 2009 Wissenschaftliche Verlagsgesellschaft m.b.H.
Birkenwaldstr. 44, 70191 Stuttgart
www.wissenschaftliche-verlagsgesellschaft.de
Printed in Germany
Satz: primustype Robert Hurler GmbH, Notzingen
Druck: Druckerei Djurcic, Schorndorf
Umschlaggestaltung: Atelier Schäfer, Esslingen

# Vorwort zur 6. Auflage

Die rasante Entwicklung des Europäischen Arzneibuchs, das immer mehr an Umfang zunimmt, während sich die nationalen Pharmakopöen verkleinern, machte ein gründliche Überarbeitung und Aktualisierung der Inhalte der „Arzneiformenlehre" nötig. In vielen Fällen handelt es sich zwar nur um Änderungen der Formulierung oder um andere Begriffe und Bezeichnungen, wenn diese sich aber im Arzneibuch vom Lehrbuch unterscheiden, verwirrt das jeden Lernenden. Daher wurden in den meisten Fällen die Bezeichnungsweisen und die Formulierungen des Europäischen Arzneibuchs (6. Auflage) übernommen, wenn dies auch nicht immer pädagogisch sinnvoll erscheint. Nur ausnahmsweise wird der besseren Verständlichkeit halber davon abgewichen.

Neu ist der Abschnitt „Grundlagen für eine sachgerechte Dermatikarezeptur", in dem kurz und bündig die praxisrelevanten Kenntnisse über dieses komplexe Thema vermittelt werden und der Grundstein für eine kompetente Plausibilitätsprüfung von Salbenrezepturen in der Apotheke gelegt wird. Dieses Thema wird auch sehr ausführlich im Repetitorium auf der beiliegenden CD behandelt. Ein großer Teil der Tabellen wurde ergänzt und auf den aktuellen Stand gebracht. Im Gegenzug wurden einige Inhalte gekürzt, da für den Galenik-Unterricht nicht mehr Zeit als bisher zur Verfügung steht. So wurde beispielsweise auf eine ausführliche Beschreibung der Zuckerdragierung verzichtet.

Trotz der zahlreichen Korrekturen und Detailänderungen ist der kompakte, didaktisch konzipierte Aufbau des Lehrbuchs unverändert geblieben. Jeder Unterrichtende, dem das Buch als Hilfe bei der Unterrichtsgestaltung dient, wird sich sofort wieder zurechtfinden. Jeder Lernende, der das Buch neben dem Galenik-Unterricht zur Vor- oder Nacharbeitung nutzt, findet nach wie vor eine einprägsame, kompakte Lektüre ohne unnötigen Ballast. Wer dazu noch fleißig mit der beigefügten CD wiederholt, kann sich auf angenehme Art und Weise auf anstehende Prüfungen vorbereiten und die dort gestellten Anforderungen erfüllen.

Mein herzlicher Dank gilt allen, die durch Zustimmung, Anregungen oder Kritik dazu beigetragen haben, dass die „Arzneiformenlehre" sich stets weiter entwickeln konnte. Ich bin auch zukünftig für jeden Hinweis offen und dankbar. Dem Verlag danke ich für die stets gute Zusammenarbeit und die große Geduld mit einem Autor, der (neben dem Schreiben von Manuskripten) seine Zeit noch für viele andere, ebenso wichtige Dinge einteilen muss.

Solingen, im Frühjahr 2009                                      Jürgen Friedland

# Inhalt

Vorwort zur 6. Auflage   V

Inhalt   VII

Abkürzungen   XI

Einleitung   1

**1   Stoffe und ihre Zubereitungen**   3

**1.1   Aufbau einer Arzneiform**   3
1.1.1   Wirkstoffe   4
1.1.2   Hilfsstoffe   4

**1.2   Aggregatzustände**   5
1.2.1   Feste Körper   5
1.2.2   Halbfeste Körper   6
1.2.3   Flüssigkeiten   6
1.2.4   Gase   7

**1.3   Mehrstoffsysteme**   7
1.3.1   Ein- und Mehrphasensysteme   8
1.3.2   Disperse Systeme   8

**2   Feststoffsysteme**   13

**2.1   Eigenschaften von Feststoffen**   14
2.1.1   Korngröße   14
2.1.2   Dichte   18
2.1.3   Oberflächeneigenschaften   20
2.1.4   Fließeigenschaften   21

**2.2   Gehalt und Konzentration**   22

**2.3   Mischen von Feststoffen**   24

**2.4   Pulver**   26
2.4.1   Pulver zum Einnehmen   26
2.4.2   Pulver zur Herstellung von Lösungen und Suspensionen zum Einnehmen   29
2.4.3   Pulver zur Herstellung von Injektionszubereitungen und Infusionszubereitungen   29
2.4.4   Pulver zur kutanen Anwendung   29

**2.5 Granulate** 32
2.5.1 Trockengranulierung 34
2.5.2 Feuchtgranulierung 34

**2.6 Tees** 36

# 3 Flüssige Systeme 41

**3.1 Eigenschaften von Flüssigkeiten** 42
3.1.1 Polarität von Flüssigkeiten 42
3.1.2 Dichte von Flüssigkeiten 43
3.1.3 Oberflächeneigenschaften von Flüssigkeiten 44
3.1.4 Fließeigenschaften von Flüssigkeiten 45

**3.2 Molekulardisperse Lösungen** 46
3.2.1 Wasser als Lösungsmittel 46
3.2.2 Eigenschaften der zu lösenden Substanzen 53
3.2.3 Eigenschaften von wässrigen Lösungen 59
3.2.4 Herstellung von Lösungen 64
3.2.5 Klärung von Lösungen 64
3.2.6 Darreichungsformen 69
3.2.7 Andere Lösungsmittel 73

**3.3 Kolloidale Systeme** 73
3.3.1 Eigenschaften kolloidaler Systeme 73
3.3.2 Einteilung der Kolloide 75

**3.4 Zubereitungen aus pflanzlichen Drogen** 78
3.4.1 Drogeninhaltsstoffe 79
3.4.2 Extraktionsflüssigkeit 80
3.4.3 Extraktionsvorgang und Extraktionstechnik 82
3.4.4 Trennverfahren 85
3.4.5 Einteilung der Extrakte 87

**3.5 Suspensionen** 97
3.5.1 Benetzbarkeit von Feststoffen 97
3.5.2 Dispergiermittel 98
3.5.3 Sedimentbildung 99

**3.6 Emulsionen** 101
3.6.1 Grenzflächenspannung 102
3.6.2 Phasenverteilung 104
3.6.3 HLB-System 106
3.6.4 Emulsionshilfsstoffe 108
3.6.5 Herstellung von Emulsionen 112

3.7 **Schäume** 114
3.7.1 Wirkstoffhaltige Schäume 115
3.7.2 Schaumzerstörung 116

## 4 Gasförmige Systeme  117

4.1 **Erzeugung von Aerodispersionen** 118
4.1.1 Pumpaerosole 118
4.1.2 Druckgasaerosole 119

4.2 **Zubereitungen zur Inhalation (Inhalanda)** 121
4.2.1 Erzeugung von Aerosolen zur Inhalation 122

## 5 Halbfeste Systeme  127

5.1 **Fließeigenschaften halbfester Systeme** 128

5.2 **Gele** 133

5.3 **Halbfeste Zubereitungen zur kutanen Anwendung** 135
5.3.1 Salbengrundlagen und ihre Bestandteile 138
5.3.2 Weitere Salbenhilfsstoffe 148
5.3.3 Herstellung von wirkstoffhaltigen Salben 152
5.3.4 Behältnisse für streichfähige Dermatika 160
5.3.5 Grundlagen für eine sachgerechte Dermatikarezeptur 162

## 6 Einzeldosierte Arzneiformen  169

6.1 **Pharmakokinetik** 170
6.1.1 Applikation 170
6.1.2 Invasion 171
6.1.3 Evasion 173
6.1.4 Blutspiegelverlauf 174

6.2 **Perorale, einzeldosierte Arzneiformen** 180
6.2.1 Kapseln 181
6.2.2 Tabletten 190
6.2.3 Überzogene Tabletten 203
6.2.4 Pillen 207
6.2.5 Pastillen 207
6.2.6 Wirkstoffhaltige Kaugummis 208
6.2.7 Perorale Arzneiformen mit veränderter Wirkstofffreisetzung 208

6.3 **Rektale und vaginale, einzeldosierte Arzneiformen** 215
6.3.1 Zäpfchengrundmassen 217
6.3.2 Zäpfchenhilfsstoffe 221

6.3.3 Herstellungstechnologie 222
6.3.4 Zäpfchenprüfung 227
6.3.5 Rektal- und Vaginalkapseln 228
6.3.6 Wirkstoffhaltige Tampons 228

**6.4 Therapeutische Systeme** 228

# 7 Sterilisierte Arzneiformen 235

**7.1 Verfahren zur Verminderung der Keimzahl** 238
7.1.1 Thermische Verfahren zur Keimzahlverminderung 239
7.1.2 Sterilisation durch Strahlen 246
7.1.3 Keimzahlverminderung durch chemische Behandlung 247
7.1.4 Weitere Möglichkeiten zur Keimzahlverminderung 251

**7.2 Lösungsmittel zur Herstellung sterilisierter Arzneiformen** 255

**7.3 Augenarzneimittel** 256
7.3.1 Augentropfen 257
7.3.2 Augenbäder 269
7.3.3 Halbfeste Zubereitungen zur Anwendung am Auge 269
7.3.4 Weitere Arzneiformen zur Anwendung am Auge 271

**7.4 Parenteralia** 273
7.4.1 Anforderungen an Parenteralia 274
7.4.2 Injektionszubereitungen 277
7.4.3 Infusionszubereitungen 282
7.4.4 Konzentrate zur Herstellung von Parenteralia 283
7.4.5 Pulver zur Herstellung von Parenteralia 283
7.4.6 Gele zur Herstellung von Injektionszubereitungen 284
7.4.7 Implantate 284

# Anhang 285

Weiterführende Literatur 285

Antworten auf die vertiefenden Fragen 286

Einheiten wichtiger physikalischer Größen 289

Vorsätze der Einheiten 290

Sachregister 291

Der Autor 303

Repetitorium zur Arzneiformenlehre 308

# Abkürzungen

| | |
|---|---|
| AMG | Arzneimittelgesetz |
| ApBetrO | Apothekenbetriebsordnung |
| AUC | Area Under Curve, Fläche unter der Blutspiegelkurve |
| | |
| BHT | Butylhydroxytoluol |
| bzw. | beziehungsweise |
| | |
| CMC | 1. Carboxymethylcellulose |
| | 2. kritische Mizellbildungskonzentration |
| | |
| d. h. | das heißt |
| DAB | Deutsches Arzneibuch |
| DAC | Deutscher Arzneimittel-Codex |
| | |
| GMP | Good Manufacturing Practices (Richtlinien der WHO) |
| GITS | Gastro-Intestinales Therapeutisches System |
| | |
| HEC | Hydroxyethylcellulose |
| HPC | Hydroxypropylcellulose |
| HLB | Hydrophilic Lipophilic Balance (zur Charakterisierung von Tensiden) |
| | |
| i. A. | im Allgemeinen |
| i. m. | intramuskulär |
| i. v. | intravenös |
| | |
| KW | Kohlenwasserstoffe |
| | |
| LAF | Laminar Air Flow (Reinraum) |
| | |
| MC | Methylcellulose |
| MHEC | Methylhydroxyethylcellulose |
| MHPC | Methylhydroxypropylcellulose |
| | |
| NRF | Neues Rezeptur-Formularium |
| | |
| O/W | Öl in Wasser |
| | |
| PEG | Polyethylenglycol (Macrogol) |
| PHB | Para-Hydroxybenzoesäureester |

| | |
|---|---|
| pH | Maß für Säure-Base-Verhalten |
| Ph. Eur. | Pharmacopoea Europaea, Europäisches Arzneibuch |
| PVC | Polyvinylchlorid |
| PVP | Polyvinylpyrrolidon (Polyvidon) |
| s. c. | subcutan |
| TTS | Transdermales Therapeutisches System |
| UV | ultraviolett |
| WHO | Weltgesundheitsorganisation |
| W/O | Wasser in Öl |

# Einleitung

Grundlage jeder Arzneitherapie ist ein Stoff, der nach seiner Verabreichung im Organismus eine Wirkung hervorruft. Dieser wird als **Wirk- oder Arzneistoff** bezeichnet. In den meisten Fällen handelt es sich um chemisch definierte Substanzen. Pharmakologisch aktive Stoffe zu finden, ist Aufgabe von pharmazeutischen Chemikern und Pharmakologen.

Für die therapeutische Praxis ist die Entwicklung eines Wirkstoffs zwar wichtige Voraussetzung, es ist aber nur der erste Teilschritt zum abgabefertigen Medikament. Der reine Wirkstoff kann nur selten verabreicht (appliziert) werden. Er muss zunächst in eine applizierbare Form (**Arzneiform, Darreichungsform**) gebracht werden. Die Arzneiformung ist Aufgabe der pharmazeutischen Technologen. Einerseits kann ein und derselbe Wirkstoff zu verschiedenen Arzneiformen, z. B. Dragées, Zäpfchen, Tropfen usw., verarbeitet werden. Andererseits können die unterschiedlichsten Wirkstoffe in eine bestimmte Arzneiform (z. B. Tabletten) gebracht werden.

> Arzneiformen sind applizierbare Wirkstoffzubereitungen, die unter Zusatz geeigneter Stoffe durch technologische Verfahren hergestellt werden.

Mit der Herstellung ist der zweite Schritt auf dem Weg zum abgabefertigen Medikament getan. Die Arzneiform muss nun noch mit einer geeigneten Verpackung und vorschriftsmäßigen Beschriftung versehen werden. Die meisten Medikamente kommen in gleichbleibender Zusammensetzung unter einem wortgeschützten Namen in den Handel. Diese industriell hergestellten Produkte werden als **Fertigarzneimittel** bezeichnet. Daneben werden heute nur noch in bescheidenem Umfang Arzneien in der Apotheke auf Verordnung (Rezeptur) oder auf Vorrat (Defektur) angefertigt.

Wenn auch bei oberflächlicher Betrachtung wenig Gemeinsamkeit zwischen industrieller Fertigung und Herstellung in einer Apotheke zu bestehen scheint, so wird im Prinzip jedoch nach gleichen Verfahren und mit den gleichen Stoffen gearbeitet. Außerdem müssen auch die gleichen Vorschriften und Gesetze beachtet werden.

Für die Arzneimittelherstellung haben die jeweils gültigen **Arzneibücher** eine besondere Bedeutung. Sie stellen eine Sammlung wissenschaftlich anerkannter pharmazeutischer Vorschriften für Qualität, Prüfung, Aufbewahrung und Bezeichnung von Arzneimitteln dar und enthalten allgemeine Vorschriften, Prüfmethoden und Monographien über Wirkstoffe, Hilfsstoffe und Arzneiformen.

In Deutschland sind zur Zeit das **Europäische Arzneibuch (Ph. Eur., 6. Ausgabe)**, das **Deutsche Arzneibuch (DAB)** und das **Homöopathische Arzneibuch (HAB)** in ihren aktuellen Fassungen durch Rechtsverordnung eingeführt. Weitere

Monographien und Herstellungsvorschriften enthält der **Deutsche Arzneimittel-Codex (DAC)**, in dem solche Substanzen und Vorschriften enthalten sind, die nicht in den Arzneibüchern stehen. Diese von der ABDA herausgegebene Sammlung enthält auch das **Neue Rezeptur-Formularium (NRF)** mit vielen Vorschriften für die Einzelherstellung in der Apotheke (Rezeptur). Häufig verordnete Rezepturen, die als **Standardzulassungen** durch Rechtsverordnung erlassen sind, können nach den in den Monographien festgelegten Qualitätskriterien in den Verkehr gebracht werden, ohne dass eine Einzelzulassung erforderlich ist. **STADA-Präparate** werden unter Lizenz der **STADA** nach dem STADA-Vorschriftenbuch in der Apotheke angefertigt.

Eine Fülle von Informationen zur Rezeptur findet man im Internet unter www.dac-nrf.de.

Jede Arzneiherstellung, ob in der Industrie oder in der Apotheke, muss den Vorgaben der Weltgesundheitsorganisation (WHO) entsprechen, welche in den **GMP-Richtlinien** (**G**ood **M**anufacturing **P**ractices) festgelegt sind. Diese Grundregeln für die Herstellung und Qualitätskontrolle von Arzneimitteln finden sich auch in den Landesgesetzen wieder, in Deutschland vornehmlich im **Arzneimittelgesetz (AMG)** und in der **Apothekenbetriebsordnung (ApBetrO)**. Die zur Arzneiherstellung verwendeten Stoffe sind nicht selten Gefahrstoffe, bei deren Umgang Sicherheitsvorschriften beachtet und Maßnahmen zum Schutz der damit in Berührung kommenden Personen ergriffen werden müssen. Umfassende Informationen über diesen Themenkomplex gibt die Bundesanstalt für Arbeitsschutz und Arbeitsmedizin (BAuA) auf ihrer Homepage www.baua.de.

# 1 Stoffe und ihre Zubereitungen

> **Dieses Kapitel soll dem Leser vermitteln,**
> - dass Arzneiformen aus Stoffen mit unterschiedlicher Funktion bestehen und dabei zunächst Wirkstoffe und Hilfsstoffe zu unterscheiden sind.
> - dass alle Stoffe aufgrund ihres Aggregatzustandes bestimmte Eigenschaften besitzen, die bei der Arzneiformung von Bedeutung sind.
> - dass durch das Mischen verschiedener Stoffe disperse Systeme unterschiedlichster Struktur entstehen können, die wiederum besondere Eigenschaften aufweisen.

Die Herstellung einer Arzneiform führt bei näherer Betrachtung fast immer über eine Zubereitung des Wirkstoffs mit anderen Stoffen, woran sich weitere technologische Verfahren anschließen können. Daher umfasst die Arzneiformenlehre die Kenntnis nicht nur technologischer Zusammenhänge, sondern auch der Eigenschaften zu verarbeitender Stoffe und ihrer Zubereitungen. Dieser zweite Aspekt soll als Ausgangspunkt bei der Besprechung der Arzneiformen dienen, da er wesentliche Voraussetzungen für das Verständnis technologischer Zusammenhänge bietet.

## 1.1 Aufbau einer Arzneiform

Ein Arzneimittel kann neben einem oder mehreren Wirk- oder Arzneistoffen eine ganze Reihe von weiteren Stoffen enthalten. Diese können mehr oder weniger zahlreich und in unterschiedlichen Mengen vertreten sein. Die Notwendigkeit ihrer Zugabe ist abhängig von der Art des Wirkstoffs und der Arzneiform, z. B.:
- zu geringe Wirkstoffmenge,
- Wirkstoff allein eignet sich nicht für die Arzneiform,
- Wirkstoff ist schlecht haltbar,
- Wirkstoff hat schlechten Geschmack oder Geruch.

Alle Stoffe, die in solchen Fällen zusätzlich eingesetzt werden, lassen sich unter dem Oberbegriff Hilfsstoffe zusammenfassen. Wirk- und Hilfsstoffkomponente können aus einer oder mehreren Substanzen bestehen. Neben der Art und Menge des Wirkstoffanteils können auch Hilfsstoffe die Wirksamkeit beeinflussen. In vielen Fällen ist dieser Einfluss unerwünscht, manchmal wird er allerdings gezielt ausgenutzt.

### 1.1.1 Wirkstoffe

Die heute therapeutisch eingesetzten Wirkstoffe sind sehr zahlreich. Sie können sowohl als natürliche Produkte (Drogen), Aufbereitungen derselben, wie auch als chemisch reine Substanzen zu Arzneiformen verarbeitet werden. Reine Wirkstoffe werden meist vollsynthetisch, d. h. aus chemisch einfacher gebauten und möglichst billigen Grundstoffen hergestellt. Wenn eine Synthese noch nicht gelungen oder zu kostspielig ist, kommt eventuell eine halbsynthetische Herstellung in Frage. Dabei werden kompliziertere Verbindungen biologischen Ursprungs als Ausgangsstoffe verwendet. Weiterhin kommt die Isolierung von Arzneistoffen aus biologischem Material zur Anwendung. Durch die Gentechnik gelingt es in letzter Zeit, Organismen dazu zu bringen, chemisch genau definierte Stoffe zu bilden.

Physikalische und chemische Eigenschaften eines Wirkstoffs müssen bei der Arzneiformung berücksichtigt werden. Ein Arzneistoff kann daher nicht immer in jede beliebige Arzneiform überführt werden. Bei der Wahl der Hilfsstoffe müssen Unverträglichkeiten (Inkompatibilitäten) mit dem Wirkstoff ausgeschlossen sein. Besonders empfindliche Arzneistoffe bringen automatisch Probleme bei der Arzneiformung mit sich.

### 1.1.2 Hilfsstoffe

Für die Überführung eines Wirkstoffs in eine Arzneiform sind fast immer spezielle Hilfsstoffe erforderlich, die der Arznei ihre charakteristische Form und Eigenart geben, wobei deren physikalische und technologische Eigenschaften den Verwendungszweck bestimmen. Als Beispiele seien für flüssige Arzneiformen Lösungsmittel (z. B. Wasser), für Salben Salbengrundlagen (z. B. Vaselin) und für Suppositorien Zäpfchenmassen (z. B. Hartfett) genannt. Diese Hilfsstoffe werden die Wirkstoffe häufig mengenmäßig weit übertreffen. Daher müssen sie chemisch und physiologisch weitgehend indifferent sein, damit weder eine Eigenwirkung noch eine Beeinflussung der Wirkstoffe zu befürchten ist. Die wichtigsten dieser Hilfsstoffe werden im Zusammenhang mit den jeweils zugehörigen Arzneiformen besprochen. Die Verwendung von weiteren Hilfsstoffen, die in der Regel in kleinen Mengen eingesetzt werden, kann aus verschiedenen Gründen notwendig sein. Schwierigkeiten bei der Herstellung von z. B. Emulsionen werden durch den Einsatz von Emulgatoren behoben. Mikrobieller Zersetzung wird durch Konservierungsmittel vorgebeugt. Andere Hilfsstoffe können die Freisetzung der Wirkstoffe aus einer Arzneiform beschleunigen. Geruch und Geschmack lassen sich durch Korrigenzien positiv beeinflussen. Schließlich lässt sich auch das Aussehen durch Verwendung von Farbstoffen gefälliger machen. Alle verwendeten Hilfsstoffe müssen gut verträglich sein und dürfen die Wirkung nicht nachteilig beeinflussen. Da diese Forderung nicht immer zu erfüllen ist, sollte ein Einsatz generell streng geprüft und auf das notwendige Mindestmaß beschränkt werden.

An die Qualität von Wirk- und Hilfsstoffen müssen hohe Maßstäbe angelegt werden. Daher enthält das Europäische Arzneibuch eine spezielle Monographie **Substanzen zur pharmazeutischen Verwendung**, in der allgemeine Angaben zur Herstellung, den Eigenschaften und Prüfungen sowie der Beschriftung pharmazeutisch verwendeter Stoffe gemacht werden.

## 1.2 Aggregatzustände

Wie alle Körper können sowohl die Arzneiformen als auch die sie aufbauenden Wirk- und Hilfsstoffe in den drei Aggregatzuständen **fest, flüssig** und **gasförmig** vorkommen. Ursache für diese unterschiedlichen Erscheinungsformen ist der Ordnungszustand der Moleküle und die damit verbundenen unterschiedlich zur Wirkung kommenden Kohäsionskräfte (Anziehungskräfte) zwischen ihnen. Wie am Beispiel des Wassers leicht zu erkennen ist, hängt der Aggregatzustand von äußeren Bedingungen (Temperatur und Luftdruck) ab. Bei normalem Luftdruck nimmt Wasser unter 0 °C den festen Aggregatzustand (Eis), über 100 °C den gasförmigen Zustand (Dampf) ein. Vermindert man den äußeren Druck, so siedet das Wasser schon unter 100 °C, erhöht man ihn, so wird der Siedepunkt heraufgesetzt. Wie Wasser lassen sich die meisten Stoffe durch Temperaturänderung in verschiedene Aggregatzustände bringen. Von technologischem Interesse ist der bei normaler Umgebungstemperatur vorliegende Zustand, wie beispielsweise bei Wasser der flüssige Aggregatzustand.

### 1.2.1 Feste Körper

Die meisten Substanzen, die als Wirk- oder Hilfsstoffe von pharmazeutischem Interesse sind, gehören zu den Festkörpern. Diese sind in der Regel weder verformbar, noch in ihrem Volumen veränderlich. Da die Moleküle oder Ionen in einem räumlichen Gitterverband angeordnet sind, der durch hohe Kohäsionskräfte zusammengehalten wird, können sie ihre Lage kaum verändern. Dieser Ordnungszustand spiegelt sich makroskopisch in den Kristallformen wider. In Abhängigkeit von der Temperatur schwingen die Gitterbausteine mehr oder weniger um ihre Ruhelage, bis mit steigender Temperatur diese Wärmebewegung schließlich die anziehenden Kräfte überwindet. Die Substanz geht in den flüssigen Zustand über. Die Schmelztemperatur ist umso höher, je größer die Kohäsionskräfte sind. Es handelt sich hierbei immer um elektrostatische Anziehungskräfte zwischen ungleichnamigen Ladungen, die bei Ionengittern besonders groß sind.

Das erklärt die hohen Schmelztemperaturen von Salzen (z. B. NaCl 800 °C), während die meisten Wirkstoffe als organische Verbindungen aufgrund ihres Molekülgitters unter 300 °C schmelzen.

Für viele **kristalline** Festkörper ist ein scharfer Schmelzpunkt charakteristisch. Er ist eine Stoffkonstante und zugleich ein Reinheitskriterium. Ist nämlich eine Substanz verunreinigt, so ist die Bildung eines regelmäßigen Kristallgitters gestört, was zu einer Schmelzpunkterniedrigung führt. Manche Substanzen können in unterschiedlichen Kristallgitteranordnungen (**Modifikationen**) auftreten, die einzelnen Modifikationen haben natürlich auch voneinander abweichende Schmelzpunkte.

Wenn ein Gemisch verschiedener chemischer Verbindungen vorliegt, z. B. ein Fett, so lässt sich kein fester Schmelzpunkt angeben. Der Übergang von fest nach flüssig und umgekehrt geht innerhalb eines größeren Temperaturintervalls kontinuierlich vonstatten. Das gleiche gilt für Stoffe, die kein regelmäßiges Kristallgitter aufbauen. Solche Feststoffe bezeichnet man als **amorph**. In der geometrischen Anordnung der Teilchen stehen amorphe Substanzen den Flüssigkeiten nahe, weshalb man oft von erstarrten Schmelzen spricht. Bei einigen Substanzen, beispielsweise Kohlenstoff, gibt es neben kristallinen Modifikationen auch eine amorphe. Außer dem unterschiedlichen Schmelzverhalten weichen auch andere Eigenschaften deutlich voneinander ab.

### 1.2.2 Halbfeste Körper

Bei chemisch uneinheitlichen Stoffen begegnet man häufig einem Zustand, den man als halbfest oder halbflüssig bezeichnen könnte, da gleichzeitig teils Feststoff-, teils Flüssigkeitseigenschaften vorhanden sind. Diese Körper zeichnen sich meist dadurch aus, dass sie durch Krafteinwirkung irreversibel (nicht umkehrbar) verformbar, d. h. mit anderen Worten streichbar oder **plastisch** sind. Im pharmazeutischen Bereich haben wir es z. B. bei den Gelen, Salben und Pasten mit plastischen Körpern zu tun. Lässt sich ein Körper reversibel (umkehrbar) verformen, so nennt man ihn dagegen **elastisch** (z. B. Gummi). Plastisch und elastisch sind wohlgemerkt keine Aggregatzustände im physikalischen Sinne, im technologischen Bereich jedoch wichtige Stoffeigenschaften.

### 1.2.3 Flüssigkeiten

Der flüssige Aggregatzustand ist gegenüber dem festen durch eine gewisse Beweglichkeit der Teilchen gegeneinander charakterisiert. Diese äußert sich in der Fließfähigkeit und dem Bestreben, jede beliebige Form auszufüllen. Andererseits sind die Teilchen noch so dicht gepackt, dass eine Volumenverringerung nur mit hohen Kräften und in geringem Ausmaß möglich ist. Die noch stark überwiegenden Anziehungskräfte zwischen ihnen geben der Flüssigkeit ein nahezu festes Volumen. Zwar liegt bei den Flüssigkeiten nicht die streng geometrische Ordnung von Kristallen vor, dennoch spricht man von einem quasikristallinen Zustand.

Durch die Nahordnung der Moleküle werden nämlich Kohäsionskräfte wirksam, die ähnlich wie im Kristallgitter zu mehr oder weniger festen Bindungen führen. Die einzelnen Teilchen sind also nicht frei, sondern zu Verbänden unterschiedlicher Größe verknüpft. Flüssig sind nur wenige Wirk- und einige Hilfsstoffe.

## Gase

Während Festkörper und Flüssigkeiten ähnliche Eigenschaften zeigen, sind Gase in ihrer Struktur wie in ihren Eigenschaften völlig verschieden. Sie nehmen jedes beliebige Volumen ein. Durch die großen molekularen Abstände kommen Kohäsionskräfte im Vergleich zur thermischen Molekularbewegung nicht zur Geltung (s. Abb. 1.1). Daher unterliegen alle Gase unabhängig von ihrer Zusammensetzung den gleichen Gesetzen. Auch der Dampf von Flüssigkeiten, der beim Siedepunkt durch das Überwinden der Kohäsionskräfte aufgrund erhöhter Wärmebewegung entsteht, befindet sich im gasförmigen Aggregatzustand. Im pharmazeutischen Bereich spielen Gase eine untergeordnete Rolle. Ausnahmen bilden die gasförmigen Inhalationsnarkotika, Treibgase für Aerosole (Spraydosen) sowie Gase für besondere Verfahren (z. B. Inertgase).

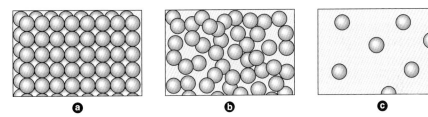

**Abb. 1.1** Teilchenanordnung bei verschiedenen Aggregatzuständen
a fest: Teilchen streng geometrisch angeordnet, nur geringer Spielraum für Wärmebewegung.
b flüssig: Teilchen in Nahordnung, gegeneinander beweglich
c gasförmig: Teilchen frei beweglich

## Mehrstoffsysteme

Bei den Zubereitungen von Arzneiformen handelt es sich im Prinzip immer um ein **Gemisch** von Wirk- und Hilfsstoffen. Es ist selbstverständlich, dass ein Gemisch von Feststoffen fest (Ausnahme: Verflüssigung durch das Lösen ineinander und Schmelzpunkterniedrigung, s. Kap. 2.3), von Flüssigkeiten flüssig und von Gasen gasförmig ist. Trotzdem bestehen zwischen den drei genannten Fällen erhebliche Unterschiede. Ein Gasgemisch (z. B. Luft) lässt sich weder ohne weiteres als solches erkennen, noch in seine Bestandteile zerlegen. Das System ist **homogen**. Ein Feststoffgemisch ist meist schon mit bloßem Auge, zumindest aber in der Vergrößerung, an seiner uneinheitlichen Struktur erkennbar. Es liegt ein

**heterogenes** System vor. Bei Flüssigkeitsgemischen können beide Fälle eintreten. Ein Ethanol-Wasser-Gemisch ist homogen, ein Öl-Wasser-Gemisch heterogen. Da diese Stoffgemische offenbar strukturell unterschiedlich sind, spricht man besser von **Mehrstoffsystemen**. Dieser Begriff schließt ein, dass eine genauer beschreibbare Ordnung vorliegt. Das gleiche gilt auch für Mischungen fest/flüssig, fest/gasförmig und flüssig/gasförmig. Es bilden sich je nach Art der Stoffe homogene oder heterogene Systeme. Liegt nur eine Substanz vor, so ist diese natürlich in sich homogen.

### 1.3.1 Ein- und Mehrphasensysteme

Jedes homogene Mehrstoffsystem sowie jeder homogene Stoff wird als **Phase** bezeichnet. Ein homogenes System, z. B. Gasgemisch, Ethanol-Wasser-Gemisch, ist also ein Einphasensystem. Bei einem Einphasensystem existiert innerhalb des Systems keine Grenzfläche.

Dagegen besteht ein heterogenes System, z. B. Öl-Wasser-Gemisch, aus (mindestens) zwei Phasen. Mehrphasensysteme besitzen innere Grenzflächen, die durch besondere Eigenschaften gekennzeichnet sind.

### 1.3.2 Disperse Systeme

Wenn man noch einen Schritt weitergeht und die Stoffmengen mit berücksichtigt, so ergibt sich ein weiterer Aspekt. Eine geringe Wirkstoffmenge, mit einer vielfachen Menge Hilfsstoff verarbeitet, ergibt nicht nur ein Gemisch oder besser Zweistoffsystem. Es handelt sich vielmehr um eine **Verteilung** des Wirkstoffs im Hilfsstoff. Die Art der Verteilung kann dabei abhängig von den Substanzen unterschiedlich sein. Schon äußerlich unterscheiden sich in Wasser verteilte Kristalle oder Pulverpartikeln von einer wässrigen Lösung. Das System ist einmal heterogen, einmal homogen.

Unter dem Gesichtspunkt der Verteilung sind die beiden Komponenten nicht mehr gleichrangig, wie man es bei einem Gemisch annimmt. Für ein System aus Zucker und Wasser gilt: Zucker ist im Wasser verteilt, nicht aber umgekehrt. Zucker ist die verteilte oder **disperse Komponente**, Wasser das **Dispersionsmittel**. Beides zusammen wird als **disperses System** bezeichnet. Bei Zweiphasensystemen spricht man auch von einer **inneren** (dispersen) und einer **äußeren Phase** (Dispersionsmittel). Beide können fest, flüssig oder gasförmig sein, wobei auch Übergänge (halbfeste Phasen) möglich sind. Gestalt, Größe sowie Anordnung der dispergierten Teilchen kann ebenfalls unterschiedlich sein. Sind die Teilchen von gleicher Gestalt, z. B. kugelförmig, werden sie als **monoform** bezeichnet. **Polyforme** Teilchen sind dagegen von unterschiedlicher Gestalt. Teilchen gleicher Größe sind **monodispers**, mit unterschiedlicher Größe **polydispers** (s. Abb. 1.2).

Nach der Anordnung der dispergierten Teilchen unterscheidet man zwischen **kohärenten** und **inkohärenten** Systemen. Im kohärenten System berühren sich

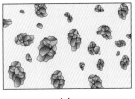
polyform

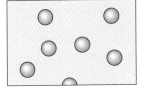
monoform monodispers

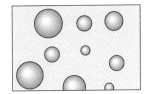
monoform polydispers

**Abb. 1.2** Aussehen der dispergierten Teilchen

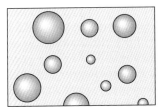
inkohärent

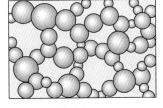
kohärent

**Abb. 1.3** Anordnung der dispergierten Teilchen

die Teilchen der inneren Phase und bilden auf diese Weise ein zusammenhängendes Gerüst. Im inkohärenten System bildet dagegen nur das Dispersionsmittel eine zusammenhängende Phase, die Teilchen der dispersen Phase berühren sich nicht (s. Abb. 1.3).

Die Einteilung der dispersen Systeme erfolgt nach der Teilchengröße der dispersen Komponente. Danach unterscheidet man zwischen *molekulardispersen*, *kolloiddispersen* und *grobdispersen* Systemen. Diese Einteilung rechtfertigt sich aus den aufgrund der Teilchengröße unterschiedlichen Eigenschaften solcher Systeme.

**Molekulardisperse Systeme**

Liegt die Größe der dispergierten Teilchen unter 1 Nanometer (nm), so spricht man von einem molekulardispersen System.

Bei dieser Teilchengröße handelt es sich ausschließlich um einzelne Moleküle oder Ionen, die weder sichtbar noch filtrierbar sind. Zu den molekulardispersen Systemen gehören Gas- und Flüssigkeitsgemische sowie Lösungen (z. B. Luft, Ethanol-Wasser-Gemisch, Zuckerlösung). Die dispergierte Komponente ist völlig homogen im Dispersionsmittel verteilt. Das Mehrstoffsystem ist in diesem Fall ein Einphasensystem. Es existieren im Innern keine Grenzflächen.

Im pharmazeutischen Bereich begegnen uns molekulardisperse Systeme meist in Form von Lösungen. Das Dispersionsmittel wird dann als Lösungsmittel bezeichnet, der gelöste Stoff ist die disperse Komponente. Neben den flüssigen Lösungen gibt es auch halbfeste (Lösungssalben) und feste Lösungen (Lösungszäpfchen).

## Kolloiddisperse Systeme

> Teilchen in der Größenordnung zwischen 1 Mikrometer (μm) und 1 Nanometer (nm) werden als Kolloide bezeichnet.

Es kann sich dabei um Makromoleküle (Molekülkolloide), um Assoziate von kleineren Molekülen (Assoziationskolloide) sowie um entsprechende Zerkleinerungen von festen Phasen (Dispersionskolloide) handeln. Werden solche Teilchen in einer flüssigen Phase dispergiert, so entsteht ein kolloiddisperses System. Im Gegensatz zu den echten Lösungen lassen sich kolloidale Systeme mit Hilfe von Membranfiltern mit sehr geringen Porendurchmessern in ihre Phasen auftrennen. Die geringere Homogenität wird auch bei seitlichem Lichteinfall deutlich. Durch die an den Partikeln auftretende Lichtstreuung erscheint das System trübe. Dieser sogenannte *Tyndall-Effekt* ist für kolloidale Dispersionen typisch. Aus verschiedenen Eigenschaften solcher Zubereitungen lässt sich schließen, dass eine Grenzfläche zwischen den Komponenten vorhanden ist und somit schon von einem Zweiphasensystem gesprochen werden kann. Im pharmazeutischen Bereich haben wir es nicht selten mit kolloiddispersen Zubereitungen zu tun. Neben vielen flüssigen, kolloidalen Systemen, die auch als **Sole** bezeichnet werden, spielen die plastischen **Gele** (z. B. als Salbengrundlagen) eine wesentliche Rolle. Bei diesen ist im Gegensatz zu den Solen die innere Phase kohärent.

## Grobdisperse Systeme

> Liegt die Teilchengröße der dispersen Phase oberhalb 1 Mikrometer (μm), so gehört die Zubereitung zu den grobdispersen Systemen.

Die Teilchen sind mit bloßem Auge oder mikroskopisch sichtbar und lassen sich durch Filtrieren vom Dispersionsmittel trennen. Grobdisperse Systeme sind heterogen und deutlich sichtbar aus mindestens zwei Phasen aufgebaut. Sie entstehen immer, wenn Stoffe weder im Dispersionsmittel löslich sind, noch auf kolloidale Dimensionen zerkleinert werden. Wird dabei ein Feststoff in einer Flüssigkeit grob dispergiert, so entsteht eine **Suspension** (z. B. Sand in Wasser verteilt). Handelt es sich bei der dispersen Phase um eine Flüssigkeit, nennt man das entstandene System eine **Emulsion** (z. B. Öl in Wasser verteilt).

Neben den flüssigen Emulsionen und Suspensionen kennt man bei Arzneiformen weitere grobdisperse Systeme, die in Tab. 1.1 zusammengestellt sind.

## Komplexe disperse Systeme

Bei den meisten Arzneizubereitungen sind mehr als 2 Komponenten ineinander verteilt. Es kommt daher nicht selten vor, dass auch mehr als 2 Phasen entstehen. Gerade bei den plastischen Zubereitungen können Suspensionen, Emulsionen, Lösungen und Gele u. U. gleichzeitig in ein und derselben Zubereitung entstehen. Da jede Kombination von Stoffen ein bestimmtes, durch die Stoffeigenschaften festgelegtes, disperses System bildet, lässt sich bei Kenntnis dieser Eigenschaften

**b. 1.1** Arzneiformen als grobdisperse Systeme

| Zweiphasensystem aus Dispersionsmittel | disperse Phase | Arzneiform (Beispiel) |
|---|---|---|
| flüssig | flüssig | Emulsion |
| flüssig | fest | Suspension |
| halbfest | flüssig | Emulsionssalbe |
| halbfest | fest | Suspensionssalbe |
| fest | fest | Suspensionszäpfchen |
| gasförmig | flüssig | Nebelaerosol |
| gasförmig | fest | Staubaerosol |

aus der Zusammensetzung einer Arznei erkennen, wie das System aufgebaut ist. Dies ist eine große Hilfe für denjenigen, der eine solche Zubereitung herstellen muss, weil er systematisch vorgehen kann und nicht auf das Ausprobieren angewiesen ist.

**Vertiefende Fragen:**
1. Wie können die verschiedenen Stoffe einer Arzneizubereitung nach ihrer Funktion eingeteilt werden? Nennen Sie einige Funktionen!
2. Welche Aggregatzustände sind im physikalischen Sinn zu unterscheiden? Welcher Zustand kommt darüber hinaus häufig bei Arzneiformen vor?
3. Stellen Sie den Zusammenhang zwischen folgenden Begriffen her: Phase, homogen, heterogen!
4. Erklären Sie die Begriffe *disperses System*, *disperse Komponente* und *Dispersionsmittel* am Beispiel einer Zuckerlösung!
5. Wie lassen sich disperse Systeme nach der Teilchengröße der dispersen Komponente einteilen? Zu welchen Arten disperser Systeme gehören *Lösungen*, *Gele*, *Emulsionen* und *Suspensionen*?

# 2 Feststoffsysteme

**Dieses Kapitel soll dem Leser vermitteln,**

- dass die Eigenschaften von Feststoffen großen Einfluss auf ihre Verarbeitung und ihren Einsatz bzw. ihre Anwendung besitzen.
- dass technologische Grundoperationen wie zerkleinern, sieben, aggregieren, mischen usw. beherrscht werden müssen, um qualitativ einwandfreie Arzneiformen herzustellen.
- dass die mengenmäßige Zusammensetzung einer Zubereitung genau definierte Gehalts- und Konzentrationsangaben erfordert.
- welche Arzneiformen zu den Feststoffsystemen gehören und welche Anforderungen an sie zu stellen sind.

Feste Zubereitungen treten sowohl als Zwischenprodukte wie auch als selbständige Arzneiformen auf. Dabei handelt es sich neben verschiedenen einzeldosierten Arzneiformen, die in einem gesonderten Kapitel besprochen werden, um **Pulver, Puder, Granulate** und **Tees.** In der folgenden Übersicht werden die zu besprechenden Arzneiformen und ihre Verknüpfungen dargestellt.

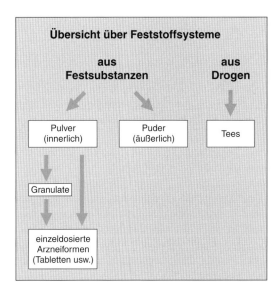

## 2.1 Eigenschaften von Feststoffen

Voraussetzung für die Verarbeitung von Feststoffen ist die Kenntnis der technologisch relevanten Eigenschaften wie **Korngröße, Dichte, Oberflächen-** und **Fließeigenschaften**. Unter Umständen müssen, je nach Herstellungstechnologie, eine oder mehrere dieser Eigenschaften berücksichtigt bzw., wenn nötig und möglich, durch geeignete Verfahren oder Hilfsstoffe verändert werden.

### 2.1.1 Korngröße

Da alle festen Substanzen in Form und Volumen praktisch unveränderlich sind, ist die Größe der Teilchen (Korngröße) eine feststofftypische Eigenschaft. Als Beispiel soll noch einmal der Zucker dienen. Greift man drei Zuckerarten mit unterschiedlicher Korngröße heraus (z. B. Puderzucker, Kristallzucker, Kandiszucker), so sind offenbar mit der Korngröße auch eine Reihe anderer Eigenschaften unterschiedlich:

- Lösungsgeschwindigkeit (Puderzucker schnell, Kandiszucker langsam gelöst),
- Mischbarkeit (Puderzucker besser und gleichmäßiger mischbar),
- Klumpenbildung (bei Puderzucker ausgeprägt, bei Kandiszucker unmöglich),
- Fließvermögen (Kristallzucker fließt am gleichmäßigsten).

Alle vier genannten Eigenschaften können auch bei der Arzneiformung eine Rolle spielen. In der Regel sind größere Korngrößen für eine Zubereitung ungeeignet, da sie sich schlecht verarbeiten (lösen, mischen, formen) lassen. Je nach ihrer Herstellung werden Festsubstanzen daher meist feinkristallin oder pulverförmig gehandelt.

Eine bestimmte Korngröße erhält man durch abbauende (Zerkleinerung) oder aufbauende Verfahren (z. B. Kristallbildung). In den meisten Fällen wird die erste Methode angewandt.

**Zerkleinerung von Feststoffen**
Zur Zerkleinerung von Feststoffen werden unterschiedliche Geräte eingesetzt. Ihre Auswahl richtet sich nach der Art des Mahlgutes sowie seiner Ausgangs- und Endkorngröße. Auch das Prinzip kann bei den einzelnen Geräten verschieden sein. So können Druck, Reibung oder Schlag- und Pralleffekte ausgenutzt werden. Für die Zerkleinerung sehr grober Materialien werden in der pharmazeutischen Technik sogenannte **Brecher** eingesetzt.

In der Apothekenpraxis geht es dagegen in der Regel um eine Feinzerkleinerung von Feststoffen. Für diesen Zweck sind in jeder Apothekenrezeptur **Reibschalen** aus Porzellan in unterschiedlichen Größen vorhanden (s. Abb. 2.1). Die Feststoffteilchen werden mit Hilfe eines **Porzellanpistills** entweder durch Stoß, Druck (bei grobkörnigem Material) oder Reiben (bei feinkörnigem Material) zerkleinert. Aus diesem Grunde sind die Flächen von Reibschale und Pistill aufgerauht. Beim Verreiben wird das Pistill von Rechtshändern zweckmäßigerweise

## Eigenschaften von Feststoffen

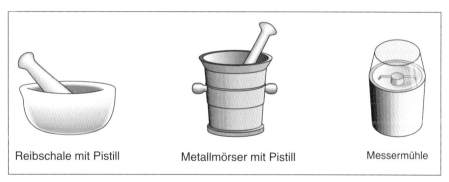

Abb. 2.1 Geräte zur Zerkleinerung

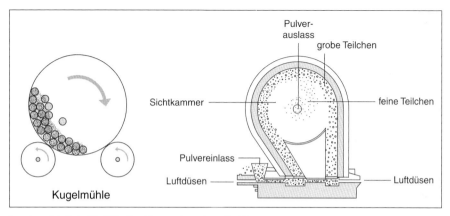

Abb. 2.2 Kugel- und Luftstrahlmühle (Funktionsweise schematisch)

gegen den Uhrzeigersinn, von Linkshändern im Uhrzeigersinn bewegt. Voraussetzung für eine gleichmäßige Korngröße ist das regelmäßige Abkratzen der an den Reibflächen festsitzenden Partikeln. **Mörser** und Pistill aus Metall sind dagegen nur zum Zerstoßen von groben Feststoffteilchen und Drogen zu verwenden, da die glatte Oberfläche zum Verreiben schlecht geeignet ist. **Scheibenmühlen** zerkleinern die Feststoffteilchen zwischen einer rotierenden und einer festen Scheibe. Nach dem gleichen Prinzip arbeitet eine Reihe weiterer Geräte. Für sehr feine Korngrößen eignen sich **Kugelmühlen** (s. Abb. 2.2), bei denen sich das Mahlgut in einer rotierenden Trommel aus Metall oder Steingut befindet. Kugeln aus dem gleichen Material werden als sogenannte Mahlkörper zugefügt. Je nach Umdrehungszahl werden die Feststoffteilchen durch rollende Kugeln verrieben oder, insbesondere bei größerer Korngröße, zusätzlich durch fallende Kugeln zerschlagen. Ein solcher Mahlvorgang kann Stunden bis Tage dauern. Als Nachteil ist der unvermeidliche Abrieb zu nennen.

Zur Zerkleinerung werden häufig **Messer-** und **Schlagkreuzmühlen** eingesetzt, wie sie auch im Haushalt bei Küchenmaschinen und Kaffeemühlen üblich sind. Das Mahlgut wird an einem schnell rotierenden Messer oder Schlagkreuz zerkleinert. Die hohe Umdrehungszahl führt zu einer starken Erwärmung des Gerätes. Zur Schonung des Mahlgutes dürfen Schlagkreuzmühlen daher nur kurzzeitig (höchstens wenige Minuten) betrieben werden. Eine Zerkleinerung durch Aufeinanderprallen der Teilchen ist bei den **Luftstrahlmühlen** verwirklicht (s. Abb. 2.2). Mit Hilfe expandierender Luft werden die Teilchen von zwei Seiten her auf Schallgeschwindigkeit gebracht, bevor sie aufeinanderprallen und sich dadurch gegenseitig zerkleinern. Während die ausreichend feinen Anteile aus dem System entfernt werden, unterwirft man die größeren Teilchen erneut dem Prozess. Das Ergebnis ist ein Pulver mit einer Teilchengröße von wenigen Mikrometern. Daher nennt man ein solches Verfahren **Mikronisierung**. Mikronisiert werden solche Wirkstoffe, die bei normaler Teilchengröße aufgrund geringer Löslichkeit nur in ungenügender Menge resorbiert werden können (z. B. Griseofulvin).

Wird ein Feststoff ohnehin später in einer flüssigen Phase dispergiert, so bietet sich eine **Nassmahlung** an. Voraussetzung ist dabei natürlich, dass die Festsubstanz in der entsprechenden Flüssigkeit unlöslich ist. Gegenüber der Trockenmahlung sind folgende Vorteile zu nennen:

- schnellere Zerkleinerung durch die Scherkräfte der flüssigen Phase,
- keine Staubentwicklung, die nicht nur lästig, sondern auch gefährlich sein kann (Staubexplosion),
- keine Klumpenbildung, da die Partikeln vom flüssigen Dispersionsmittel eingehüllt werden.

Auch bei der rezepturmäßigen Arzneiherstellung werden Feststoffteilchen häufig mit einer flüssigen Phase angerieben. Man nennt diese Tätigkeit **laevigieren**.

Manchmal scheint es vorteilhaft, schwer zu zerkleinernde Substanzen mit einer flüchtigen Flüssigkeit zu benetzen und anschließend in der Reibschale zu verreiben. Zur Zerkleinerung von Campher hat man beispielsweise die Zugabe einiger Tropfen Ether, bei Harnstoff den Einsatz von etwas Aceton empfohlen. Aus heutiger Sicht ist diese Vorgehensweise wegen der Gefahrstoffproblematik sehr fragwürdig.

**Fällung von Festsubstanzen**
Neben den besprochenen abbauenden Verfahren kann eine bestimmte Korngröße auch aufbauend, d. h. durch Kristallbildung aus einem molekulardispersen System entwickelt werden. Auch diese Methode führt zu fein dispergierten Feststoffteilchen in einer flüssigen Phase, die feucht weiterverarbeitet oder abfiltriert und getrocknet werden. Gefällte Feststoffe werden häufig **Praecipitate** genannt. Durch schnelles Kristallisieren entsteht eine feine Fällung. Es können dabei folgende drei Tatsachen zur Anwendung kommen:

- stark temperaturabhängige Löslichkeit,
- starke Löslichkeitsunterschiede in miteinander mischbaren Lösungsmitteln,
- chemische Reaktion mit löslichem Ausgangsstoff und unlöslichem Endprodukt.

Im ersten Fall wird eine heiß gesättigte Lösung (s. Kap. 3.2.2) in kaltes Lösungsmittel geschüttet. Die in der Kälte schwerlösliche Substanz fällt schlagartig aus, so dass bei richtigen Versuchsbedingungen sehr feine Kristalle entstehen. Eine Variante dieser Methode liegt im zweiten Fall vor. Ist z. B. eine Substanz in Alkohol gut, in Wasser dagegen schlecht löslich, so lässt sich diese durch Eintragen einer konzentrierten alkoholischen Lösung in viel Wasser ausfällen. Fällungen durch chemische Reaktionen sind in der chemischen Analytik weit verbreitet. In der Arzneiformung wird dieses Verfahren bei den Pultiformsalben durchgeführt (s. Kap. 5.3.3).

**Klassieren**

Unter Klassieren versteht man das Zerlegen eines Feststoffs in Fraktionen bestimmter Korngröße.

Der für diesen Zweck übliche technologische Vorgang ist das **Sieben**. Beim Sieben wird ein Feststoff in zwei Fraktionen klassiert, den **Siebdurchgang** und den **Siebrückstand**. Siebe bestehen aus einem Draht- oder Textilgewebe mit definierter Maschenweite. Für andere als analytische Verfahren können auch Rundlochsiebe verwendet werden, deren Lochdurchmesser für die gleiche Siebnummer das 1,25-Fache der entsprechenden Maschenweite beträgt. In der Ph. Eur. sind 18 verschiedene Siebgrößen aufgeführt. Die Siebnummern geben den Zerkleinerungsgrad als lichte Maschenweite in µm an. Diese ist in den Arzneibuchmonographien in Klammern hinter der Substanzbezeichnung angegeben.

In der Siebtabelle der Ph. Eur. werden die zulässigen Toleranzen für die Maschenweite und den Drahtdurchmesser festgelegt (s. Tab. 2.1). Das zu siebende Gut darf das Sieb nicht angreifen, und das Sieb darf das zu siebende Gut nicht verändern.

Zur vollständigen Trennung müssen alle Siebgutteilchen Kontakt mit der Siebfläche bekommen. Dies wird durch Rütteln des Siebes oder Bewegen der Teilchen mit Bürste, Pinsel oder Kartenblatt erreicht. Es muss sehr vorsichtig gearbeitet werden, ohne einen mechanischen Druck auszuüben, einerseits um das Sieb nicht zu beschädigen, andererseits um eine saubere Trennung aufgrund der tatsächlichen Maschenweite zu erreichen.

Beim Sieben geht es nicht immer nur um die Trennung in zwei verschiedene Fraktionen. Häufig sollen mit dem Vorgang Zusammenballungen (Agglomerate) von pulverförmigen Substanzen aufgelöst werden. Manchmal ist eine Abtrennung von unerwünschten Staubanteilen erforderlich. Das Ph. Eur. lässt schließlich **Teilchengrößenbestimmungen** mittels **Siebanalyse** durchführen. Im Arzneibuch wird die Feinheit eines Pulvers entweder mit Hilfe einer einzigen Siebnummer oder durch 2 Siebnummern ausgedrückt. Wenn das Pulver durch eine Siebnummer charakterisiert ist, müssen mindestens 97% des Pulvers durch das entsprechende Sieb gehen, falls nichts anderes angegeben ist. Bei Angabe von 2 Siebnummern müssen mindestens 95% durch das Sieb mit der größeren Siebnummer und höchstens 40% durch das Sieb mit der kleineren Siebnummer gehen, falls nichts anderes angegeben ist.

Tab. 2.1 Siebgrößen nach Ph. Eur.

| Nr. | Lichte Maschenweite (mm) | entspricht dem Zerkleinerungsgrad |
|---|---|---|
| 11 200 | 11,200 | |
| 8 000 | 8,000 | sehr grob geschnittene Droge |
| 5 600 | 5,600 | |
| 4 000 | 4,000 | grob geschnittene Droge |
| 2 800 | 2,800 | mittelfein geschnittene Droge |
| 2 000 | 2,000 | fein geschnittene Droge |
| 1 400 | 1,400 | |
| 1 000 | 1,000 | |
| 710 | 0,710 | grobkörniges Pulver |
| 500 | 0,500 | |
| 355 | 0,355 | |
| 250 | 0,250 | mittelfeines Pulver |
| 180 | 0,180 | feines Pulver |
| 125 | 0,125 | |
| 90 | 0,090 | sehr feines Pulver |
| 63 | 0,063 | |
| 45 | 0,045 | |
| 38 | 0,038 | |

Die Bestimmung der Teilchengröße ist nach Ph. Eur. auch durch Mikroskopie möglich. Dazu wird eine geeignete Menge Pulver, z. B. 10 bis 100 mg, gewogen und in 10 ml einer geeigneten Flüssigkeit, in der das Pulver unlöslich ist, verteilt, falls erforderlich durch Zusatz eines Netzmittels. Ein Teil der homogenen Suspension wird in eine geeignete Zählkammer gebracht und unter dem Mikroskop eine Fläche, die mindestens 10 µg Pulver entspricht, untersucht. Alle Teilchen, deren Größe über dem vorgeschriebenen Grenzwert liegt, werden ausgezählt. Der Grenzwert und die zugelassene Anzahl der Teilchen, deren Größe über dem Grenzwert liegt, sind in der Monographie angegeben.

Ein weiteres Verfahren zur Bestimmung und Trennung von Korngrößen beruht auf der Tatsache, dass schwere Teilchen in Flüssigkeiten und Gasen schneller absinken (sedimentieren). Auf gleiche Art und Weise, wie sich die Spreu vom Weizen trennen lässt, können auch Teilchen verschiedener Größe voneinander geschieden werden, wenn man einen Luftstrom zu Hilfe nimmt. Die Strömungsgeschwindigkeit bestimmt dabei die Grenzkorngröße. Man nennt dieses Verfahren **Windsichten**. Auch die unterschiedliche Sedimentation in flüssiger Phase läßt sich zur Trennung und Korngrößenbestimmung heranziehen.

### 2.1.2 Dichte

Die Dichte eines Körpers ist als der Quotient seiner Masse zu seinem Volumen definiert und wird daher in $g \cdot cm^{-3}$ angegeben.

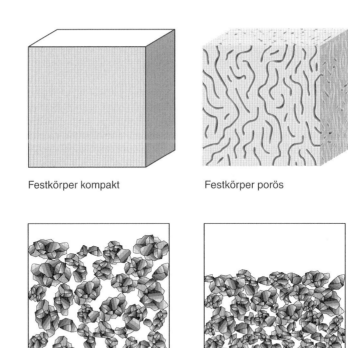

**b. 2.3** Festkörper kompakt und porös — Festkörper kompakt — Festkörper porös

**b. 2.4** Pulverteilchen — geschüttet — gerüttelt oder gestampft

Bei einem Würfel mit 1 cm Kantenlänge ist die Masse zahlenmäßig gleich der Dichte. Dies gilt bei einem Festkörper jedoch nur dann, wenn das gemessene Volumen vollständig mit Feststoff ausgefüllt ist. Ein kompakter Festkörper dieser Art lässt sich durch Erstarren einer Schmelze herstellen (z. B. Wachs, Metalle). In diesem Fall erhält man bei der Bestimmung die **wahre Dichte (Kristalldichte)** des Feststoffs.

Viele Festsubstanzen sind jedoch nicht kompakt, sondern porös, d. h. es sind Lufteinschlüsse vorhanden (s. Abb. 2.3). Poröse Körper scheinen daher leichter zu sein (z. B. Bimsstein). Ihre **scheinbare Dichte (Partikeldichte)** ist geringer als ihre wahre Dichte.

Bei einem Feststoffpulver können die einzelnen Partikeln locker oder auch dicht gepackt sein. Im ersten Fall, locker geschüttetes Pulver, sind die luftgefüllten Zwischenräume und somit auch das Volumen im Verhältnis zur Masse (**Schüttvolumen**) groß. Die **Schüttdichte** (Masse/Volumen) entspricht dem Kehrwert und ist daher klein. Ein dicht gepacktes Pulver kann man durch Stampfen oder Rütteln erzeugen. Durch Bewegung oder Druck ordnen sich die Teilchen so an, dass möglichst kleine Zwischenräume übrigbleiben. Das Verhältnis zwischen Volumen und Masse wird in diesem Fall als **Stampfvolumen**, sein Kehrwert als **Stampfdichte** bezeichnet. Schütt- und Stampfdichte können, je nach Art des Feststoffes, sehr unterschiedlich sein und sind beim Einfassen und Nachbestellen von Substanzen zu berücksichtigen (s. Abb. 2.4).

### 2.1.3 Oberflächeneigenschaften

> Die Grenzfläche von Feststoffen und Flüssigkeiten zur Luft nennt man Oberfläche.

Sie ist bei Festkörpern sehr stark von der Gestalt und Größe der Teilchen abhängig. Neben der äußeren Oberfläche besitzen poröse Stoffe auch eine innere Oberfläche in den vorhandenen Kanälchen und Poren. In Bezug auf die Masse wird die vorhandene Gesamtoberfläche auch als **spezifische Oberfläche** bezeichnet. Da das Verhältnis Oberfläche/Masse mit fallender Teilchengröße zunimmt, ist die spezifische Oberfläche bei feinen Pulvern größer als bei grobkörnigen Substanzen. Stark poröse Stoffe haben eine extrem große spezifische Oberfläche. In der Ph. Eur. wird die spezifische Oberfläche mit Hilfe der Luftpermeabilität bestimmt. Die Methode beruht darauf, dass ein Gas beim Durchströmen durch eine Pulversäule umso mehr Zeit benötigt, je größer die spezifische Oberfläche des Pulvers ist.

Alle Moleküle oder Ionen, die sich an einer Oberfläche befinden, nehmen gegenüber denen im Innern eine Sonderstellung ein. Während innerhalb eines Teilchenverbandes Kohäsionskräfte aus allen Richtungen wirksam sind und sich gegenseitig aufheben, herrscht an der Oberfläche kein Kräftegleichgewicht (s. Abb. 2.5). Die Gasmoleküle sind nämlich aufgrund ihres großen Abstandes nicht in der Lage, den Überschuss an nach innen gerichteten Kräften zu kompensieren. Mit größerer Oberfläche nehmen diese Kräfte ebenfalls zu und bestimmen in steigendem Maße die Eigenschaften der Substanz.

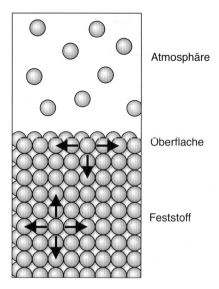

**Abb. 2.5** Oberflächenkräfte

Bei feinen, pulverförmigen Feststoffen wirken sich die freien Kräfte häufig auf die Nachbarteilchen aus. Dadurch entstehen **Agglomerate** aus mehreren bis vielen Pulverpartikeln, die durch eine lockere Oberflächenbindung zustande kommen (z. B. Klumpenbildung bei Puderzucker). Agglomerate lassen sich durch Sieben wieder zerstören. Die einzelnen Partikeln werden dagegen **Aggregate** genannt und durch starke Bindungskräfte zusammengehalten. Aggregate können nur durch Verreiben, nicht jedoch durch Sieben zerteilt werden.

Die Bindung von Gasen, Dämpfen, Flüssigkeiten oder (meist) gelösten Festsubstanzen an die Oberfläche eines Festkörpers nennt man **Adsorption**. Adsorptionsmittel sind immer Stoffe mit extrem großer spezifischer Oberfläche. Sie werden in der Technik als Filtermaterial zur Entfernung von Fremdstoffen in Flüssigkeiten und Gasen eingesetzt (Aktivkohle). Auch therapeutisch hat die Adsorption durch Aktivkohle bei Vergiftungen und Durchfallerkrankungen eine Bedeutung.

Sehr viele Festsubstanzen adsorbieren Wasser an ihrer Oberfläche. Bei Glas ist sie z. B. immer mit einer monomolekularen Wasserschicht überzogen. Dieses Wasser gehört praktisch zum Feststoff und ist nur sehr schwer zu entfernen. Ursprünglich stammt es aus der Luft, die stets einen mehr oder weniger großen Wasserdampfanteil enthält.

Der gasförmige Wassergehalt in der Atmosphäre wird als Luftfeuchtigkeit bezeichnet. Stoffe, die begierig Luftfeuchtigkeit aufnehmen, nennt man **hygroskopisch**. Dabei werden in der Regel nicht nur die Oberflächen mit einem dünnen Wasserfilm überzogen, sondern auch Poren und Kanälchen mit Wasser gefüllt. Bei wasserlöslichen Stoffen führt dies zur Bildung von konzentrierten Lösungen, die auf osmotischem Wege weiteres Wasser binden können. Dies kann zum völligen Zerfließen der Substanz führen. Bei nicht wasserlöslichen Substanzen bewirkt die Wasseraufnahme meist eine Volumenzunahme (Quellung). Hygroskopische Stoffe müssen daher **vor Feuchtigkeit geschützt**, d. h. dicht verschlossen oder sogar über Trockenmitteln aufbewahrt werden. Viele Salze binden Wasser auch in ihrem Kristallgitterverband. Dieses sogenannte **Kristallwasser** ist in stöchiometrischem Verhältnis gebunden und gehört mit zum Feststoffaufbau. Es darf daher nicht mit dem oberflächengebundenen Wasser verwechselt werden.

**Absorption** bedeutet das Eindringen eines Stoffes über die Phasengrenze hinweg in das Innere eines festen oder flüssigen Stoffes. Häufig ist dabei eine chemische Reaktion beteiligt wie z. B. Absorption von Kohlendioxid in Wasser.

## 1.4 Fließeigenschaften

Die Fließeigenschaften von Feststoffsystemen haben nicht nur theoretische Bedeutung. Immer dann, wenn es um Bewegungen (z. B. mischen, schütten, abfüllen) von Festsubstanzen geht, wirken sie sich besonders aus. Eine gute Fließfähigkeit ist insbesondere Voraussetzung für eine automatisierte Einzeldosierung, wie z. B. bei Tabletten oder Kapseln. Aus der Anschauung ist bekannt, dass das Fließvermögen von Feststoffen sehr unterschiedlich sein kann. Trockener Sand lässt sich beispielsweise gut aus einem Eimer ausschütten, feuchter Sand dagegen überhaupt nicht ohne zusätzliche Krafteinwirkung. Offenbar ist die Beweglichkeit der Teilchen gegeneinander unterschiedlich. Ist sie groß, so spricht man von **frei fließenden** Feststoffen (trockener Sand), ist sie gering, handelt es sich um **kohäsive** Feststoffe (feuchter Sand). Ursachen für diese unterschiedlichen Fließeigenschaften sind zum einen die freien Oberflächenkräfte, die ihrerseits von der Art des Stoffes und der Teilchengröße abhängen. Zum anderen ist die Beschaffenheit der Partikeloberfläche ein wesentlicher Faktor, da Teilchen mit glatten Oberflächen selbstverständlich besser gegeneinander verschiebbar sind.

Das Fließverhalten von Pulvern und Granulaten wird nach Ph. Eur. mit einem Rieseltrichter bestimmt. Dazu wird die Probe in den unten verschlossenen Trichter mit bestimmten Abmessungen locker eingefüllt und die Zeit gemessen, die die gesamte Probe zum Ausfließen benötigt. Das Ergebnis wird auf eine Probenmenge von 100 g umgerechnet.

Zur Verbesserung der Fließeigenschaften von Feststoffsystemen werden in der Technologie Fließregulierungsmittel (z. B. hochdisperses Siliciumdioxid, Talkum) als Hilfsstoffe zugesetzt. Meist genügen schon geringe Hilfsstoffmengen, um die Oberflächenreibung so stark herabzusetzen, dass das Fließverhalten erheblich verbessert wird (näheres s. Kap. 6.2.2).

## 2.2 Gehalt und Konzentration

Zur Charakterisierung von mehrkomponentigen Systemen ist eine Angabe über deren mengenmäßige Zusammensetzung unerlässlich. Dabei können die Mengen als Massen (in g oder kg), Volumina (in l oder m³) oder Stoffmengen (in mol) angegeben werden.

Unter dem **Gehalt** ist das Mengenverhältnis von Substanzmenge zur Mischungsmenge zu verstehen. Man unterscheidet zwischen Massengehalt, Volumengehalt und Stoffmengengehalt. Diese Größen sind dimensionslos. Der **Massengehalt** (Massenbruch) ist das Verhältnis der Massen von Substanz und Mischung.

$$\text{Massengehalt} = \frac{m \text{ (Substanz)}}{m \text{ (Mischung)}}$$

Der **Volumengehalt** (Volumenbruch) ist das Verhältnis der Volumina von Substanz und Mischung.

$$\text{Volumengehalt} = \frac{V \text{ (Substanz)}}{V \text{ (Mischung)}}$$

Der **Stoffmengengehalt** (Molenbruch) ist das Verhältnis der Stoffmengen von Substanz und Mischung.

$$\text{Stoffmengengehalt} = \frac{n \text{ (Substanz)}}{n \text{ (Mischung)}}$$

Unter der **Konzentration** ist das Mengenverhältnis von Substanzmenge zum Mischungsvolumen zu verstehen. Auch hier ist zwischen Massenkonzentration, Volumenkonzentration und Stoffmengenkonzentration zu unterscheiden.

Die Massenkonzentration ist das Verhältnis der Masse der Substanz zum Volumen der Mischung.

$$\text{Massenkonzentration} = \frac{m \text{ (Substanz)}}{V \text{ (Mischung)}} \quad \text{Einheit: g/l}$$

Die Volumenkonzentration entspricht dem Volumengehalt.

Die Stoffmengenkonzentration (= Molarität) ist das Verhältnis von Stoffmenge der Substanz zum Volumen der Mischung.

$$\text{Stoffmengenkonzentration} = \frac{n \text{ (Substanz)}}{V \text{ (Mischung)}} \quad \text{Einheit: mol/l}$$

Diese SI-Einheiten haben sich in der pharmazeutischen Praxis und in den Arzneibüchern bisher noch nicht durchsetzen können. Anstelle der Dezimalbrüche werden in der Regel Prozentangaben gemacht.

Eine Konzentrations- oder Gehaltsangabe in **Prozent (%)** ist das Verhältnis der Substanzmenge in Teilen bezogen auf 100 Teile Mischungsmenge.

Die Arzneibücher verwenden den Ausdruck Prozent mit folgenden vier Bedeutungen:

**Prozent (m/m)**, auch als Massenprozent bezeichnet, bedeutet die Anzahl Gramm einer Substanz in 100 g Endprodukt.

Beispiel: Schwefelsalbe 5% (m/m) enthält 5 g Schwefel in 100 g Salbe.

Wird von einer prozentualen Zusammensetzung ohne weitere Angaben gesprochen, so ist im Allgemeinen der Massengehalt gemeint.

**Prozent (m/V)** steht für die Anzahl Gramm einer Substanz in 100 ml Endprodukt.

Beispiel: Isotonische Natriumchlorid-Lösung 0,9% (m/V) enthält 0,9 g NaCl in 100 ml Lösung.

Diese Konzentrationsangabe wird in der Praxis nur bei volumendosierten Zubereitungen (z. B. Parenteralia) verwendet. Sie ist in Ph. Eur. nicht enthalten.

**Prozent (V/V)** ist die Anzahl ml einer Substanz in 100 ml Endprodukt.

Beispiel: 100 ml Ethanol 70% (V/V) enthalten 70 ml reines Ethanol.

Diese Konzentrationsangabe ist bei einem Alkohol-Wasser-Gemisch üblich, da hier zwei Flüssigkeiten miteinander vermischt sind. Dies gilt auch für Isopropanol.

**Prozent (V/m)** bedeutet die Anzahl ml einer Substanz in 100 g Endprodukt.

Diese Konzentrationsangabe gibt z. B. den Gehalt von ätherischem Öl in Drogen an, wird sonst jedoch kaum benutzt. Sie ist in Ph. Eur. nicht enthalten.

Für kleinere Konzentrations- oder Gehaltsangaben wird die Bezeichnung Promille (‰) verwendet.

Die durch Grenzprüfungen festgestellten Konzentrationen von Verunreinigungen werden in Teilen je eine Million Teile (ppm: parts per million) angegeben. Ist diese Konzentration größer als 500 ppm, wird sie in Prozent angegeben.
1‰ bedeutet 1 Teil auf 1000 Teile Gesamtmenge oder 1/10%.
1 ppm bedeutet 1 Teil auf 1 000 000 Teile Gesamtmenge oder 1/1000‰.
Bei Maßlösungen in der Analytik wird in der Regel die Molarität oder Normalität der Lösungen angegeben. Beides sind Stoffmengenkonzentrationen.
Beispiel: 0,1 molare Natronlauge enthält in einem Liter 0,1 mol (das entspricht ca. 4 g) NaOH.

## 2.3 Mischen von Feststoffen

Die Herstellung von Zubereitungen aus Feststoffen schließt praktisch immer einen Mischvorgang ein. Dieser hat eine gleichmäßige Verteilung aller Komponenten ineinander zum Ziel, wobei in der Regel keine physikalische oder chemische Veränderung auftreten soll. Während verwandte Flüssigkeiten und insbesondere Gase leicht zu mischen sind, ja sogar ohne äußeren Einfluss Selbstvermischung (Diffusion) eintritt, setzen Feststoffe einem Mischvorgang deutlich Widerstand entgegen. Ursachen für die Entmischungstendenz liegen einerseits in der unterschiedlichen Dichte der Komponenten, andererseits in Größe und Gestalt der Teilchen. Die zweite Ursache lässt sich durch Verwendung von Stoffen einheitlicher Korngröße umgehen. Substanzen unterschiedlicher Dichte können dagegen nur durch Zusammenkitten (s. Kap. 2.5) an ihrer Entmischung gehindert werden.

Haushaltsübliche Handmixgeräte eignen sich wegen der starken Staubentwicklung nicht zum Mischen von Feststoffen, es sei denn, man arbeitet in einem geschlossenen System. Das Mischen von Drogen lässt sich in der Rezeptur am besten manuell in einer Schale mit Löffel oder Schaufel durchführen. Bei staubenden Drogen verwendet man zweckmäßigerweise eine geschlossene **Teemischdose**. Festsubstanzen können analog mit Hilfe einer Pulvermischdose staubfrei gemischt werden. Das verschließbare Metallgefäß enthält drei Stahlkugeln, durch deren Bewegung nach wenigen Minuten eine homogene Mischung erreicht werden kann. Eine Zerkleinerung der Teilchen ist dabei freilich kaum möglich. Voraussetzung ist also eine weitgehend einheitliche Korngröße sowie nicht allzu große Mengenunterschiede der einzelnen Komponenten. Da zum Mischen immer viel freier Raum notwendig ist, dürfen Mischdosen nicht zu voll gefüllt werden (s. Abb. 2.6).

Die meisten rezepturmäßigen Pulvermischungen werden mit **Reibschale** und **Pistill** durchgeführt, da hierbei eine Korngrößenangleichung erreicht werden kann. Bei der Herstellung sind die Mengen der einzelnen Komponenten zu

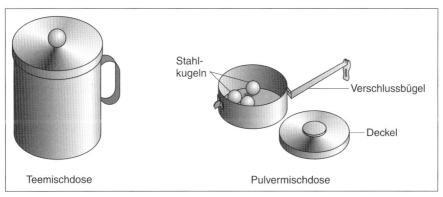

**Abb. 2.6** Teemischdose und Pulvermischdose

berücksichtigen. Zwei Stoffe lassen sich am leichtesten im Verhältnis 1:1 mischen, da in diesem Fall die Grenzfläche zwischen beiden im Bezug auf das Mischungsvolumen am größten ist. Daher wird in der Regel mit der Komponente begonnen, die die kleinste Menge im Gemisch darstellt. Bei sehr geringem Wirkstoffanteil verschließt man die Poren von Reibschale und Pistill durch Verreiben eines indifferenten Hilfsstoffs bzw. der Hauptkomponente der jeweiligen Rezeptur. Die Weiterverarbeitung erfolgt nach Möglichkeit wieder mit gleichen zu mischenden Anteilen, bis alle Komponenten in steigender Menge zugemischt sind. Bei Wirkstoffen, die in sehr geringen Mengen verarbeitet werden müssen, kann genaues Abwiegen und Mischen Schwierigkeiten bereiten. Von solchen Substanzen stellt man daher **Verreibungen** mit bestimmtem Gehalt her. Als Füllstoff wird üblicherweise Milchzucker verwendet. Für die Gehaltsangabe gibt es unterschiedliche Schreibweisen. 1 + 99 bedeutet, 1 Massenanteil Wirkstoff ist mit 99 Massenteilen Hilfsstoff verarbeitet worden; der Massengehalt beträgt 1% (1% m/m; s. Kap. 2.2). Die gleiche Wirkstoffkonzentration kann auch die Bezeichnung 1=100 tragen. Dies bedeutet, dass in 100 Teilen der Verreibung 1 Teil Wirkstoff enthalten ist. Die Bezeichnung 1:100 ist dagegen irreführend, da die Frage offenbleibt, ob sich die 100 auf die Gesamtmenge oder den Trägerstoff bezieht.

**Unverträglichkeiten** (Inkompatibilitäten) treten beim Mischen von Feststoffen relativ selten auf. Bei Kombination von Substanzen mit niedrigem Schmelzpunkt (z. B. Menthol, Campher, Resorcin, Phenol) kann eine Verflüssigung durch Entstehen einer Lösung und Schmelzpunkterniedrigung auftreten. Auch aufgrund der Reibungswärme können manche Kombinationen beim Mörsern schmieren. Zur Vermeidung solcher Schwierigkeiten sollte man unverträgliche Stoffe zuletzt oder nur nach Stabilisierung mit einem Hilfsstoff (z. B. hochdisperses Siliciumdioxid) einarbeiten. Chemische Inkompatibilitäten können u. a. bei der Verarbeitung von Oxidationsmitteln sowie Säuren und Basen auftreten.

Hygroskopische Bestandteile (z. B. Trockenextrakte) können leicht durch Wasseraufnahme zur Agglomeratbildung führen. Vorbeugend sollten daher für Feststoffmischungen nur kristallwasserfreie Salze eingesetzt und Trockenextrakte schnellstens mit einem indifferenten Pulverbestandteil verrieben werden.

## 2.4 Pulver

> Pulver (Pulveres) sind Zubereitungen, die aus festen, losen, trockenen und mehr oder weniger feinen Teilchen bestehen.

In der Technologie werden Pulver zu den sogenannten Haufwerken gezählt. Darunter versteht man Anhäufungen von Feststoffpartikeln. Die Korngröße liegt bei Pulvern unter 1 mm.

Pulver können auch als disperses System (fest/gasförmig) aufgefasst werden, wobei, im Gegensatz zu Rauch oder Staub, die Feststoffphase hochkonzentriert ist. Da sich die Teilchen gegenseitig berühren, liegt eine Art kohärentes System vor. Pulverförmige Feststoffe und ihre Mischungen dienen als Grundzubereitungen für viele Arzneiformen. Sie können allerdings auch als eigenständige Arzneiform auftreten. Ph. Eur. unterscheidet:

- Pulver zum Einnehmen,
- Pulver zur kutanen Anwendung.

### 2.4.1 Pulver zum Einnehmen

Pulver zum Einnehmen (Pulveres perorales) enthalten einen oder mehrere Wirkstoffe mit Hilfsstoffen oder ohne Hilfsstoffe und, falls erforderlich zugelassene Farbmittel und Geschmackskorrigenzien. Sie werden im Allgemeinen in oder mit Wasser oder anderen geeigneten Flüssigkeiten eingenommen. In bestimmten Fällen können sie auch als solche geschluckt werden. Die peroralen Pulver werden mehr und mehr durch geformte, einzeldosierte Arzneiformen wie Kapseln, Tabletten und Dragées verdrängt. Aufgrund der einfachen Zubereitungsweise spielen sie in der Apothekenrezeptur dagegen nach wie vor eine Rolle. Pulver haben meist den Vorteil einer weitgehend chemischen Indifferenz und damit hohen Stabilität. Eine trockene Lagerung vorausgesetzt, können viele Pulver länger als 3 Jahre haltbar sein. Zubereitungen, also Mischungen von Pulvern, werden als Pulveres mixti bezeichnet. Diese enthalten entweder ausschließlich Wirkstoffe oder zusätzlich Füllstoffe, die der Aufstockung zu geringer Wirkstoffmengen dienen.

Pulver können entweder im Mehrdosenbehältnis (Schachtelpulver) oder im Einzeldosisbehältnis (dispensierte Pulver) verordnet und abgegeben werden. Bei den **Schachtelpulvern** muss der Patient selbst die Einzeldosen abmessen. Sie erfordern daher die Verwendung einer Dosiervorrichtung, am besten eines geeichten Messlöffels. Die Benutzung von Teelöffeln oder Messerspitzen kann zu größeren Dosierungsschwankungen führen. Aus diesem Grunde werden meist nur Magenpulver (z. B. Pulvis antacidus) oder salinische Laxantien ohne stark wirksame Bestandteile in nicht abgeteilter Form verordnet. Hierbei ist nicht mit gefährlichen Überdosierungen zu rechnen. Als Behältnisse dienen Papiertüten

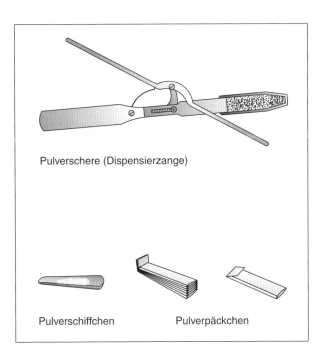

Abb. 2.7 Materialien zur Herstellung dispensierter Pulver

oder besser runde Pulverschachteln aus Kunststoff. Hygroskopische Pulver sowie solche mit flüchtigen Bestandteilen sollten luftdicht verschlossen in geeigneten Schraubgläsern abgegeben werden.

**Dispensierte Pulver** werden in der Apotheke in Einzeldosen abgeteilt. Das Abteilen geschieht bei kleineren Mengen mit der Feinwaage, bei defekturmäßigem Arbeiten mit Hilfe einer Dispensierzange. Da hierbei das Volumen abgemessen wird, muss eine genaue Eichung nach der geforderten Masse erfolgen. Mit Hilfe von Pulverschiffchen oder geknickten Kartenblättern werden die Einzeldosen in Papierpäckchen abgefüllt. Nach Ph. Eur. können es aber auch Beutelchen oder Fläschchen sein (s. Abb. 2.7).

Hygroskopische Pulver werden in Wachspapierpäckchen verpackt. Die so verpackten Einzeldosen werden in Papiertüten oder rechteckigen Pulverschachteln abgegeben. Alle Behältnisse müssen auch vom Material her den Arzneibuchanforderungen genügen.

Die Einzeldosen sollten in ihrer Menge zwischen 200 und 500 mg liegen, damit die Wägegenauigkeit ausreichend ist und die Pulvermenge das Papierpäckchen ausreichend füllt. Bei geringen Wirkstoffmengen ist daher die Verwendung eines Füllstoffs (z. B. Milchzucker) notwendig. Dabei ist zu beachten, dass die Wirkstoffe in der Füllstoffmenge gleichmäßig verteilt sind, und diese beim Abteilen mitberücksichtigt wird. Nur noch selten verordnete einzeldosierte Pulver sind Migräne- und Asthmapulver.

Besondere Beachtung ist der **mikrobiellen Qualität** pharmazeutischer Zubereitungen zu schenken. So sind bei der Herstellung, Verpackung, Lagerung und dem Inverkehrbringen von Pulvern zur Einnahme geeignete Maßnahmen zu ergreifen, um ihre mikrobiologische Qualität zu gewährleisten (s. Kap. 7).

**Brausepulver** sind Pulver im Einzeldosis- oder Mehrdosenbehältnis, die saure Substanzen, sowie Carbonate oder Hydrogencarbonate enthalten und in Wasser rasch Kohlendioxid freisetzen. Sie werden vor der Einnahme in Wasser gelöst oder dispergiert und müssen dicht verschlossen gelagert werden.

Ph. Eur. schreibt für Pulver zum Einnehmen folgende **Reinheitsprüfungen** vor:

- Gleichförmigkeit des Gehalts,
- Gleichförmigkeit der Masse,
- Gleichförmigkeit der Masse der abgegebenen Dosen aus Mehrdosenbehältnissen.

Bei einzeldosierten Pulvern mit weniger als 2 mg Wirkstoff oder weniger als 2% Wirkstoff, bezogen auf die Gesamtmasse, ist (mit wenigen Ausnahmen) eine Prüfung auf **Gleichförmigkeit des Gehalts** vorgeschrieben. Sie beruht auf der Bestimmung des einzelnen Wirkstoffgehalts einer Anzahl einzeldosierter Einheiten, um festzustellen, ob der Einzelgehalt innerhalb der festgesetzten Grenzen liegt, bezogen auf den Durchschnittsgehalt eines Musters. Dazu wird zunächst in 10 willkürlich nach dem Zufallsprinzip entnommenen Einheiten einzeln der Wirkstoffgehalt mit Hilfe eines geeigneten analytischen Verfahrens bestimmt. Das Pulver entspricht der Prüfung, wenn höchstens ein Einzelgehalt um mehr als 15% vom Durchschnittsgehalt und keiner mehr als 25% vom Durchschnittsgehalt abweicht. Wenn nicht mehr als 3 Einzelgehalte über 15% und keiner über 25% abweichen, werden erneut 20 Einheiten nach dem Zufallsprinzip entnommen und bei diesen einzeln der Wirkstoffgehalt bestimmt. Die Zubereitung entspricht der Prüfung, wenn nicht mehr als 3 Einzelgehalte der 30 Einheiten über 15% und keiner über 25% vom Durchschnittsgehalt abweichen.

Bei mehreren Wirkstoffen, die die obengenannte Bedingung erfüllen, wird für jeden sinngemäß verfahren. Ist die Prüfung auf Gleichförmigkeit des Gehaltes für alle Wirkstoffe vorgeschrieben, braucht nicht auf Gleichförmigkeit der Masse geprüft zu werden.

Ansonsten sind alle einzeldosierten Pulver einer Prüfung auf **Gleichförmigkeit der Masse** zu unterziehen. Hierbei werden 20 nach dem Zufallsprinzip entnommene Einheiten bzw. der Inhalt von 20 Behältnissen einzeln gewogen und deren Durchschnittsmasse errechnet. Bei Pulvern von weniger als 300 mg Durchschnittsmasse dürfen höchstens 2 Proben um mehr als 10%, keine jedoch um mehr als 20% von der Durchschnittsmasse abweichen. Bei Pulvern von 300 mg Durchschnittsmasse und mehr dürfen höchstens 2 Proben um mehr als 7,5%, keine jedoch um mehr als 15% von der Durchschnittsmasse abweichen.

Die Prüfung auf **Gleichförmigkeit der Masse der abgegebenen Dosen aus Mehrdosenbehältnissen** ist für orale Darreichungsformen, wie Granulate, Pulver zum Einnehmen und flüssige Zubereitungen zum Einnehmen, vorgesehen, die in Mehrdosenbehältnissen mit einer vom Hersteller mitgelieferten Dosiervorrichtung in Verkehr gebracht werden.

Dabei werden aus einem oder mehreren Behältnissen mit Hilfe der mitgelieferten Dosiervorrichtung 20 Einzeldosen nach dem Zufallsprinzip entnommen und die Einzelmassen sowie die durchschnittliche Masse bestimmt. Höchstens 2 Einzelmassen dürfen um mehr als 10% und keine Einzelmasse darf um mehr als 20% von der durchschnittlichen Masse abweichen.

## Pulver zur Herstellung von Lösungen und Suspensionen zum Einnehmen

Pulver zur Herstellung von Lösungen und Suspensionen zum Einnehmen entsprechen der Definition in der Monographie **Pulver zum Einnehmen**. Sie finden sich in der Monographie **Flüssige Zubereitungen zum Einnehmen** und können Hilfsstoffe enthalten, insbesondere um das Dispergieren oder Auflösen zu erleichtern oder das Zusammenbacken von Teilchen zu verhindern.

Auch diese Darreichungsform wird den Prüfungen auf Gleichförmigkeit des Gehalts bzw. der Masse wie oben beschrieben unterzogen. Die Beschriftung gibt insbesondere an, wie die Lösung oder Suspension herzustellen ist und welche Aufbewahrungsbedingungen und -zeiten für die fertige Zubereitung gelten.

## Pulver zur Herstellung von Injektionszubereitungen und Infusionszubereitungen

Diese Darreichungsformen werden auch als parenterale Pulver bezeichnet. Sie müssen besonders strengen Anforderungen entsprechen und werden im Zusammenhang mit den sterilen Arzneiformen behandelt (s. Kap. 7).

## Pulver zur kutanen Anwendung

> Pulver zur kutanen Anwendung (Pulveres ad usum dermicum) werden auch als **Puder** oder **Streupuder** bezeichnet. Sie sind zur Anwendung auf der Haut, auf Schleimhäuten oder Wunden bestimmt.

Puder gehören zur großen Gruppe der Dermatika. Sie vergrößern die Hautoberfläche und besitzen daher einen Kühleffekt (Wärmeabgabe). Außerdem sind Pudern antiphlogistische und trocknende Eigenschaften zuzuschreiben. Sie eignen sich besonders zur Nachbehandlung akuter Hauterkrankungen, nicht aber bei stark nässenden Dermatosen, weil hier mit einem Sekretstau und Sekundärinfektionen zu rechnen wäre.

Da Puder häufig auf geschädigter oder gereizter Haut appliziert werden, ist eine zusätzliche mechanische Reizung zu vermeiden. Nach Ph. Eur. dürfen keine tastbaren Teilchen vorhanden sein, was sich durch entsprechende Zerkleinerung und Sieben erreichen lässt. Die Korngröße der Partikeln sollte unter 100 µm liegen. Auch jegliche chemische Reizung durch Puderbestandteile ist unerwünscht.

Dagegen sind gute Fließeigenschaften (Streufähigkeit) sowie Oberflächeneigenschaften (Haftvermögen auf der Haut) von Vorteil. Zu den letzteren gehört auch das Adsorptionsvermögen gegenüber Schweiß und Hautfett, welches für die Saugfähigkeit der Zubereitung verantwortlich ist.

Puder, die ausschließlich zur Anwendung auf großen, offenen Wunden oder auf schwer erkrankter Haut bestimmt sind, müssen nach Ph. Eur. steril (keimfrei) sein und entsprechend geprüft und beschriftet werden. Diese sollten nach Möglichkeit auch resorbierbar sein, d. h. vom Körper aufgenommen und abgebaut werden können.

Alle genannten Anforderungen haben zur Auswahl geeigneter Stoffe für die Puderherstellung geführt. Viele Streupuder sind ausschließlich aus Pudergrundlagen (Puderbasen) aufgebaut. Letztere sind in diesem Fall selbst als Wirkstoffe anzusehen. Sie wirken sich auf die Haut trocknend, kühlend, abdeckend und gleitfähig machend aus. Bei den Wirkstoffpudern sind speziellere (z. B. juckreizstillende oder keimtötende) Wirkungen erwünscht, die durch Zusatz entsprechender Wirkstoffe zu den Puderbasen erzielt werden. Eventuell verwendete Hilfsstoffe sollen meist das Streuvermögen verbessern oder Aussehen bzw. Geruch ansprechender machen; Letzteres gilt in erster Linie für kosmetische Puder.

**Pudergrundlagen (Puderbasen)**
Pudergrundlagen bestimmen nicht nur die technologischen, sondern z. T. auch die pharmakologischen Eigenschaften von Streupudern. Sie sind daher nicht ausschließlich als Füllstoff zu betrachten, außer, wenn es sich um spezielle Wirkstoffpuder handelt. Als Puderbasen kommen anorganische und organische Hilfsstoffe zur Anwendung, die möglichst frei von mikrobiellen Verunreinigungen sein sollten.

**Anorganische Pudergrundlagen** lassen sich mit Heißluft keimfrei machen und sind keine Nährböden für Bakterien. Da es sich um körperfremde Substanzen handelt, ist ihre physiologische Verträglichkeit nicht selten problematisch. Da auch die Resorbierbarkeit gering ist, werden sie meist zur Behandlung weitgehend intakter Haut eingesetzt, beispielsweise als Körperpuder, Kinderpuder, kosmetische Puder.

**1. Talkum (Talcum)** ist ein ausgewähltes, pulverisiertes, hydratisiertes, natürliches Magnesiumsilicat, das aufgrund seines dreischichtigen Kristallaufbaus gute Fließeigenschaften besitzt. Dies erklärt auch den Einsatz als Gleitmittel z. B. für Gummihandschuhe. Chemische Indifferenz und gutes Haftvermögen auf der Haut sind günstige Voraussetzungen für den Einsatz als Pudergrundlage. Talkum fühlt sich fettig an und ist mit Wasser schlecht benetzbar. Das geringe Adsorptionsvermögen bedingt nur eine unzureichende Saugfähigkeit. Bei der Behandlung von offenen Wunden kann es zu Geschwulstbildungen (sogenannten Talkumgranulomen) bei der Vernarbung kommen. In diesem Fall sollten andere Puderbasen eingesetzt werden. Handelsübliches Talkum weist häufig einen hohen Keimgehalt auf und sollte daher mit Heißluft sterilisiert werden

(s. Kap. 7). Unter Dermatologen ist der Einsatz von Talkum auch aufgrund anderer herkunftsbedingter Verunreinigungen, insbesondere Asbestfasern, umstritten. Ph. Eur. verlangt daher, dass es frei von mikroskopisch sichtbaren Asbestfasern sein muss. Talkum wird häufig in Kombination mit Zinkoxid verarbeitet.

**2. Zinkoxid (Zinci oxidum, Zincum oxidatum)** ergänzt Talkum wegen seiner hohen Saugfähigkeit ausgezeichnet. Fließeigenschaften sowie Haftfähigkeit auf der Haut sind dagegen ungünstiger, was wiederum für eine Kombination mit Talkum spricht. Dass es sich bei den Puderbasen nicht um reine Trägerstoffe handelt, wird bei Zinkoxid besonders deutlich. Aufgrund seiner schwach alkalischen Reaktion neutralisiert es die bei bakterieller Zersetzung von Hautsekreten entstandenen Säuren. Ihr unangenehmer Geruch wird dadurch beseitigt, dass Zinkoxid desodorierend wirkt. Daneben hat Zinkoxid eine schwach desinfizierende, adstringierende (zusammenziehende), abdeckende und kühlende Wirkung auf der Haut.

**3. Ton (Kaolinum, Bolus)** ist ein natürliches, gereinigtes, wasserhaltiges Aluminiumsilicat und besitzt ebenfalls ein gutes Saugvermögen. Wie Talkum ist Ton chemisch indifferent. Im Gegensatz zum **weißen Ton (Kaolinum ponderosum, Bolus alba)** ist **roter Ton (Bolus rubra)** eisenhaltig. Aufgrund seiner rotbraunen Farbe eignet er sich als Hilfsstoff zur Herstellung hautfarbener Puder.

Neben den genannten anorganischen Pudergrundlagen lassen sich weitere aufzählen, deren Bedeutung geringer ist.

**4. Leichtes Magnesiumoxid (Magnesii oxidum leve)** und **leichtes basisches Magnesiumcarbonat** werden wegen ihres guten Saug- und Haftvermögens eingesetzt, besitzen aber eine schlechte Fließfähigkeit. Sie haben ein besonders großes Schüttvolumen.

**5. Titandioxid (Titanii dioxidum)** wird wegen seiner hohen Deckkraft meist zur Aufhellung von getönten Pudern und wegen seiner Indifferenz zur Substitution von Zinkoxid eingesetzt.

**Organische Puderbasen** sind aufgrund ihrer guten physiologischen Verträglichkeit besonders für die Behandlung von offenen Wunden geeignet. Da sie gute Bakteriennährböden darstellen und weniger hitzebeständig sind, ist die Entfernung von Keimen (Sterilisation) häufig problematisch.

**1. Stärke (Amylum)** ist wegen ihrer guten Streu- und Haftfähigkeit und ihres hohen Adsorptionsvermögens eine sich anbietende Puderbase. Meist werden Mais- oder Weizenstärke, seltener Kartoffelstärke verwendet. Nachteil von Stärke ist ihre Neigung zur Verkleisterung mit Wasser, die sowohl für eine Sterilisation mit feuchter Hitze als auch für die Behandlung von offenen Wunden ungünstig ist. Besser eignen sich daher nicht quellende Stärkederivate, die durch Verethern oder Verestern gewonnen werden (z. B. phosphatierte Maisstärke). Ähnlich wie Stärke können auch **Cellulose** und **mikrokristalline Cellulose** verwendet werden.

**2. Lactose (Lactosum, Milchzucker)** ist physiologisch besonders gut verträglich und vollständig resorbierbar, weshalb sich seine Verwendung für verletzte Haut und nässende Wunden anbietet. Leider sind die Haft- und Adsorptionseigenschaften nicht befriedigend, so dass die Einsatzmöglichkeit beschränkt ist. Für Puder wird die wasserfreie Form bevorzugt. Ähnliches gilt für **Glucose (Traubenzucker)**.

### Weitere Hilfsstoffe

Der Zusatz von weiteren Hilfsstoffen soll im wesentlichen das Fließ- und Haftvermögen von Pudern verbessern, da beide Eigenschaften bei vielen Puderbasen verbesserungswürdig sind. Zum andern sind Buntpigmente gefragt, um hautfarbene Puder zu erhalten.

**Hochdisperses Siliciumdioxid (Silica colloidalis anhydrica, Aerosil®**, s. Kap. 5.3.1) eignet sich als Fließverbesserer in Konzentrationen zwischen 0,5 und 5%. Da es auch ein hervorragendes Adsorptionsvermögen besitzt, wird gleichzeitig die Saugfähigkeit des Puders verbessert. Aerosil® ist wegen seines extremen Volumens als Pudergrundlage selbst ungeeignet.

**Metallseifen**, wie z. B. Magnesiumstearat, verbessern ebenfalls die Fließ- und Hafteigenschaften, wenn sie als 5%iger Zusatz verwendet werden. Zusätzlich wird hierbei eine Kühlwirkung auf der Haut erreicht.

Zur Herstellung von hautfarbenen Pudern werden **gelbes, rotes** und **schwarzes Eisenoxid** mit feinster Korngröße in Konzentrationen bis 3% zugesetzt. Durch entsprechende Kombination dieser Pigmentfarben kann man viele Hautfarbtöne nachbilden.

### Spezielle Puder

**Wirkstoffpuder** enthalten außer den genannten Grund- und Hilfsstoffen noch spezifische Wirkstoffe. Ihre Wirkung kann z. B. kühlend, juckreizstillend, adstringierend, desinfizierend oder antibiotisch sein.

**Fettpuder** verhindern durch einen Zusatz von 2–10% Fett eine Entfettung der Haut. **Kompaktpuder** sind zu einer kompakten Masse verpresste Puder. Es handelt sich meist um kosmetische Puder.

## 2.5 Granulate

> Nach Ph. Eur. sind Granulate (Granulata) Zubereitungen, die aus festen und trockenen Körnern bestehen, wobei jedes Korn ein Agglomerat aus Pulverpartikeln mit genügender Festigkeit darstellt.

Als eigenständige Arzneiform sind Granulate zur oralen Anwendung bestimmt. Sie werden entweder geschluckt, gekaut oder vor dem Einnehmen in Flüssigkeit gelöst oder zerfallen gelassen und enthalten einen oder mehrere Wirkstoffe. Bei

Bedarf können Hilfsstoffe, Farbmittel und Geschmackskorrigenzien zugesetzt werden.

Wie bei den Pulvern zur Einnahme sind Einzeldosis- und Mehrdosenzubereitungen im Handel. Letztere sollten mit einer geeigneten Dosiervorrichtung ausgestattet sein, die ein genaues Abmessen der vorgeschriebenen Dosis gestattet. Einzelbehältnisse können Beutelchen, Papiersäckchen oder Fläschchen sein. Alle Behältnisse müssen auch vom Material her den Arzneibuchanforderungen genügen.

Als spezielle Granulatzubereitungen werden in der Arzneibuchmonographie folgende Granulate aufgeführt:

- Brausegranulate,
- überzogene Granulate,
- magensaftresistente Granulate,
- Granulate mit veränderter Wirkstofffreisetzung.

**Brausegranulate** sind nicht überzogene Granulate, die saure Substanzen und Carbonate oder Hydrogencarbonate enthalten, die im Wasser rasch Kohlendioxid freisetzen. Sie werden vor dem Einnehmen in Wasser gelöst oder dispergiert.

**Überzogene Granulate** sind mit einem Überzug aus einer oder mehreren Schichten versehen. Das Überzugsmaterial wird meist als Lösung oder Suspension in flüchtigen Lösungsmitteln aufgetragen (s. Kap. 6.2.7).

**Magensaftresistente Granulate** sind mit einem Überzug versehen, der im Magensaft beständig ist. Der Zerfall erfolgt erst im Darm. Um dies zu erreichen, werden Substanzen wie Celluloseacetatphthalat sowie anionische Copolymere der Methacrylsäure und deren Ester verwendet (s. Kap. 6.2.3).

**Granulate mit veränderter Wirkstofffreisetzung** werden unter Einsatz von speziellen Hilfsstoffen oder besonderen Verfahren hergestellt, um Geschwindigkeit, Zeitpunkt oder Ort der Freisetzung der Wirkstoffe gezielt zu verändern (s. Kap. 6.2.7).

Neben der Verwendung als eigenständige Arzneiform spielen Granulate besonders als Zwischenprodukte bei der Tablettenherstellung eine Rolle (s. Kap. 6). Granulatkörner haben je nach Herstellungsmethode unterschiedliche Form. Auch die Größe der einzelnen Teilchen kann je nach Herstellung und Verwendungszweck unterschiedlich sein. Sie liegt meist zwischen einem und mehreren Millimetern. Im Gegensatz zu Einzelkristallen haben Granulatkörner eine unregelmäßige und poröse Oberfläche.

Alle Granulate werden durch **Granulieren** von pulverförmigen Ausgangsstoffen hergestellt. Trotz des relativ großen Aufwandes und damit höherer Kosten werden pulverförmige Zubereitungen häufig granuliert, da Granulate gegenüber Pulvern folgende Vorteile besitzen:

- eine Entmischung von Komponenten unterschiedlicher Dichte ist unmöglich (in gleichen Volumina gleiche Dosis),
- Granulate fließen besonders gleichmäßig und lassen sich daher leicht automatisch abfüllen (wichtig für Tablettenherstellung),
- Granulate stauben weniger und bilden keine Agglomerate,

- Granulatkörnchen lassen sich mit Überzügen versehen, die z. B. eine gesteuerte Wirkstofffreisetzung ermöglichen.

Der Zusammenhalt zwischen den Pulverpartikeln in einem Granulatkörnchen lässt sich auf verschiedene Methoden herstellen. Um eine mechanische Stabilität zu erreichen, müssen Kohäsionskräfte zur Wirkung kommen. Die notwendigen Kohäsionsbrücken zwischen den Pulverteilchen können z. B. durch hohen Druck geschaffen werden. Dieses Verfahren wird bei der Trockengranulierung eingesetzt. Bei der Feuchtgranulierung entstehen Bindungsbrücken z. B. durch das verwendete Bindemittel.

### 2.5.1 Trockengranulierung

Bei der Trockengranulierung werden die Pulverteilchen zunächst durch Druck zu sogenannten **Briketts** verpresst. Die Herstellung von Granulatkörnchen normaler Größe ist auf diese Weise technisch unmöglich. Die hergestellten Komprimate müssen daher gebrochen oder gemahlen werden, um die geforderte Korngröße zu erhalten. Bei der Zerkleinerung entstehen naturgemäß unterschiedlich geformte Bruchstücke aller Größenordnungen sowie ein beträchtlicher Staubanteil. Durch anschließendes Klassieren lässt sich die Teilchengröße auf den gewollten Bereich begrenzen. Die größeren Bruchstücke werden weiter zerkleinert, während Staubanteile erneut verpresst werden können.

Vorteil des Verfahrens ist die schonende Behandlung der häufig feuchtigkeits- und temperaturempfindlichen Wirkstoffe sowie der relativ geringe Zeit- und Arbeitsaufwand. Gegenüber anderen Verfahren muss ein hoher Staubanteil und damit eine geringere Ausbeute in Kauf genommen werden. Da größere Maschinen, z. B. Tablettenpresse, notwendig sind, ist das Trockengranulierverfahren der industriellen Fertigung vorbehalten.

### 2.5.2 Feuchtgranulierung

Bei der Feuchtgranulierung sind abbauende und aufbauende Verfahren zu unterscheiden. Ein **Abbaugranulat** entsteht wie bei der Trockengranulierung durch Zerteilen einer größeren, in diesem Fall feuchten Masse, ein **Aufbaugranulat** dagegen durch Zusammensetzen kleinerer Partikel zu größeren. Es gibt jeweils mehrere Verfahren nach dem Abbau- bzw. Aufbauprinzip, von denen wenige wichtige im Folgenden besprochen werden.

**Abbaugranulierung**
Der Arbeitsgang einer Abbaugranulierung gliedert sich in die vier Phasen:
- aggregieren,
- dispergieren,
- trocknen,
- egalisieren.

Zum **Aggregieren** wird die Pulvermischung in eine feuchte Masse überführt. Dies lässt sich in einigen wenigen Fällen durch Erwärmen erreichen, dann nämlich, wenn eine Gemischkomponente einen niedrigen Schmelzpunkt besitzt. Dabei wird nur soweit erhitzt, dass die Partikeln oberflächlich schmelzen und zusammensintern. Solche **Sintergranulate** trocknen beim Abkühlen, müssen daher warm dispergiert werden. Wird zum Anfeuchten der Pulvermischung ein Lösungsmittel verwendet (z. B. Wasser, Alkohol), in dem sich die Feststoffe teilweise lösen, so entstehen nach dem Entfernen des Lösungsmittels Krusten, die den Zusammenhalt der Partikeln gewährleisten. Ein **Krustengranulat** entsteht z. B. auch bei der Verwendung von Zuckersirup als Anfeuchtmittel, da sich beim Trocknen Zuckerkrusten bilden.

Das letzte Beispiel leitet über zu den **Klebstoffgranulaten**, bei denen eine Klebstofflösung zum Anfeuchten dient. Als Bindemittel kommen zum Beispiel verschiedene synthetische Polymere, Gelatine-Lösungen oder Stärkekleister in Frage. Klebstoffgranulate sind stabiler als Krustengranulate, da die Bindung elastischer ist.

Die zu verwendenden Flüssigkeitsmengen richten sich nach Zusammensetzung und Teilchengröße der Feststoffe sowie nach dem Dispergierverfahren. Bei zu hoher Flüssigkeitsmenge zerfließt die Masse und lässt sich nicht granulieren; bei zu geringer Menge ist die Bindung unzureichend, was zu einem hohen Pulveranteil führt.

Das **Dispergieren** der feuchten Masse geschieht mit Hilfe eines Siebes oder einer Lochscheibe. Für die Größe und Form der Granulatkörner sind neben der Maschenweite bzw. Lochgröße der Feuchtigkeitsgehalt der Masse sowie die Arbeitstechnik von Bedeutung. Ein Siebgranulat kann durch Schütteln des Siebes mit der feuchten Masse oder durch vorsichtiges Drücken der Masse durch das Sieb erhalten werden. Während **Schüttelgranulate** aus nahezu runden Körnern bestehen, die ein gutes Fließvermögen und große Schüttdichte aufweisen, sind **Pressgranulatkörner** länglich. **Lochscheibengranulate** sind den Siebpressgranulaten ähnlich. Die Masse wird durch eine Lochscheibe gepresst, wodurch kompakte, längliche Körner mit vergleichsweiser harter Oberfläche entstehen.

Das **Trocknen** der Granulatkörner erfolgt entweder an der Luft oder im Trockenschrank bei ca. 30–40 °C. Höhere Temperaturen sind nicht nur weniger wirkstoffschonend, sondern würden auch die durchaus erwünschte Restfeuchtigkeit entfernen, die eine eventuelle Weiterverarbeitung voraussetzt. Ein Zuviel an Feuchtigkeit ist allerdings ebenso ungünstig, da die Haltbarkeit der Wirkstoffe verschlechtert werden kann.

Unter **Egalisieren** versteht man das Entfernen von lockeren Zusammenballungen und Pulveranteilen aus dem Granulat. Beides geschieht zweckmäßig durch Klassieren und Zerkleinern auf die gewünschte Korngröße.

## Aufbaugranulierung

Bei der Aufbaugranulierung werden die Granulatkörner durch Zusammenkitten von Pulverpartikeln kontinuierlich aufgebaut. Die dabei eingesetzten Verfahren sind weitgehend automatisiert, so dass das fertige Granulat in einem Arbeitsgang entsteht und die gewünschte Korngröße in einem engen Bereich gehalten werden kann. Die zwei wichtigsten Aufbauverfahren sind die Wirbelschicht- und die Tellergranulierung.

Teilchen, die durch einen von unten gerichteten Luftstrom in der Schwebe gehalten werden, bilden eine Wirbelschicht. Bei der **Wirbelschichtgranulierung** wird diese mit Granulierflüssigkeit besprüht, wobei aneinanderstoßende Teilchen zusammenkleben und im Luftstrom trocknen. Genügend große Körner werden aus dem Prozess entfernt. Durch Veränderung der verschiedenen Einflussgrößen wie Flüssigkeitsdosierung, Temperatur und Luftstromstärke lassen sich Granulate in Bezug auf Korngröße und Eigenschaften optimieren.

Bei der **Tellergranulierung** wird das zu verarbeitende Pulver in einen schräg stehenden, rotierenden Teller gebracht und durch die Drehung in Bewegung gehalten. Die Granulierflüssigkeit wird auf die Pulverpartikeln aufgesprüht, was zum Verkleben der Teilchen führt. Durch vorsichtige Flüssigkeitszugabe und jeweils anschließendes Trocknen mit eingeblasener Warmluft lassen sich gleichmäßig runde Körner (**Pellets**) aufbauen. Haben diese eine bestimmte Mindestgröße erreicht, werden sie aus dem Prozess entfernt. Wegen ihrer glatten Oberfläche eignen sich die Pellets gut zum Überziehen. Zubereitungen dieser Art sind häufig als Inhalt von Hartgelatinekapseln anzutreffen.

Ph. Eur. überprüft mit zwei unterschiedlichen Methoden die **Friabilität** von Granulaten und Pellets. Unter Friabilität versteht man den Massenverlust unter mechanischer Belastung, der sich durch Abrieb, Bruch oder Deformation der Körner zu erkennen gibt. Dieser wird in einer Wirbelschicht- oder einer Schwingapparatur bestimmt.

## 2.6 Tees

> Tees (Spezies) sind Drogenmischungen oder -zubereitungen zur Herstellung von wässrigen Auszügen.

Es handelt sich in der Regel um Mischungen von geschnittenen oder zerquetschten Drogen (seltener Ganzdrogen). In manchen Fällen werden auch Pflanzenextrakte, ätherische Öle, Festsubstanzen oder ihre Lösungen mitverarbeitet. Bei den sogenannten tassenfertigen Tees handelt es sich um speziell zubereitete Trockenextrakte (s. Kap. 3.4.5).

**Drogen**
Im Gegensatz zum populären Sprachgebrauch (Drogen = Suchtmittel) ist die pharmazeutische Definition:

> Drogen sind pflanzliche oder seltener tierische Ausgangsprodukte für Arzneizubereitungen.

**Pflanzliche Drogen** sind in Ph. Eur. unter der Monographie **Plantae medicinales** beschrieben. Sie bestehen im Allgemeinen aus noch unverarbeiteten ganzen, zerkleinerten oder geschnittenen Pflanzen, Pflanzenteilen, Algen, Pilzen oder Flechten und werden gewöhnlich in getrocknetem, manchmal auch in frischem Zustand verwendet. Dabei spielen in erster Linie der Wirkstoffgehalt, daneben aber auch andere Gesichtspunkte eine Rolle.

**Verarbeitung und Stabilisierung von Pflanzenteilen**
Die heute verwendeten Drogen stammen überwiegend von kultivierten Pflanzen aus den jeweiligen Anbaugebieten (s. Tab. 2.2). Der Wirkstoffgehalt der Arzneipflanzen ist dennoch großen Schwankungen unterworfen, weil unterschiedliche Standorte und klimatische Einflüsse nicht ohne Folgen bleiben. Auch die Erntezeit kann eine wesentliche Rolle spielen, obschon bei der Vielfalt der Pflanzen dafür keine allgemein gültigen Regeln angegeben werden können.

Sind schon bei der Gewinnung der Frischpflanzen große Wirkstoffschwankungen nicht ausgeschlossen, so gilt dies erst recht bei fertig verarbeiteten Drogen. Durch Trocknung, Zerkleinerung und vor allem Lagerung können Veränderungen auftreten, die in den meisten Fällen einer Wertminderung gleichzusetzen sind. In jedem dieser drei Abschnitte sind daher Maßnahmen zu treffen, die solche Entwicklungen verhindern oder so klein wie möglich halten.

Der erste und wesentliche Schritt im Hinblick auf die Stabilisierung der Wirkstoffe ist das **Trocknen** der Arzneipflanzen. Durch den Wasserentzug werden biochemische Abbauprozesse unterbunden, da enzymkatalysierte Reaktionen nur in wässriger Lösung möglich sind. Gleichzeitig wird eine Ansiedlung von Fäulnisbakterien oder Schimmelpilzen mangels Feuchtigkeit verhindert. Ohne Zweifel verändern sich beim Trocknen auch die Drogeninhaltsstoffe. Dieser Vorgang kann bei einigen Drogen durchaus erwünscht sein, da sie hierdurch ihr typisches Aroma bekommen (z. B. Waldmeister, Baldrian). In anderen Fällen verdunstet jedoch nicht nur Wasser, sondern auch der Wirkstoff, das ätherische Öl zum Beispiel. Zur Schonung empfindlicher Inhaltsstoffe werden die Pflanzen deshalb

**Tab. 2.2** Als Drogen verwendete Pflanzenteile

| Pflanzenorgan | lateinische Bezeichnung | Beispiel |
|---|---|---|
| Blatt, Blätter | Folium, Folia | Menthae pip. folium (Pfefferminzblätter) |
| Blüte, Blüten | Flos, Flores | Matricaria flos (Kamillenblüten) |
| Kraut, oberirdische Teile | Herba | Equiseti herba (Schachtelhalmkraut) |
| Früchte | Fructus | Anisi fructus (Anisfrüchte) |
| Samen | Semen | Lini semen (Leinsamen) |
| Wurzel | Radix | Valerianae radix (Baldrianwurzel) |
| Wurzelstock | Rhizoma | Curcumae xanthorrhizae rhizoma (Curcumawurzel) |
| Rinde | Cortex | Cinnamomi cortex (Zimtrinde) |
| Holz | Lignum | Santali rubri lignum (Rotes Sandelholz) |

nach Möglichkeit unzerkleinert getrocknet. Die Trocknung an der Luft ist, besonders bei thermolabilen Wirkstoffen, einer Wärmetrocknung vorzuziehen. Auch eine direkte Sonnenbestrahlung muss vermieden werden, da Abbauprozesse vom Licht gefördert werden können.

Da die meisten Drogen als **Schnittdrogen** gehandelt bzw. verwendet werden, schließt sich dem Trocknen in der Regel ein Zerkleinerungsprozess an. Zur Verringerung der Staubbildung werden die Drogen leicht angefeuchtet (oder nicht völlig getrocknet). Anschließend ist eine Nachtrocknung notwendig. Für Rezepturzwecke werden hin und wieder auch **Drogenpulver** gebraucht, die wie andere Feststoffpulver nach den dort angeführten Methoden zerkleinert werden. Um die hergestellten Drogen für längere Zeit haltbar zu machen, sind weitere **Stabilisierungsmaßnahmen** empfehlenswert. Durch verschiedene Methoden lassen sich Enzymeiweiße irreversibel zerstören. Beispiele hierfür sind die Hitzedenaturierung und die Eiweißfällung durch Alkohol. Nach dem Verbot von Ethylenoxid als Begasungsmittel gegen Schädlinge und fehlenden Alternativen stellt der Schädlingsbefall bei anfälligen Drogen ein großes Problem dar, für das noch keine Lösung in Sicht ist.

Der größte Feind der Drogenwirkstoffe ist jedoch die durch **Lagerung** bedingte Zeit, die auch weiterhin stabilisierende Maßnahmen erforderlich macht. Dazu gehört eine trockene, kühle und vor Licht geschützte Lagerung, für die sich Behälter aus Weißblech, Kunststoff, Holz oder Glas eignen. Für Drogen mit ätherischem Öl sollten diese dicht verschließbar sein. Bei Samen und Früchten mit flüchtigen Inhaltsstoffen empfiehlt sich die Aufbewahrung als Ganzdroge, um Wirkstoffverluste zu vermeiden.

**Pflanzliche Drogen zur Teebereitung (Plantae ad ptisanam)** bestehen ausschließlich aus einer oder mehreren pflanzlichen Drogen und sind zur Herstellung wässriger, trinkfertiger Zubereitungen vorgesehen, die durch Abkochung, Aufguss oder Mazeration (s. Kap. 3.4) unmittelbar vor Gebrauch bereitet werden. Sie werden gewöhnlich als Bulk (lose, unverpackte Ware) oder als Teebeutel in Verkehr gebracht. Sind mehrere Bestandteile enthalten, ist deren Anteil mit Hilfe geeigneter Methoden zu überprüfen.

In Teebeutel abgepackte pflanzliche Drogen zur Teebereitung müssen der Prüfung auf Gleichförmigkeit der Masse entsprechen. Dazu wird die Durchschnittsmasse einer Stichprobe von 20 Teebeutelinhalten ermittelt. Bei einer Durchschnittsmasse der Teebeutelinhalte von weniger als 1,5 g dürfen höchstens 2 Teebeutelinhalte um mehr als 15% abweichen, keiner jedoch mehr als das Doppelte dieses Betrags. Liegt die Durchschnittsmasse zwischen 1,5 und 2 g, ist die Grenze 10%, bei Durchschnittsmassen über 2 g 7,5%.

### Drogenmischungen

Das Mischen von Drogen unterliegt den gleichen Gesetzmäßigkeiten, die bei den Feststoffen allgemein besprochen wurden. In der Regel geht man von den volumenmäßig kleinsten Mengen (z. B. schwere Drogen) aus, und mischt nach und nach die voluminöseren, leichten Drogen zu. Zur Herstellung von Drogenmischungen sollten nur staubfreie Drogen verwendet werden. Um eine wirksame und verlustfreie Durchmischung zu erzielen, ist ein genügend großes Gefäß erforderlich. Je nach Drogenmenge erreicht man eine gleichmäßige Verteilung durch Wenden mit Hilfe von Löffeln, Kartenblättern oder Schaufeln. Bei staubenden Drogen ist der Einsatz einer verschließbaren Teemischdose zu empfehlen.

Ganzdrogen aus Samen oder Früchten (Fenchel, Anis, Wacholder usw.) sind vor dem Mischen im Mörser zu zerquetschen. Ätherische Öle werden so eingearbeitet, dass die entsprechende Droge mit der Flüssigkeit gleichmäßig befeuchtet ist. Manchmal sind die Drogen mit Lösungen von Festsubstanzen zu benetzen (Spezies laxantes). Das Lösungsmittel muss danach durch Trocknen entfernt werden. Teemischungen werden in Beuteln aus Papier oder Cellophan abgegeben. Aufgrund der sehr unterschiedlichen Drogengewichte und Teilchengrößen haben Tees eine besonders große Entmischungstendenz. Man sollte den Patienten gegebenenfalls darauf hinweisen, die Drogen vor dem Gebrauch durchzumischen.

### Vertiefende Fragen:

1. Bei Feststoffzubereitungen ist häufig eine maximale Teilchengröße angegeben. Wie kann diese Forderung erfüllt werden?
2. Was bedeutet auf einem Rezept Salicylsäurepuder 5%? Ist es ein Gehalt oder eine Konzentration?
3. Welche Grundregel sollte beim Mischen von Feststoffen und Drogen beachtet werden?
4. In welcher Arzneibuchmonographie werden Puder beschrieben?
5. Welche Vorteile besitzen Granulate gegenüber Pulvern?
6. Warum tritt gerade bei Teemischungen häufig eine Entmischung auf?

# 3 Flüssige Systeme

**Dieses Kapitel soll dem Leser vermitteln,**

- welche Eigenschaften der Flüssigkeiten in der Galenik von Bedeutung sind.
- welche entscheidende Rolle die Polarität für das disperse System spielt.
- welche Hilfsstoffe für flüssige Arzneiformen von Bedeutung sind.
- wie Lösungen, Suspensionen, Emulsionen und Schäume hergestellt werden.
- welche Bezeichnungen für flüssige Zubereitungen verwendet werden.

Flüssige Systeme sind Dispersionen mit Flüssigkeiten als Dispersionsmittel.

Disperse Komponente können dagegen sowohl Feststoffe als auch Flüssigkeiten oder Gase sein. Je nach der Größe der dispergierten Teilchen ergeben sich molekulardisperse, kolloiddisperse oder grobdisperse Systeme. Das Schema gibt einen Überblick über flüssige Systeme, geordnet nach Dispersitätsgrad.

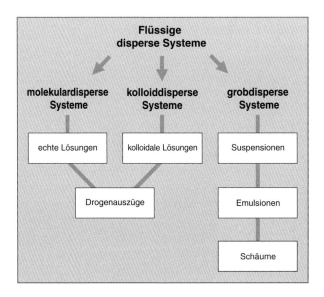

## 3.1 Eigenschaften von Flüssigkeiten

Als Voraussetzung für die Besprechung flüssiger Zubereitungen sollen zunächst insbesondere die Flüssigkeitseigenschaften besprochen werden, die eine Bedeutung für die pharmazeutische Technologie haben. In diesem Zusammenhang sind Polarität, Dichte sowie Oberflächen- und Fließeigenschaften zu nennen.

### 3.1.1 Polarität von Flüssigkeiten

Es ist allgemein bekannt, dass manche Flüssigkeiten (z. B. Ethanol und Wasser) homogene Mischungen ergeben, während andere (Öl und Wasser) sich geradezu abstoßen. Unter diesem Gesichtspunkt lassen sich alle flüssigen Phasen in **hydrophile** (wasserfreundliche) und **lipophile** (fettfreundliche) einteilen, wobei fließende Übergänge nicht ausgeschlossen sind. Lipophile Flüssigkeiten sind in der Regel gleichzeitig **hydrophob** (wasserfeindlich) und hydrophile Phasen **lipophob** (fettfeindlich).

Ursache für die genannten Eigenschaften ist die unterschiedliche **Polarität** der Flüssigkeiten, die ihrerseits im chemischen Aufbau begründet ist. Aus der allgemeinen Chemie ist bekannt, dass verschiedene Elemente bzw. ihre atomaren Bausteine eine unterschiedliche Affinität gegenüber Elektronen (**Elektronegativität**) aufweisen. Nichtmetalle neigen zur Elektronenaufnahme (große Elektronegativität), Metalle zur Elektronenabgabe (kleine Elektronegativität). Innerhalb des Periodensystems nimmt die Elektronegativität von links nach rechts und von unten nach oben zu (s. Tab. 3.1).

**Tab. 3.1** Elektronegativitäten der in Flüssigkeiten häufiger vorkommenden Elemente

| H | C | Cl | N | O | F |
|---|---|---|---|---|---|
| 2,1 | 2,5 | 3,0 | 3,0 | 3,5 | 4,0 |

Gehen zwei unterschiedliche Elemente eine chemische Bindung ein, so ist diese immer mehr oder weniger polar, je nachdem, wie groß der Unterschied der Elektronegativitäten ist. Das Element mit der größeren Elektronenanziehung bekommt eine negative, das mit der kleineren eine positive Teilladung. Ein Molekül aus den beiden Elementen ist zwar nach außen elektrisch neutral, besitzt aber jeweils einen positiven und einen negativen Ladungsschwerpunkt. Auch bei Verbindungen aus mehr als zwei Elementen sind bei großen Elektronegativitätsdifferenzen Ladungsschwerpunkte vorhanden. Es handelt sich also um **(stark) polare** Verbindungen. Sind vorhandene Elektronegativitätsdifferenzen nur gering, so spricht man von **unpolaren** oder besser **schwach polaren** Verbindungen. Letzteres trifft beispielsweise für die Kohlenwasserstoffe zu. Wegen seiner hohen Elektronegativität hat der Sauerstoffgehalt in einer Verbindung fast immer wesentlichen Einfluss auf die Polarität. Eigentlich wird sie aber durch die Dielektrizitätskonstante (s. Kap. 3.2.1) angegeben, wie Tabelle 3.2 deutlich macht.

**Tab. 3.2** Flüssigkeiten, geordnet nach steigender Polarität

| Flüssigkeit | Dielektrizitätskonstante | Sauerstoffgehalt % | Polarität |
|---|---|---|---|
| Benzol | 2,2 | 0 | schwach polar |
| Olivenöl | 3,1 | 10–15 | ↑ |
| Ether | 4,3 | 22 | |
| Chloroform | 5,0 | 0 | |
| Aceton | 21 | 28 | |
| Ethanol | 25 | 35 | |
| Glycerol | 46 | 52 | ↓ |
| Wasser | 81 | 89 | stark polar |

Polare Flüssigkeiten einerseits und unpolare andererseits sind unter sich in jedem Verhältnis homogen mischbar, wobei eine molekulardisperse Verteilung vorliegt. Zwei Flüssigkeiten stark unterschiedlicher Polarität bilden dagegen zwei Phasen. Wasser lässt sich mit Glycerol, Ethanol und Aceton in jedem Verhältnis homogen mischen, mit Ether nur sehr begrenzt. Die weniger polaren Flüssigkeiten sind mit Wasser nicht homogen mischbar. Der Grund für das unterschiedliche Verhalten liegt in den Wechselwirkungen zwischen den Molekülen. Da sich ungleichnamige Ladungen anziehen, suchen stark polare Moleküle immer ihresgleichen. Die nur wenig polaren Moleküle können dagegen keine vergleichbaren Anziehungskräfte ausüben und werden aus einem stark polaren Molekülverband verdrängt. Infolgedessen bilden sich zwei Phasen.

## Dichte von Flüssigkeiten

Die Dichte ist als Masse pro Volumeneinheit definiert.

Bei Flüssigkeiten handelt es sich im Gegensatz zu Festkörpern immer um die wahre Dichte. Wasser hat bei 4 °C die Dichte $1 \text{ g} \cdot \text{cm}^{-3}$. Da die Bestimmungen in der Praxis bei 20 °C gemacht werden, bezieht das Arzneibuch die sogenannte **relative Dichte** einer Substanz auf Wasser von 20 °C, für welches nun der Wert 1 festgelegt wird. Die relative Dichte ist als Verhältniszahl dimensionslos und stimmt im Zahlenwert nicht genau mit der wahren Dichte überein. Da sich Flüssigkeiten bei Temperaturerhöhung ausdehnen, nimmt die Dichte mit steigender Temperatur ab. Lösungen von Feststoffen besitzen eine höhere Dichte als das Lösungsmittel, was bei hochkonzentrierten Lösungen (Sirupen) besonders deutlich wird. Beim Zusammengießen von Flüssigkeiten unterschiedlicher Dichte tritt eine Schichtung auf, da die schwerere Komponente nach unten sinkt. In diesem Fall muss besonders sorgfältig gemischt werden, um eine homogene Verteilung zu erhalten. Die konzentrationsabhängige Dichte von Lösungen lässt sich zur routinemäßigen Gehaltsbestimmung einsetzen. Beim Mischen von Ethanol und Wasser muss eine Besonderheit beachtet werden. Mit dem Wassergehalt erhöht sich zwar erwartungsgemäß auch die Dichte der Mischung, jedoch keineswegs direkt proportional. Ursache dafür ist die auftretende Volumenverringerung beim Verdünnen von Ethanol, die zu einer höheren Dichte als erwartet führt. Aus diesem Grunde muss der in Prozent angegebene Volumengehalt (Volumenprozent) in Massengehalt (Massenprozent) umgewandelt werden, bevor eine Mischungsformel zur Berechnung der Mengen verwendet werden kann. Ph. Eur. führt zur Erleichterung der Berechnung eine **Ethanol-Tabelle** auf, aus der die Beziehungen zwischen absoluter Dichte und den Ethanol-Gehalten in Massen- und Volumenprozenten ersichtlich sind. Das gleiche Phänomen ist auch beim Mischen von Isopropanol mit Wasser zu beobachten.

### 3.1.3 Oberflächeneigenschaften von Flüssigkeiten

Die Grenzfläche einer Flüssigkeit zur Luft ist wie die Oberfläche von Festkörpern durch nach innen gerichtete Kräfte gekennzeichnet. Der Unterschied besteht nur darin, dass Flüssigkeitsteilchen gegeneinander frei beweglich sind und den auf sie einwirkenden Kräften nach Möglichkeit nachgeben. Dies führt dazu, dass sich bei Flüssigkeiten nur so viele Teilchen wie nötig an der Oberfläche aufhalten. Jede Flüssigkeit ist bestrebt, eine möglichst kleine Oberfläche zu erreichen. Maß für die Stärke dieses Bestrebens ist die **Oberflächenspannung** der Flüssigkeit. Sie hält jede Flüssigkeit wie eine unsichtbare Haut zusammen. Wasser hat eine so große Oberflächenspannung, dass kleine Insekten auf der Oberfläche laufen können, ohne einzusinken. Auch die Tropfenbildung wird entscheidend von der Oberflächenspannung beeinflusst. Mit der Oberflächenspannung wächst die Tropfengröße von Flüssigkeiten, so dass Wassertropfen z. B. dreimal so schwer sind wie Ethanoltropfen. Beim tropfenweisen Abmessen von Flüssigkeiten müssen die unterschiedlichen Tropfengrößen in der **Tropfentabelle** im DAC (Anlage E) nachgesehen und berücksichtigt werden. Diese Werte gelten nur bei Verwendung eines **Normaltropfenzählers**, wie er in der Ph. Eur. beschrieben ist. Beim Tropfen muss das Gerät senkrecht gehalten werden, wobei die Abtropfgeschwindigkeit der frei fallenden Tropfen ein Tropfen je Sekunde betragen soll. Bei steigender Temperatur nimmt die Oberflächenspannung ab, die Tropfentabelle bezieht sich auf 20 °C. Es ist zu beachten, dass Tropfen aus Tropfeinsätzen oder Tropfpipetten in ihrer Größe von den Werten des Normaltropfenzählers erheblich abweichen können. Auch das Vorhandensein von oberflächenaktiven Stoffen (s. Kap. 3.6.1) hat großen Einfluss auf die Tropfengröße.

An der Grenzfläche zwischen nicht mischbaren Flüssigkeiten herrscht ebenfalls eine Spannung (**Grenzflächenspannung**), die wesentliche Eigenschaften eines solchen Systems (s. Kap. 3.6) bestimmt.

## 1.4 Fließeigenschaften von Flüssigkeiten

Typisch für alle Flüssigkeiten ist die Beweglichkeit der Moleküle gegeneinander und damit ihr Fließvermögen. Trotz dieser grundlegenden Gemeinsamkeit ist das Fließverhalten quantitativ oft unterschiedlich. Wasser ist dünnflüssig, ein Sirup dagegen dickflüssig. Dickflüssige Substanzen setzen dem Fließen einen größeren Widerstand entgegen. Dies wird besonders beim Rühren spürbar, da mehr Kraft notwendig ist, um die Flüssigkeit zu bewegen. Maß für diese Kraft, bezogen auf den Bewegungseffekt, ist die **Viskosität** der Flüssigkeit. Hochviskose (zähflüssige) Stoffe erfordern einen höheren Kraftaufwand, um eine bestimmte Fließgeschwindigkeit zu erreichen. Bei gleichem Kraftaufwand fließen sie daher langsamer als dünnflüssige Phasen. Der Unterschied lässt sich leicht beim Ausschütten aus einem Gefäß feststellen, da hier, gleiche Mengen vorausgesetzt, die gleiche Schwerkraft zur Auswirkung kommt.

Die Viskosität einer Flüssigkeit nimmt bei Temperaturerhöhung ab, da die Molekularbewegung größer wird. Ein höherer Kraftaufwand hat dagegen normalerweise keinen Einfluss auf die Zähigkeit einer Flüssigkeit. Man spricht daher von idealviskosen Stoffen oder Newtonschen Flüssigkeiten.

Die Viskositätsunterschiede zwischen verschiedenen Flüssigkeiten sind auf mehr oder weniger große Reibung der Teilchen aneinander zurückzuführen. Hierzu geben die beiden flüssigen Paraffine, Paraffinum subliquidum (dickflüssig) und Paraffinum perliquidum (dünnflüssig), ein anschauliches Beispiel. Die größere Zähigkeit des dickflüssigen Paraffins ist auf höhere relative Molekülmasse der enthaltenen Kohlenwasserstoffe zurückzuführen. Beim Fließen macht sich die daraus resultierende stärkere Reibung zwischen den Kohlenwasserstoff-Ketten bemerkbar.

Die Viskosität kann auf zwei verschiedene Arten angegeben werden. Die sog. **dynamische Viskosität (absolute Viskosität, Viskositätskoeffizient)** wird in der Einheit Millipascal-Sekunden (mPa · s) gemessen, welche der früheren Einheit Centipoise (cP) entspricht. Dividiert man durch die Dichte der Flüssigkeit, erhält man die sog. **kinematische Viskosität** in $mm^2 \cdot s^{-1}$.

Zur Bestimmung der Viskosität von Flüssigkeiten verwendet die Ph. Eur. **Kapillarviskosimeter**. Hierbei lässt man eine bestimmte Flüssigkeitsmenge durch eine Kapillare fließen und misst die Durchlaufzeit. Diese ist der Viskosität direkt proportional. Außer von der Gerätekonstanten hängt die Durchlaufzeit noch von der Dichte der Flüssigkeit ab, und zwar umgekehrt proportional. Man bekommt daher zunächst die kinematische Viskosität heraus, die absolute Viskosität erhält man durch Multiplikation mit der (absoluten) Dichte.

Von technologischem Interesse ist neben dem Fließvermögen der Flüssigkeit selbst auch die Beweglichkeit von darin suspendierten Feststoffteilchen. Nach dem Stokesschen Fallgesetz ist die Sedimentationsgeschwindigkeit (s. Kap. 3.5) der Viskosität der Flüssigkeit umgekehrt proportional. Diese Tatsache wird beim **Kugelfallviskosimeter** ausgenutzt. Hierbei wird die Flüssigkeit in eine Fallröhre aus Glas gebracht, die eine Neigung von 10° zur Senkrechten hat. Zur Messung wird die Fallzeit einer Kugel für eine Strecke zwischen zwei Ringmarken bestimmt. Die Zeit ist wiederum der Viskosität proportional.

Genauso wird die Beweglichkeit suspendierter Feststoffteilchen bei zähflüssigen Dispersionsmitteln behindert; eine Tatsache, die bei der Herstellung von Suspensionen (s. Kap. 3.5.) Berücksichtigung findet.

## 3.2 Molekulardisperse Lösungen

> Molekulardisperse Lösungen (Echte Lösungen) sind molekulardisperse Verteilungen in einer flüssigen Phase.

Als gelöste und damit disperse Komponente können Gase, Flüssigkeiten oder Feststoffe vorliegen. Die dispergierten Teilchen sind entweder einzelne Moleküle oder Ionen. Das Dispersionsmittel wird als **Lösungsmittel** bezeichnet. Ph. Eur. versteht unter Lösungen immer dann **wässrige Lösungen**, wenn kein anderes Lösungsmittel ausdrücklich genannt wird. Wir wollen uns daher zunächst mit dem Lösungsmittel Wasser und anschließend mit wässrigen Lösungen beschäftigen.

### 3.2.1 Wasser als Lösungsmittel

Für die Arzneibereitung ist grundsätzlich **gereinigtes Wasser (Aqua purificata)** zu verwenden. Die Reinigung des Wassers bezieht sich hierbei nicht nur auf mechanische Verunreinigungen, sondern schließt auch gelöste Bestandteile ein. Aqua purificata wird daher durch Destillation oder Demineralisierung aus Trinkwasser hergestellt.

**Hochgereinigtes Wasser (Aqua valde purificata)** ist für die Herstellung von Arzneimitteln wie z. B. Dialyselösungen vorgesehen, für die Wasser von hoher biologischer Qualität benötigt wird, außer wenn **Wasser für Injektionszwecke (Aqua ad iniectabilia)** erforderlich ist (s. Kap. 7.2).

Besondere Aufmerksamkeit sollte einem möglichst geringen Keimgehalt gewidmet werden, da Wasser ein idealer Nährboden für Mikroorganismen ist (s. Kap. 7). Es ist daher notwendig, dass für die rezeptur- und defekturmäßige Herstellung von Arzneimitteln erforderliches gereinigtes Wasser in geeigneter Weise entkeimt wird, wenn nicht die einwandfreie mikrobiologische Qualität gewährleistet ist. Geeignete Maßnahmen sind z. B. das Aufkochen unter 5 Min. langem Sieden und anschließendes Abkühlen oder die Filtration durch Bakterien zurückhaltende Filter. Dieses Wasser darf dann in sterilisierten oder keimzahlvermindernden Verfahren unterzogenen, geschlossenen Vorratsbehältnissen, die vorzugsweise aus Glas bestehen sollten, höchstens 24 Std. lang gelagert werden.

Die alte Bezeichnung Aqua destillata weist noch darauf hin, dass früher ausschließlich **destilliertes Wasser** verwendet wurde. Unter Destillation versteht

## Molekulardisperse Lösungen

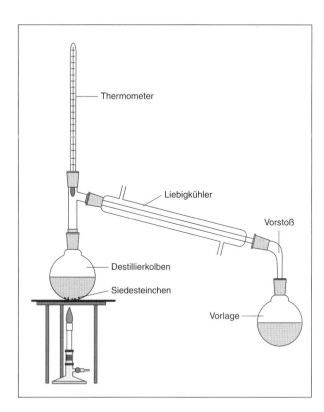

**Abb. 3.1** Destillationsapparatur (einfache Ausführung)

man die Überführung einer flüssigen Phase in den Dampfzustand und anschließende Rückgewinnung der Flüssigkeit durch Kondensation des Dampfes. Die ersten, schon im Mittelalter benutzten Destillationsapparaturen waren Retorten. Heute sind einfache Destillationsapparaturen aus verschiedenen Komponenten zusammengesetzt (s. Abb. 3.1).

Das bei diesem Verfahren gewonnene **Destillat** ist von allen nicht flüchtigen Bestandteilen befreit, da diese nicht in den Dampfzustand übergehen können und im Destillierkolben zurückbleiben. Destilliertes Wasser ist daher von Keimen, gelösten Salzen und nicht flüchtigen organischen Verbindungen befreit. Lediglich flüchtige Bestandteile werden nicht entfernt. Wesentlicher Nachteil des destillierten Wassers sind seine hohen Kosten, die auf den beträchtlichen Energieverbrauch beim Destillieren zurückzuführen sind. Für parenterale Applikation sowie die Anwendung am Auge ist, wegen der höheren Reinheitsanforderungen nach Ph. Eur., nur durch Destillation gereinigtes Wasser von besonderer Reinheit (Aqua ad iniectabilia) bei der Herstellung erlaubt. Die Destillationsapparatur muss so gebaut sein, dass ein Übergehen von Tröpfchen verhindert wird. Dazu werden meist Strömungshindernisse wie Glasrohrstückchen in den Wasserdampfstrom eingebaut, die ein Überspritzen mitgerissener Wassertropfen verhindern.

Eine Alternative zum destillierten Wasser wurde durch die Realisierung der Wasserentsalzung mit Hilfe von **Ionenaustauschern** geschaffen. Die Gewinnung von **demineralisiertem Wasser** (Aqua demineralisata) durch Ionenaustauscher hat heute eine große Bedeutung.

Der größte Teil der in unserem Leitungswasser enthaltenen Stoffe sind gelöste Salze. Diese sind in wässriger Lösung dissoziiert und liegen ionendispers verteilt vor. Man findet daher im Wasser alle Anionen und Kationen der gelösten Mineralien nebeneinander vor. Bei der Entsalzung müssen sowohl positiv geladene Kationen (z. B. $Na^+$, $K^+$, $Mg^{2+}$, $Ca^{2+}$) als auch negativ geladene Anionen (z. B. $Cl^-$, $SO_4^{2-}$, $PO_4^{3-}$, $HCO_3^-$) aus dem Wasser entfernt werden. Im demineralisierten Wasser sind als Kationen lediglich $H^+$, als Anionen $OH^-$ vorhanden. Das Prinzip der Demineralisierung besteht darin, alle Kationen gegen $H^+$ und alle Anionen gegen $OH^-$ auszutauschen. Zu diesem Zweck sind zwei Arten von Ionenaustauschern notwendig: **Kationenaustauscher** und **Anionenaustauscher**. Beide werden meist auf Kunstharzbasis hergestellt. Kunstharzaustauscher sind in Wasser unlöslich und besitzen innerhalb des Makromoleküls viele austauschaktive Gruppen. Zum Ionenaustausch lässt man die jeweilige Lösung durch ein Granulat aus Kunstharzaustauscher laufen, um eine große Berührungsfläche zu gewährleisten.

Ein **Kationenaustauscher** besitzt als austauschaktive Gruppen freie Säurereste (z. B. -$SO_3H$). In diesem Zustand ist das Kunstharzgerüst gewissermaßen mit $H^+$-Ionen beladen. Lässt man eine wässrige Lösung durch den Austauscher fließen, dissoziieren einzelne $H^+$-Ionen ab, während Kationen aus der Lösung an die freien Sulfonsäure-Reste gebunden werden. Dieser Austausch läuft als Gleichgewichtsreaktion solange praktisch nur in einer Richtung, wie ein großer $H^+$-Ionenüberschuss am Kunstharz vorliegt. Lässt man z. B. eine Kaliumhydroxid-Lösung einen Kationenaustauscher passieren, so erhält man reines Wasser. Eine Natriumchlorid-Lösung wird bei gleicher Behandlung in eine salzsaure Lösung, eine Magnesiumsulfat-Lösung in eine schwefelsaure Lösung verwandelt. Aus Leitungswasser entsteht folglich ein Gemisch der verschiedensten Säuren.

Nach einer bestimmten Zeit ist der Überschuss an $H^+$-Ionen verbraucht und der Austauscher damit erschöpft. Durch eine Lösung mit einer hohen $H^+$-Ionen-Konzentration, z. B. Salzsäure, kann er dann regeneriert und nach Entfernung der Chlorid-Ionen mit reinem Wasser erneut zum Austausch eingesetzt werden.

Zur Entfernung der Anionen aus Lösungen werden quartäre Ammoniumbasen als austauschaktive Gruppen verwendet. Ein **Anionenaustauscher** ist gewissermaßen mit $OH^-$-Ionen beladen. Das Prinzip ist das gleiche wie oben. Die Säurerest-Ionen aus der Lösung werden gegen $OH^-$-Ionen ausgetauscht. Aus salzsaurer Lösung entsteht auf diese Weise reines Wasser, aus einer Natriumchlorid-Lösung Natriumhydroxid-Lösung usw. Anionenaustauscher werden mit starken Basen, z. B. Natronlauge, regeneriert.

Zur Wasserentsalzung müssen Anionen- und Kationenaustauscher kombiniert werden. Entweder lässt man das Leitungswasser nacheinander durch die beiden Austauscher laufen (Getrenntbettverfahren), oder man verwendet ein Austauschergemisch.

Beim **Mischbettverfahren** wird die Kapazität der Austauscher besser genutzt, weshalb es sich für den kleinen Bedarf besonders eignet. In den Apotheken wer-

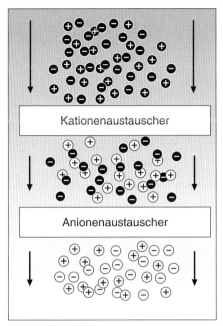 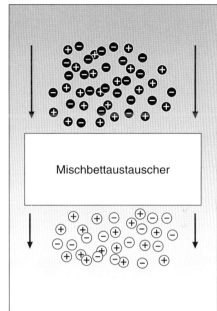

● $Na^+, K^+, Ca^{2+}$...   ⊕ $H^+$
● $Cl^-, SO_4^{2-}, HCO_3^-$...   ⊖ $OH^-$

**Abb. 3.2** Funktionsweise von Getrennt- und Mischbettaustauscher

den meist Patronen verwendet, bei denen das Leitungswasser von unten durch das Austauschergemisch fließt. Am Ausgang der Patrone befindet sich ein Leitfähigkeitsmesser, der bei Erschöpfung der Austauscher in den roten Bereich ausschlägt. Nachteil dieser Geräte ist, dass die beiden Austauscher zum Regenerieren getrennt werden müssen, was zwar aufgrund ihrer unterschiedlichen Dichte möglich ist, aber nur in speziell eingerichteten Laboratorien durchgeführt werden kann (s. Abb. 3.2).

Ein weiteres Verfahren zur Wasserentsalzung ist die **Umkehrosmose**. Dazu wird das zu entsalzende Wasser mit hohem Druck gegen eine stabile semipermeable Membran gepresst. Der Pressdruck muss dabei höher sein als die Differenz der osmotischen Drucke. Auf diese Weise werden die Wassermoleküle des zu entmineralisierenden Salzes durch die Membran gepresst, während die Salze sich auf der anderen Seite anreichern. Bisher lässt sich diese Methode allerdings nur großtechnisch einsetzen.

**Dipoleigenschaften**
Es soll im folgenden die Frage geklärt werden, welche Eigenschaften das Wasser zu einem ausgezeichneten Lösungsmittel machen. Betrachten wir zunächst einmal das Wassermolekül (s. Abb. 3.3).

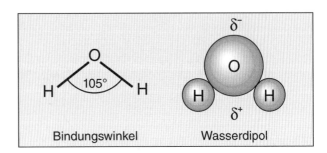

**Abb. 3.3** Wasser

Aufgrund des vorhandenen Bindungswinkels von nur ca. 105 ° und der großen Elektronegativität des Sauerstoffs ist ein Wassermolekül ladungsmäßig unausgewogen. Auf der Sauerstoffseite befindet sich eine negative, auf der Wasserstoffseite eine positive Teilladung. Größenmäßig heben sich die beiden Partialladungen auf. Ein Wassermolekül ist weder positiv noch negativ geladen, es besitzt nur ein positives und ein negatives Ende. Ein solches Molekül nennt man **Dipol**. Da sich gleichnamige Ladungen abstoßen, ungleichnamige jedoch anziehen, wird das positive Ende des einen Wasserdipols jeweils die negative Seite des benachbarten Wassermoleküls anziehen und umgekehrt. Auf diese Weise lagern sich mehrere Wassermoleküle zu Verbänden (Assoziaten) zusammen. Der Zusammenhalt solcher Molekülverbände ist immerhin so groß, dass sie sich wie ein Teilchen verhalten. Im flüssigen Wasser ist die relative Molekülmasse strenggenommen nicht 18, sondern n · 18, und die Summenformel nicht $H_2O$, sondern $(H_2O)_n$, wobei n die Anzahl der assoziierten $H_2O$-Einheiten ist. Wenn dies nicht so wäre, müssten Schmelz- und Siedepunkt von Wasser erheblich niedriger liegen. Wie der Schwefelwasserstoff wäre Wasser bei normaler Temperatur gasförmig. Der gasförmige Wasserdampf besteht in der Tat aus einzelnen Wassermolekülen. Beim Verdampfen ist daher sehr viel Energie zur Auflösung der Molekülverbände erforderlich, was die hohe Verdampfungswärme von Wasser erklärt.

Die Bindung zwischen den einzelnen Wassermolekülen wird als Wasserstoff-Brückenbindung bezeichnet, da jeweils „Wasserstoff-Brücken" die Sauerstoffatome untereinander verbinden (s. Abb. 3.4). Die Anzahl der Wasserstoff-Brücken ist im festen Aggregatzustand (Eis) größer als im flüssigen; im Wasserdampf sind keine Wasserstoff-Brücken vorhanden.

**Dielektrizitätskonstante**
Die Bindungskräfte in den Kristallgittern von Feststoffen beruhen auf elektrostatischer Anziehung ungleichnamiger Ladungen oder Teilladungen. In dem Raum zwischen zwei ungleichnamigen Ladungen wirken auf geladene Teilchen Kräfte ein. Man bezeichnet diesen Raum als elektrisches Feld. Die Kräfte in einem elektrischen Feld sind umso größer, je größer die beiden Ladungen und je kleiner ihr Abstand voneinander ist. Bringt man Wassermoleküle in ein elektrisches Feld, so werden diese nicht in Richtung des Feldes bewegt, da sie nach außen ungeladen sind. Aufgrund ihres Dipolcharakters richten sie sich jedoch so aus, dass das negative Ende zum Pluspol und das positive zum Minuspol zeigt. Durch die umge-

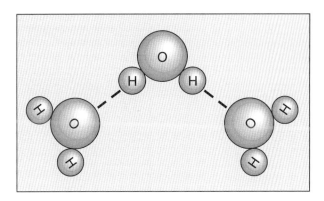

b. 3.4 Wasserstoff-Brückenbindung (- -) zwischen Wassermolekülen

kehrte Polung der Wassermoleküle im elektrischen Feld wird dieses abgeschwächt und die Kräfte zum größten Teil aufgehoben. Ein Maß für die Verringerung der Anziehungskräfte ist die Dielektrizitätskonstante, die für Wasser einen Wert von 81 hat. Diese Zahl bedeutet, dass die Anziehungskräfte zwischen zwei Ladungen in Wasser auf 1/81 reduziert werden.

**Der Lösungsvorgang in Wasser**
Beim Lösen eines Feststoffes in Wasser müssen die Moleküle oder Ionen aus dem Kristallgitterverband befreit und im Dispersionsmittel verteilt werden. Die hohe Dielektrizitätskonstante sowie Dipoleigenschaft des Wassers erleichtern diesen Vorgang.

In einem Natriumchlorid-Kristall sind Natrium- und Chlorid-Ionen aufgrund ihrer entgegengesetzten Ladungen durch elektrostatische Anziehung fest aneinander gebunden. Im Wasser werden diese Anziehungskräfte stark reduziert. Sie betragen nur noch 1/81 gegenüber Luft. Daher reicht schon die thermische Molekularbewegung aus, die Gitterkräfte zu überwinden und Ionen aus ihrem Verband zu lösen. Die zu diesem Zweck aufzuwendende Energie nennt man Gitterenergie.

Sobald die Ionen aus dem Gitterverband gelöst sind, wirkt sich die Dipoleigenschaft des Dispersionsmittels aus. Jedes Teilchen wird in der Weise von Lösungsmittel-Molekülen umhüllt, dass der entgegengesetzt geladene Pol des Wasserdipols zum Teilchen hinzeigt. Man nennt diesen Vorgang allgemein Solvation, bei Wasser speziell **Hydratation**. Bei der Hydratation von Teilchen wird Energie frei, die man Hydratationsenergie nennt.

Die hydratisierten Teilchen lassen sich sehr gut mit Gasmolekülen vergleichen, da sie sich gegenseitig kaum mehr beeinflussen können und praktisch frei beweglich sind. Wie Gasmoleküle in einem Raum verteilen sie sich schließlich gleichmäßig im vorhandenen Lösungsmittelvolumen. Antrieb für diesen als **Diffusion** bezeichneten Vorgang ist die thermische Molekularbewegung. Die Diffusion läuft daher umso schneller ab, je höher die Temperatur der Flüssigkeit ist. Hemmend wirkt sich dagegen eine hohe Viskosität des Lösungsmittels aus. Hält man Temperatur und Viskosität konstant, so kann man eine ständige Abnahme der Diffusi-

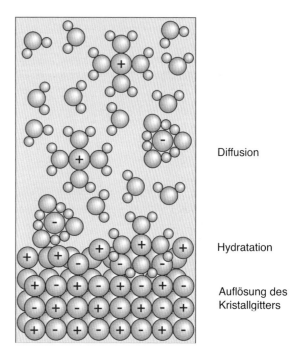

**Abb. 3.5** Lösungsvorgang

onsgeschwindigkeit feststellen. Hier bietet sich wieder der Vergleich zur Diffusion von Gasen an. Lässt man z. B. aus einem vollgepumpten Reifen die Luft entweichen, so nimmt ebenfalls die Ausströmungsgeschwindigkeit laufend ab. Der Grund hierfür ist einleuchtend:

Zunächst sind sehr viele Gasmoleküle im Reifen dicht zusammengepresst und üben einen hohen Druck aus. Beim Entweichen des Gases nimmt der Innendruck laufend ab, während sich der Außendruck geringfügig erhöht. Daher strömt das Gas immer langsamer. Bei erreichtem Druckausgleich ist der Gasfluss beendet.

Ähnlich verhält es sich beim Lösungsvorgang. Zunächst liegen die Teilchen der dispersen Komponente in einem kleinen Raum des Lösungsmittels dicht beieinander, es herrscht an dieser Stelle ein hoher osmotischer Druck (s. Kap. 3.2.3). Durch die Diffusion der Teilchen nimmt dieser und damit die Diffusionsgeschwindigkeit laufend ab, schließlich herrscht in der Lösung ein einheitlicher osmotischer Druck, und die Diffusion ist beendet (s. Abb. 3.5).

Der Lösungsvorgang lässt sich also zusammenfassend in drei Phasen gliedern:

- Auflösung des Kristallgitterverbandes,
- Hydratation der Moleküle oder Ionen,
- Diffusion bis zum Konzentrationsausgleich.

Für alle drei Abläufe besitzt das Wasser günstige Voraussetzungen:

- hohe Dielektrizitätskonstante,
- ausgeprägte Dipoleigenschaft,
- geringe Viskosität.

**Lösungswärme**

Die Summe der aufzuwendenden Gitterenergie und der frei werdenden Hydratationsenergie wird als Lösungswärme bezeichnet.

Bei einer Abkühlung der Lösung ist die Gitterenergie größer als die Hydratationsenergie, da mehr Energie verbraucht als freigesetzt wird. Dies ist beim Auflösen von Salzen (z. B. Ammoniumchlorid) in der Regel der Fall. Beim Lösen von festem Natriumhydroxid dagegen wird Wärme frei, da die Hydratationsenergie gegenüber der Gitterenergie überwiegt. Im ersten Fall spricht man von einem **endothermen**, im zweiten von einem **exothermen** Vorgang. Beim Lösen von Flüssigkeiten in Wasser wird natürlich keine Gitterenergie verbraucht. Daher ist das Auflösen von z. B. Alkohol oder Schwefelsäure in Wasser exotherm. Manche Salze sind schon im kristallinen Zustand stark hydratisiert (Kristallwasser), so dass sich in der Lösungswärme allein die Gitterenergie widerspiegelt, was eine starke Abkühlung der Lösung bestätigt. Löst man dagegen das entsprechende wasserfreie Salz, so lässt sich in einigen Fällen sogar ein exothermer Vorgang beobachten.

## 2.2 Eigenschaften der zu lösenden Substanzen

Nach der Besprechung der äußeren Phase sollen nun die Eigenschaften der zu lösenden Stoffe erörtert werden. Dabei handelt es sich in den meisten Fällen um Feststoffe, deren Merkmale zum größten Teil besprochen sind (s. Kap. 2). Lediglich die für das Lösen speziell wichtigen Kriterien wie Polarität, Löslichkeit und Lösungsgeschwindigkeit sind an dieser Stelle zu behandeln.

**Polarität von Feststoffen**
Wie bei Flüssigkeiten sind auch bei Feststoffen sehr unterschiedliche Polaritäten vorhanden (s. Abb. 3.6). Anorganische Verbindungen, die in der pharmazeutischen Praxis eine Rolle spielen, sind häufig Salze, welche in Lösung als Ionen vorliegen. Sie gehören daher zu den stark polaren Substanzen. Solche Verbindungen lösen sich nur in stark polaren Lösungsmitteln, mit denen sie in Wechselwirkung treten (solvatisieren) können. Sie sind daher hydrophil. Organische Verbindungen sind dagegen je nach ihrer chemischen Zusammensetzung stark polar und damit **hydrophil** (z. B. Zucker) oder wenig polar bzw. **lipophil** (z. B. Fette). Für die Polarität maßgebend ist der Anteil polarer funktioneller Gruppen im Molekül im Verhältnis zum unpolaren Kohlenwasserstoffgerüst. Bei Arzneistoffen häufig anzutreffende polare Gruppen sind Hydroxy- (-OH), Carboxy- (-COOH), Amino-($-NH_2$) und Sulfonsäure-Gruppen ($-SO_3H$). Daher liegen nicht selten Säuren oder Basen vor, deren Polarität sich durch Salzbildung weiter erhöhen lässt. Dabei nimmt natürlich auch die Hydrophilie der entsprechenden Verbindung zu. Wenig polare Verbindungen, d. h. Verbindungen mit großem Kohlenwasserstoff-Anteil, können von stark polaren Flüssigkeiten nicht solvatisiert wer-

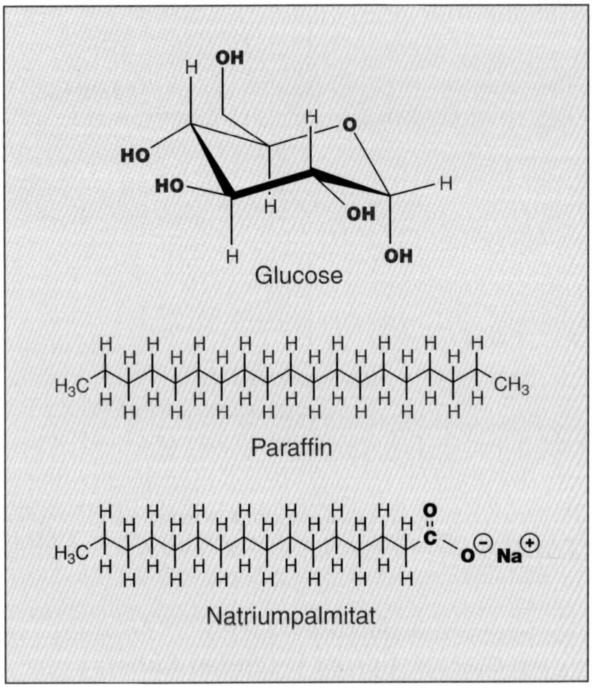

**Abb. 3.6** Feststoffe unterschiedlicher Polarität (polare Gruppen hervorgehoben)

den und sind damit wasserunlöslich. Die unterschiedliche Löslichkeit von organischen Verbindungen in Lösungsmitteln verschiedener Polarität wird bei der Arzneimitteltrennung beim Ausschütteln oder bei der Dünnschichtchromatographie ausgenutzt.

Neben hydrophilen und lipophilen Substanzen gibt es auch solche, die je einen hydrophilen und einen lipophilen Molekülteil besitzen. Aufgrund ihres Verhaltens nennt man solche Verbindungen **amphiphil** (z. B. Seife). Amphiphile Verbindungen sind meist nur in mäßig polaren Lösungsmitteln wie Ethanol löslich. In Wasser zeigen sie ein besonderes Verhalten. Da ein Molekülteil wasserabstoßend ist, sammeln sich amphiphile Moleküle an der Oberfläche, wo sie sich mit dem polaren Ende zum Wasser ausrichten, während sich der unpolare Molekülteil von der Wasseroberfläche weg orientiert. Ist die Konzentration genügend hoch, so dass die Oberfläche besetzt ist, bilden sich in der flüssigen Phase Assoziate, sogenannte Mizellen. Weitere Eigenschaften amphiphiler Verbindungen werden in Kap. 3.6.1 besprochen.

**Löslichkeit von Feststoffen**
Während bei manchen Flüssigkeiten (z. B. Ethanol) eine Lösung beliebiger Konzentration in Wasser möglich ist, gibt es bei anderen Flüssigkeiten (z. B. Ether) sowie allen Gasen und Feststoffen eine mögliche Höchstkonzentration. Diese wird als Löslichkeit bezeichnet. Die Löslichkeit ist eine Stoffkonstante, die für die entsprechende Substanz bezogen auf ein bestimmtes Lösungsmittel charakteris-

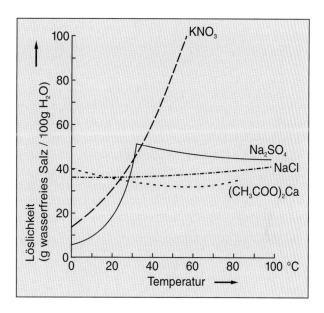

Abb. 3.7 Abhängigkeit der Löslichkeit von der Temperatur

tisch ist. Sie ist in der Regel temperaturabhängig. Bei Gasen nimmt die Löslichkeit mit steigender Temperatur ab. Kohlendioxid lässt sich durch Erwärmen aus Sprudelwasser entfernen. Hierbei spielt auch der Druck des entsprechenden Gases über der Flüssigkeit eine Rolle. Durch das Öffnen des Gefäßes wird der Druck verringert, so dass überschüssiges $CO_2$ aus der Lösung entweicht. Bei Feststoffen ist die Löslichkeit unterschiedlich temperaturabhängig. In den meisten Fällen ist sie aufgrund des hohen Gitterenergieverbrauchs bei Temperaturerhöhung größer.

Wie das Löslichkeitsdiagramm zeigt, ist die Temperaturabhängigkeit bei manchen Stoffen stark, bei anderen nur gering (s. Abb. 3.7). Einige Substanzen sind sogar in der Kälte besser löslich. Ein Knick in der Löslichkeitskurve kommt durch eine Änderung des Kristallwassergehaltes zustande. Eine Lösung, die in ihrer Höchstkonzentration (Sättigungskonzentration) vorliegt, ist **gesättigt**. Wird mehr Feststoff zugeführt, als der Löslichkeit entspricht, so bleibt der Überschuss als Bodenkörper in der gesättigten Lösung. Zwischen dieser und dem Bodenkörper besteht ein dynamisches Gleichgewicht, d. h., es geht genauso viel Substanz in Lösung, wie aus dieser kristallisiert. Eine Lösung mit Bodenkörper ist daher immer gesättigt. **Ungesättigte** Lösungen enthalten weniger gelöste Substanz, als ihrer Löslichkeit entspricht. Sie besitzen nach dem Auflösen keinen Bodenkörper.

Ist in einer Lösung die Konzentration des gelösten Stoffes größer als die Sättigungskonzentration, nennt man diese **übersättigt**. Eine übersättigte Lösung kann beim Abkühlen einer heiß gesättigten Lösung entstehen, wenn die Löslichkeit des betreffenden Stoffes temperaturabhängig ist. Solange eine solche Lösung keinen Bodenkörper gebildet hat, ist sie übersättigt. Dieser instabile Zustand geht durch Kristallisation der überschüssigen Substanz in eine gesättigte Lösung über.

**Tab. 3.3** Löslichkeitsangaben nach Ph. Eur.

| Bezeichnung | Ungefähre Anzahl Volumteile Lösungsmittel für ein Masseteil Substanz |
|---|---|
| sehr leicht löslich | weniger als 1 Teil |
| leicht löslich | von 1 Teil bis 10 Teile |
| löslich | von 10 Teilen bis 30 Teile |
| wenig löslich | von 30 Teilen bis 100 Teile |
| schwer löslich | von 100 Teilen bis 1000 Teile |
| sehr schwer löslich | von 1000 Teilen bis 10 000 Teile |
| praktisch unlöslich | über 10 000 Teile |

Die sehr geringe Löslichkeit einiger Salze wird in der chemischen Analytik zum Nachweis von Ionen ausgenutzt. Bei der chemischen Reaktion erfolgt dann eine Ausfällung, wenn das **Löslichkeitsprodukt** überschritten ist. Man versteht darunter das Ionenprodukt der betreffenden schwerlöslichen Verbindung.

Die **Löslichkeitsangaben** in der Ph. Eur. sind auf Raumtemperatur bezogen (s. Tab. 3.3). Sie sind keine exakten Zahlen, sondern lediglich als Anhaltspunkt beim praktischen Arbeiten anzusehen, da eine experimentelle Löslichkeitsbestimmung sehr schwierig ist.

### Löslichkeitsverbesserung

Schlechte Wasserlöslichkeit einer Substanz ist häufig die Ursache von Schwierigkeiten und Unverträglichkeiten bei der Herstellung von flüssigen Zubereitungen. Es erhebt sich daher immer wieder die Frage, auf welche Weise man die Löslichkeit eines Stoffes verbessern kann. Grundsätzlich ergeben sich zwei Möglichkeiten der Löslichkeitsverbesserung, nämlich entweder die chemische Veränderung der Substanz selbst oder die Zugabe von Lösungsvermittlern.

Die einfachste Möglichkeit der Löslichkeitsverbesserung durch chemische Veränderung ist die **Salzbildung** (s. Tab. 3.4). Sie ist allerdings nur bei Säuren und Basen möglich. Durch Umsetzung mit z. B. Natronlauge bzw. Salzsäure entstehen aus Säuren die Natriumsalze und aus Basen die Hydrochloride.

Die pharmakologische Wirkung der Substanz wird dabei nicht beeinträchtigt, wenn äquimolare Dosierung erfolgt.

Ist eine Salzbildung nicht möglich, lässt sich die Wasserlöslichkeit durch **Einführung polarer Gruppen** in das Molekül verbessern (s. Abb. 3.8). Es besteht

**Tab. 3.4** Löslichkeitsverbesserung durch Salzbildung (Beispiele)

| schlecht wasserlöslich | gut wasserlöslich |
|---|---|
| Salicylsäure | Natriumsalicylat |
| Sorbinsäure | Kaliumsorbat |
| Codein | Codeinphosphat |
| Chinin | Chininhydrochlorid |

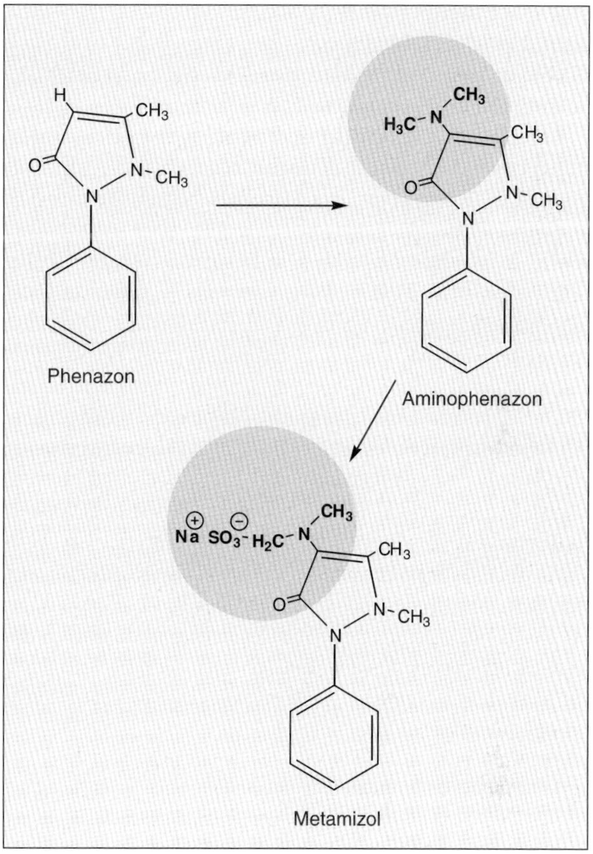

**Abb. 3.8** Einführung polarer Gruppen

dabei allerdings die Gefahr, dass sich die pharmakologischen Eigenschaften des Wirkstoffs ändern. Beispiel für eine gelungene Manipulation dieser Art war die Entwicklung von Metamizol aus Phenazon.

Hilfsstoffe, die die Wasserlöslichkeit von Arzneistoffen verbessern, werden als **Lösungsvermittler** bezeichnet. Sie dürfen die pharmakologische Wirkung nicht verändern und selbst nicht toxisch sein. Außerdem wird eine gute physiologische sowie chemisch-physikalische Verträglichkeit mit den Wirk- und Hilfsstoffen gefordert. Nach ihrem Wirkungsmechanismus sind drei Arten von Lösungsvermittlern zu unterscheiden:

- hydrotrope Verbindungen,
- Solubilisatoren,
- Komplexbildner.

**Hydrotrope Verbindungen** sind Substanzen, die selbst stark hydratisieren und mit schwerlöslichen organischen Verbindungen Wasserstoff-Brückenbindungen eingehen. Die gebildeten Assoziate sind aufgrund ihrer Hydratationsfähigkeit besser wasserlöslich. Beispiele für hydrotrope Verbindungen sind niedere Alkohole wie Ethanol und Isopropanol, mehrwertige Alkohole, wie Glycerol und Sorbitol, sowie verschiedene Zucker, Ester, Ether und Stickstoffverbindungen (Harnstoff). In manchen Fällen werden sogar Arzneistoffe (z. B. Phenylbutazon) als Lösungsvermittler eingesetzt.

Eine Lösungsvermittlung durch Zugabe bestimmter Mengen amphiphiler Substanzen wird als **Solubilisation** bezeichnet. Amphiphile Verbindungen können lipophile Moleküle in ihre Mizellen aufnehmen und so deren Lösung vermitteln. Je nach Größe der entstandenen Assoziate ergibt sich eine klare oder opaleszierende, kolloidale Lösung. Die bekanntesten **Solubilisatoren** sind Macrogolfettsäureester und Polysorbate (Tweens®). Nachteil dieser Stoffe ist der bittere Geschmack, der den Einsatz für innerliche Arzneizubereitungen einschränkt. Außerdem ist bei diesen Substanzen eine Wirkungsbeeinflussung nicht immer auszuschließen und daher vor unbedenklichem Einsatz zu warnen.

Die Lösungsvermittlung mit Hilfe von hydrophilen **Komplexbildnern** ist nur bei bestimmten Substanzen möglich. Die schwerlöslichen Purine Coffein, Theophyllin und Theobromin lassen sich durch Zugabe von Citraten oder Salicylaten leichter in wässrige Lösung bringen. Jodlösungen werden unter Verwendung von Kaliumjodid als Komplexbildner hergestellt. Essigsaure Tonerde enthält Weinsäure als Lösungsvermittler, während die Kupfersalz-Lösung STADA durch Citronensäure stabilisiert ist. In diesen beiden Fällen ist der Komplexbildner nicht zur Herstellung, sondern zur Stabilisierung notwendig, da andernfalls schwerlösliche Verbindungen ausfallen. Aus dem gleichen Grund wirkt Natriumedetat als Schutz für Verbindungen, die sich durch geringste Verunreinigungen von Metallen katalytisch zersetzen.

### Lösungsgeschwindigkeit

Unter der Lösungsgeschwindigkeit versteht man den Quotienten aus der Konzentrationszunahme der Lösung und der Zeit, in der diese Konzentrationsänderung erfolgt.

Die Lösungsgeschwindigkeit gibt an, wie schnell sich eine bestimmte Menge Feststoff in einem Lösungsmittel auflöst.

Wie die Löslichkeit ist auch die Lösungsgeschwindigkeit für Substanz und Lösungsmittel charakteristisch. Sie lässt sich jedoch im Gegensatz dazu wesentlich stärker beeinflussen. Löst man einen Teelöffel Zucker in einer Tasse Tee, so ergibt das eine ganz bestimmte Konzentrationszunahme. Die Lösungsgeschwindigkeit ist damit durch die Zeit festgelegt, die der Zucker zur Auflösung braucht. In dieser Zeit müssen die drei Phasen des Lösungsvorgangs ablaufen, die Auflösung des Kristallgitters, die Hydratation und die Diffusion.

Die erste Phase lässt sich dadurch beschleunigen, dass möglichst viele Moleküle im Kristallgitter Kontakt mit dem Lösungsmittel bekommen, d. h. die Feststoffoberfläche vergrößert wird. Daher ist die Lösungsgeschwindigkeit von der **Teilchengröße** abhängig. Dies stimmt mit der Erfahrung überein, dass der Kandiszucker eine geringere Lösungsgeschwindigkeit hat als Kristallzucker oder gar Puderzucker.

Die zweite Phase des Lösungsvorgangs, die Hydratation, läuft sehr schnell ab und kann und braucht nicht beschleunigt zu werden.

Die Diffusion ist dagegen ein langsamer Vorgang, der die Lösungsgeschwindigkeit erheblich verzögert. Um die Feststoffteilchen bildet sich nämlich eine gesättigte Lösung, die ein weiteres Auflösen verhindert. Würde man den Tee sich selbst überlassen, so müsste man lange warten, bis sich der Zucker gleichmäßig verteilt hat. Durch das Umrühren wird die Diffusion künstlich beschleunigt, so dass ein großer Konzentrationsgradient an der Feststoffoberfläche aufrechterhalten wird. Unter dem **Konzentrationsgradienten** versteht man die Differenz der vorhandenen Konzentration zur Sättigungskonzentration. Die Lösungsgeschwindigkeit wird hier natürlich auch durch die **Temperatur** beeinflusst. Im heißen Tee löst sich der Zucker schneller als im kalten. Einerseits ist der Konzentrationsgradient größer, da die Löslichkeit (Sättigungskonzentration) in der Wärme zunimmt, andererseits ist auch die Diffusion wegen stärkerer Molekularbewegung beschleunigt.

Als Ergebnis der vorausgegangenen Überlegungen ist festzustellen, dass die Lösungsgeschwindigkeit

- der Oberfläche der Substanz und
- dem Konzentrationsgradienten

direkt proportional ist. Sie lässt sich demnach durch

- Zerkleinerung der Feststoffteilchen sowie
- Erwärmen und
- Umrühren

beschleunigen. Bei schwerlöslichen Stoffen ist der Konzentrationsgradient sehr gering und lässt sich auch durch Temperatur und Bewegung häufig kaum vergrößern, so dass die Oberfläche zum geschwindigkeitsbestimmenden Faktor wird. In diesem Fall ist eine gründliche Zerkleinerung oder eventuell Mikronisierung sinnvoll.

## Eigenschaften von wässrigen Lösungen

Im Vergleich zum reinen Lösungsmittel werden bei einer Lösung die meisten physikalischen Eigenschaften, wie z. B. Dichte, Viskosität, Brechungsindex usw., mehr oder weniger verändert. Daneben besitzen wässrige Lösungen neue Eigenschaften, die gerade für den Einsatz als Arzneimittel von besonderer Bedeutung sind. Zu diesen pharmazeutisch relevanten Phänomenen gehören das osmotische und das Säure-Base-Verhalten.

### Osmotisches Verhalten
Die in einer Flüssigkeit gelösten Teilchen lassen sich, wie schon erwähnt, sehr gut mit Gasmolekülen vergleichen. Wie diese sind sie frei beweglich und haben fast keinen Einfluss aufeinander. So, wie sich ein Gas in einem beliebigen Raum gleichmäßig verteilt, hat ein gelöster Stoff das Bestreben, sich in jeder beliebigen Lösungsmittelmenge gleichmäßig zu verteilen. Man nennt diese Eigenschaft bei

Gasen wie bei Lösungen **Diffusion**. Setzt man dem Expansionsdrang eines Gases eine undurchlässige Wand entgegen, so übt das Gas einen Druck auf diese Wand aus. Dieser Druck ist umso größer, je mehr Gasteilchen in dem betreffenden Volumen vorhanden sind. Bei einem Druck von 1 atm (1013 bar) und einer Temperatur von 0 °C (273,15 K) ist in 22,4 l ein Mol eines idealen Gases enthalten; mit anderen Worten: 1 Mol ideales Gas besitzt in einem Volumen von 1 l einen Druck von 22,4 atm (22,7 bar).

Bei einer Lösung lassen sich gleiche Gesetzmäßigkeiten finden. An einer für den gelösten Stoff undurchlässigen Grenze (semipermeable Membran) tritt ein Druck auf, der der Konzentration der gelösten Teilchen proportional ist. Es handelt sich dabei um den **osmotischen Druck**. In Analogie zu den Gasen ist der osmotische Druck einer 1 molaren Lösung 22,4 atm (22,7 bar). Da der Druck durch die Anzahl der vorhandenen gelösten Teilchen hervorgerufen wird, gilt die genannte Zahl nur für nicht dissoziierende Stoffe. In einer 1 molaren NaCl-Lösung sind z. B. doppelt so viele Teilchen, daher ist der osmotische Druck auch doppelt so groß. Den osmotischen Druck einer bestimmten Stoffmengenkonzentration bezeichnet man als **Osmolarität**. Eine 1 molare Glucose-Lösung entspricht dann 1 osmol · l$^{-1}$, eine 1 molare Natriumchlorid-Lösung 2 osmol · l$^{-1}$. Stärker verdünnte Lösungen werden in Milliosmol pro Liter angegeben.

Der osmotische Druck einer Lösung wird auch als **Tonizität** bezeichnet. **Isotonische** Lösungen haben gleichen osmotischen Druck, **hypertonische** einen höheren, **hypotonische** einen niedrigeren. Bezugsgröße ist dabei im medizinisch-pharmazeutischen Bereich der osmotische Druck von Blut. Die Tonizität spielt bei parenteralen Arzneiformen und Augentropfen eine wesentliche Rolle. Leider sind die tatsächlichen Tonizitätswerte nicht immer mit den theoretischen übereinstimmend. Besonders bei höheren Konzentrationen liegen die experimentellen Werte wegen der zunehmenden gegenseitigen Beeinflussung der Teilchen niedriger als erwartet.

Die direkte Bestimmung des osmotischen Drucks ist sehr umständlich. Einen Ausweg bietet die Bestimmung der **Gefrierpunktserniedrigung**, die, genau wie der osmotische Druck, der Anzahl der gelösten Teilchen proportional, aber experimentell gut zugänglich ist. Im Prinzip beruht die Methode darauf, dass der Erstarrungspunkt einer Reinsubstanz durch Auflösen einer Fremdsubstanz herabgesetzt wird. Der Faktor, um den 1 mol · l$^{-1}$ gelöste Substanz den Gefrierpunkt gegenüber dem reinen Lösungsmittel senkt, ist lösungsmittelspezifisch und wird **kryoskopische Konstante** genannt. Sie beträgt für Wasser 1,86. Eine 1 molare wäßrige Lösung hat eine Gefrierpunktserniedrigung von 1,86 °C. Bei Stoffen, die in Ionen zerfallen, ist die Gefrierpunktserniedrigung entsprechend größer (1 molare NaCl-Lösung: 2 · 1,86 °C = 3,72 °C). Der osmotische Druck ist der Gefrierpunktserniedrigung direkt proportional:

1,86 °C ≙ 22,4 atm (22,7 bar) ≙ 1 osmol · l$^{-1}$
3,72 °C ≙ 44,8 atm (45,4 bar) ≙ 2 osmol · l$^{-1}$.

Außer dem osmotischen Druck lassen sich durch Messung der Gefrierpunktserniedrigung

- die Konzentration der Lösung und
- die relative Molekülmasse des gelösten Stoffes

bestimmen.

Wie die Gefrierpunktserniedrigung lässt sich theoretisch auch die Siedepunktserhöhung als Maß für diese Größen verwenden. Sie spielt jedoch in der Praxis eine untergeordnete Rolle, da die experimentelle Bestimmung schwieriger ist.

**Säure-Base-Verhalten**
Reines Wasser besteht nicht ausschließlich aus $H_2O$-Molekülen, ein geringer Teil dieser Moleküle ist dissoziiert. Nur eins von vielen Millionen Molekülen Wasser liegt als $H_3O^+$ und $OH^-$ vor. Dabei handelt es sich um ein dynamisches Gleichgewicht, d. h. laufend spalten sich Wassermoleküle und vereinigen sich wieder. Nur das Verhältnis von undissoziiertem und dissoziiertem Anteil bleibt nach dem Massenwirkungsgesetz konstant.

Für die Reaktion $2\,H_2O \rightleftharpoons H_3O^+ + OH^-$ ergibt sich

$$K = \frac{c(H_3O^+) \cdot c(OH^-)}{c(H_2O)^2} \quad (1)$$

Da $c(H_2O)$ als praktisch konstant angesehen werden kann, nämlich $1000{:}18 = 55{,}5\ mol \cdot l^{-1}$, lässt sie sich mit in die Gleichgewichtskonstante einbeziehen:

$$c(H_3O^+) \cdot c(OH^-) = K \cdot c(H_2O)^2 = K_w$$

$K_W$ ist das **Ionenprodukt** des Wassers und hat immer den Zahlenwert $10^{-14}$. Da im reinen Wasser $c(H_3O^+)$ und $c(OH^-)$ gleich groß sind, ist ihre Konzentration $\sqrt{K_w} = 10^{-7}$. Die **Wasserstoff-Ionenkonzentration** ist im reinen Wasser $10^{-7}$, die Hydroxyl-Ionenkonzentration ebenfalls $10^{-7}$.

Um die Wasserstoff-Ionenkonzentration einfacher als durch Exponentialschreibweise auszudrücken, definiert man einfach den negativen Exponenten als **pH-Wert**. Mathematisch ausgedrückt bedeutet das:

> Der pH-Wert ist der negative dekadische Logarithmus der Wasserstoff-Ionenkonzentration.

Analog dazu wird der negative dekadische Logarithmus der Hydroxyl-Ionenkonzentration als **pOH-Wert** definiert. Bei reinem Wasser ist pH = pOH = 7, da $c(H_3O^+)$ und $c(OH^-)$ gleich groß sind.

> Die Summe von pH und pOH ist immer 14.

Bei Zugabe einer **Säure** wird die Wasserstoff-Ionenkonzentration aufgrund der Reaktion

$$HA + H_2O \rightleftharpoons H_3O^+ + A^-$$

erhöht. Dadurch wird die Wasserdissoziation soweit zurückgedrängt, bis die Gleichgewichtskonstante wieder erreicht ist, und das Ionenprodukt $10^{-14}$ beträgt. Nun ist $c(H_3O^+) > c(OH^-)$, der pH-Wert daher kleiner als 7 und pOH größer als 7.

Bei Zugabe einer **Base** wird $c(OH^-)$ erhöht. Nach Gleichgewichtseinstellung ist $c(H_3O^+) < c(OH^-)$, der pH-Wert damit größer, der pOH-Wert kleiner als 7.

Stellt man für die Säuredissoziation das Massenwirkungsgesetz auf, so erhält man

$$K = \frac{c(H_3O^+) \cdot c(A^-)}{c(HA) \cdot c(H_2O)} \quad (2)$$

Da $c(H_2O)$ als konstant angesehen werden kann, wird es mit in die Konstante einbezogen.

$$K_s = \frac{c(H_3O^+) \cdot c(A^-)}{c(HA)} \quad (3)$$

Für vollständig dissoziierende, also starke Säuren, hat $K_s$ einen großen Wert, schwache Säuren haben dagegen eine sehr kleine Konstante $K_s$. Bei letzteren wird häufig der negative dekadische Logarithmus von $K_s$ als **$pK_s$-Wert** angegeben. Der pH-Wert von starken Säuren lässt sich sehr leicht ausrechnen, da in diesem Falle die $c(H_3O^+)$ der Säurekonzentration $c_s$ entspricht. Eine 0,1 molare HCl hat die $c(H_3O^+)$ von $0,1 = 10^{-1}$, der pH-Wert ist daher 1. Eine 0,01 molare HCl hat demnach pH 2, eine 1 molare HCl pH 0 usw.

Der pH-Wert einer starken Säure ist gleich dem negativen dekadischen Logarithmus ihrer Normalkonzentration.

Analog dazu gilt:

Der pOH-Wert einer starken Base ist gleich dem negativen dekadischen Logarithmus ihrer Normalkonzentration.

Der entsprechende pH-Wert lässt sich aus der Beziehung pH = 14 − pOH leicht errechnen.

Bei einer **schwachen Säure** ist $K_s$ sehr klein, bei Essigsäure z. B. $1,8 \cdot 10^{-5}$. Setzt man in Gleichung (3) ein, so wird deutlich, dass der größte Teil der Essigsäure undissoziiert vorliegt. Die $c(H_3O^+)$ ist daher nicht mit der Säurekonzentration $c_s$ gleichzusetzen. Da aber $c(H_3O^+)$ und $c(A^-)$ immer gleich groß sind, kann man die $c(H_3O^+)$ ausrechnen, wenn $K_s$ und $c(HA)$ bekannt sind.

$$K_s = \frac{c(H_3O^+) \cdot c(A^-)}{c(HA)} = \frac{c(H_3O^+)^2}{c(HA)}$$

Daraus folgt:
$$c(H_3O^+) = \sqrt{K_s \cdot c(HA)}$$

Für $c(HA)$ lässt sich die Säurekonzentration $c_s$ ohne großen Fehler einsetzen, da nur ein sehr geringer Teil der Säure dissoziiert ist.

$$c(H_3O^+) = \sqrt{K_s \cdot c_s}; \quad pH = -\log\sqrt{K_s \cdot c_s}$$

Die Wasserstoff-Ionenkonzentration einer schwachen Säure ist die Wurzel aus dem Produkt von Säurekonstanten und Säurekonzentration.

Für schwache Basen gilt analog:

Die Hydroxyl-Ionenkonzentration einer schwachen Base ist die Wurzel aus dem Produkt der Basekonstanten $K_b$ und der Basekonzentration $c_b$.

Durch Bildung des negativen dekadischen Logarithmus lässt sich der pH- bzw. pOH-Wert jeweils leicht errechnen.

Beim Lösen von **Salzen** kann ebenfalls der pH-Wert verändert werden. Es sind dabei drei Fälle zu unterscheiden:

- Salze gleich starker Säuren und Basen verändern den pH-Wert des Wassers nicht (z. B. NaCl); pH = 7
- Salze einer starken Säure und einer schwachen Base ergeben in wässriger Lösung saure Reaktion (z. B. $NH_4Cl$); pH < 7
- Salze einer schwachen Säure und einer starken Base ergeben in wässriger Lösung eine basische Reaktion (z. B. $Na_2CO_3$); pH > 7.

Kombiniert man eine schwache Säure oder Base mit einem zugehörigen Salz, z. B. Ammoniumchlorid mit der Ammoniakbase $NH_4OH$ oder Natriumacetat mit Essigsäure, so wird jeweils die Hydrolyse zurückgedrängt. Ein solches System hat die Eigenschaft, eine Säure- oder Basezugabe aufzufangen, ohne dass sich der pH-Wert wesentlich ändert. Man nennt die erwähnten Stoffkombinationen **Puffer** (z. B. Ammoniakpuffer, Acetatpuffer). Pufferlösungen dienen in der Galenik dazu, eine wässrige Lösung auf einem bestimmten, stabilen pH-Wert zu halten (s. Tab. 3.5). Dies kann sowohl aus Haltbarkeitsgründen, wie auch aus physiologischen Erfordernissen (z. B. Augentropfen) notwendig sein.

Lösungen mit gleichem pH-Wert werden **isohydrisch** genannt. Hierbei geht es im pharmazeutischen Bereich um den gleichen pH-Wert wie das Blut oder andere Körperflüssigkeiten, die bei pH 7,4 liegen. Nicht immer ist dieser Wert

Tab. 3.5 Puffer in pharmazeutischen Zubereitungen

| Bezeichnung | Komponente 1 (Protonenabgabe) | Komponente 2 (Protonenaufnahme) |
|---|---|---|
| Phosphatpuffer | $NaH_2(PO)_4$ | $Na_2H(PO)_4$ |
| Boraxpuffer | Borsäure | Natriumtetraborat |
| Acetatpuffer | Essigsäure | Natriumacetat |
| Ammoniakpuffer | Ammoniumchlorid | Ammoniak |
| Citratpuffer | Citronensäure | Natriumcitrat |
| Lactatpuffer | Milchsäure | Natriumlactat |

der Stabilität einer Lösung zuträglich. Daher sind für bestimmte Anwendungsgebiete **euhydrische** Lösungen vorgeschrieben, die dem pH-Wert am Applikationsort nur in etwa angeglichen sein sollen.

### 3.2.4 Herstellung von Lösungen

Bei der Herstellung einer Lösung ist die Löslichkeit der jeweiligen Substanzen zu beachten. Leichtlösliche Verbindungen lassen sich ohne Schwierigkeit in Lösung bringen, wobei es im Allgemeinen unerheblich ist, ob das Lösungsmittel auf den Feststoff oder der Feststoff in das Lösungsmittel gegeben wird. Lediglich kristallwasserfreie oder getrocknete Feststoffe neigen häufig zur Agglomeratbildung und werden zweckmäßig unter Rühren in das Lösungsmittel gegeben.

Enthält die Zubereitung mehrere Lösungsmittel (häufig Wasser und Ethanol), so werden schwerlösliche Festsubstanzen in dem Lösungsmittel gelöst, in dem sie am besten löslich sind, und die Lösung anschließend mit der anderen Komponente unter Rühren versetzt. Ein Lösen von Feststoffen in Sirupen und gefärbten oder trüben Flüssigkeiten ist soweit wie möglich zu vermeiden. In den meisten Fällen lässt sich ein Teil des reinen Lösungsmittels (Wasser oder Alkohol) dafür verwenden. Werden mehrere Festsubstanzen gelöst, so geschieht dies immer nacheinander, wenn Unverträglichkeiten nicht von vornherein auszuschließen sind. Bei schwerlöslichen Substanzen ist auch die Lösungsgeschwindigkeit gering. Zur Beschleunigung wird die Flüssigkeit umgerührt oder umgeschüttelt. Hierbei ist zu überlegen, ob eine Erwärmung in dem betreffenden Fall sinnvoll ist. Bei thermostabilen Stoffen lässt sich die Lösungsgeschwindigkeit auf diese Weise meist beträchtlich erhöhen. In vereinzelten Fällen lohnt sich schließlich auch eine Zerkleinerung der Feststoffpartikeln vor dem Auflösen, insbesondere bei sehr schwer löslichen Substanzen. Das Ergebnis des Lösungsvorgangs sollte in jedem Fall eine klare Lösung ohne Bodenkörper sein.

### 3.2.5 Klärung von Lösungen

Manchmal weisen Lösungen, eventuell herstellungsbedingt, Trübungen oder Schwebestoffe auf. Bei größeren ungelösten Anteilen ist ein Bodensatz zu erkennen. In vielen Fällen ist ein solcher Feststoffanteil unerwünscht und zu entfernen.

Dazu bieten sich folgende Verfahren an:

- dekantieren nach Sedimentation oder Zentrifugation,
- filtrieren.

Im einfachsten Fall wird die überstehende klare Flüssigkeit vom Bodensatz abgegossen. Man nennt diesen Vorgang **dekantieren**. Voraussetzung für das Dekantieren ist die vollständige Sedimentation der Feststoffphase. Feststoffteilchen können nur sedimentieren, wenn ihre Dichte größer ist als die der Flüssigkeit. Außerdem darf die Teilchengröße einen bestimmten Wert nicht unterschreiten, da sehr kleine Teilchen durch die Molekularbewegung in der Schwebe gehalten

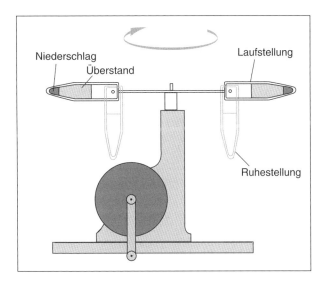

Abb. 3.9 Zentrifuge

werden. Die Sedimentationsgeschwindigkeit ist wegen der geringen Erdbeschleunigung und der entgegengesetzten Kräfte (Auftrieb) für die Praxis häufig zu gering. Durch den Einsatz von **Zentrifugen** lässt sie sich erheblich vergrößern (s. Abb. 3.9). Dabei wirken auf alle Teilchen große Zentrifugalkräfte ein, die zu einer raschen Phasentrennung führen. Der Trenneffekt ist abhängig von der Umdrehungsgeschwindigkeit des Gerätes. Bei hoher Umdrehungszahl ist die Zentrifugalbeschleunigung erheblich höher als die Erdbeschleunigung. Das Verhältnis der beiden letzten Größen zueinander wird als Erdbeschleunigungsfaktor angegeben. Mit hochtourigen Geräten, den Ultrazentrifugen, lassen sich auch sehr kleine Teilchen zur Sedimentation bringen. Da nur kleine Flüssigkeitsmengen verarbeitet werden können, spielen Zentrifugen nur in der Analytik, jedoch kaum bei der Arzneibereitung eine Rolle. In den meisten Fällen wird zur Klärung einer Flüssigkeit eine Filtration durchgeführt. Neben den Klärfiltrationen gibt es auch Trennfiltrationen und Scheidefiltrationen zur Gewinnung der festen oder beider Phasen.

Nach ihrem Funktionsprinzip lassen sich Oberflächenfilter und Tiefenfilter unterscheiden (s. Abb. 3.10).

Die **Oberflächenfiltration** beruht auf reiner Siebwirkung. Alle Feststoffpartikeln, die größer als die Filterporen sind, werden zurückgehalten. Die Feststoffphase befindet sich nach dem Trennvorgang auf dem Filter.

Bei der **Tiefenfiltration** ist außer der Oberfläche auch das Innere des Filtermaterials beteiligt. Es handelt sich dabei um faserige Stoffe, in deren Hohlräumen und Kanälchen Partikeln mechanisch festgehalten oder durch Adsorption gebunden werden. Nach der Trennung befindet sich der Feststoffanteil auf und in dem Filtermaterial.

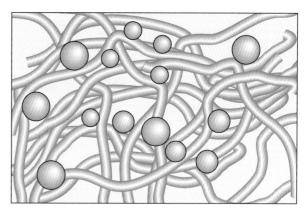

Tiefenfiltration

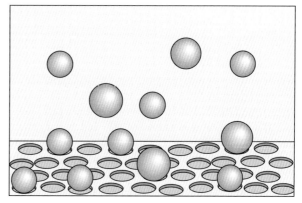

**Abb. 3.10** Filtrationsmechanismen — Oberflächenfiltration

### Filtermaterialien

Zur Klärung rezepturmäßig hergestellter Lösungen werden meist **Papierfilter** und Trichter als Filterträger verwendet. Der Filtrierpapierrand sollte nicht über den Trichterrand ragen. Die Durchflussgeschwindigkeit ist bei Faltenfiltern wegen der größeren Oberfläche höher als bei Rundfiltern.

Viskose Flüssigkeiten wie Öle oder Sirupe lassen sich am besten heiß filtrieren. Durch Verwendung von **Heißwassertrichtern** (s. Abb. 3.11) kühlt sich die Flüssigkeit auch während der Filtration nicht ab.

Eine weitere Möglichkeit zur Beschleunigung der Filtration ist die Ausnutzung von Druckdifferenzen zwischen Filterober- und -unterseite. Für eine Saugfiltration (s. Abb. 3.12) wird ein Rundfilter auf eine Porzellannutsche (Büchner-Trichter) gebracht ① und diese auf eine Saugflasche oder einen Wittschen Topf aufgesetzt ②. An die Saugflasche schließt man über eine Woulfesche Flasche ③ die Wasserstrahlpumpe an ④.

Papierfilter sind überwiegend als Oberflächenfilter anzusehen, wenn auch ein Teil der Feststoffphase im Innern des Fasermaterials festgehalten wird. Durch das

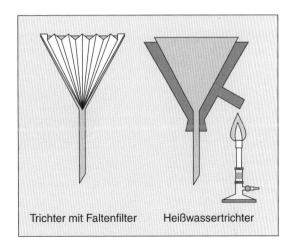

**Abb. 3.11** Papierfiltration

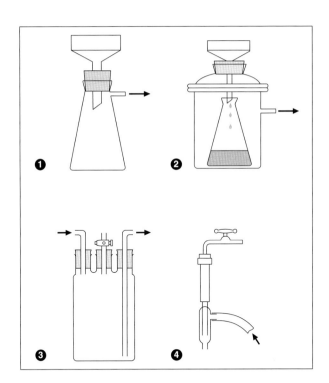

**Abb. 3.12** Saugfiltration
1 Büchner-Trichter (Nutsche) auf Saugflasche
2 auf Wittschem Topf
3 Woulfesche Flasche
4 Wasserstrahlpumpe

Verstopfen der Poren durch kleinste Partikeln wird zwar der Klärungseffekt erhöht, der Durchfluss hingegen behindert. Feine Trübstoffe, die beim ersten Durchgang den Filter passieren, lassen sich häufig bei der zweiten Passage quantitativ entfernen. Eine doppelte Filtration ist auch wegen der Fusseln, die das Filterpapier am Anfang abgibt, von Vorteil. Ein absolut fusselfreies Filtrat ist aber nur

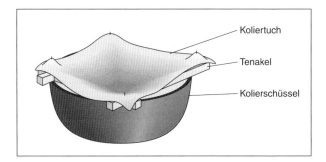

**Abb. 3.13** Koliervorrichtung

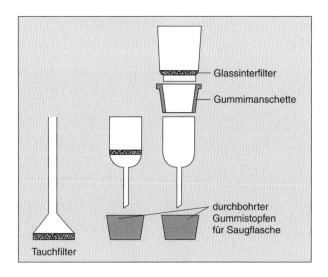

**Abb. 3.14** Glassinterfilter

durch Nachschalten nicht fusselnder Filtermaterialien zu erreichen. Dies ist bei Parenteralia sowie Augentropfen unbedingt erforderlich.

Eine Filtration durch Textilgewebe wird vielfach zur Entfernung gröberer Verunreinigungen in Sirupen oder Drogenauszügen durchgeführt. Man nennt den Vorgang **Kolieren** (s. Abb. 3.13). Dazu kann ein Koliertuch auch auf einen Holzrahmen (Tenakel) aufgespannt und die Flüssigkeit hindurchgegossen werden. In der Rezeptur kann man auch durch einen Wattebausch oder mehrere Lagen Mull in einem Trichter kolieren.

Für höhere Ansprüche an den Filtrationseffekt stehen **Glassinterfilter** (s. Abb. 3.14) zur Verfügung. Sie werden durch oberflächliches Schmelzen von feinem Glaspulver hergestellt und Fritten genannt.

Je nach Korngröße des Glaspulvers lassen sich unterschiedliche Porenweiten herstellen, die in Deutschland die Bezeichnungen 5 bis 0 tragen. Fritten bestehen entweder aus Geräteglas 20 (Bezeichnung G) oder aus besonders resistentem Duranglas 50 (Bezeichnung D).

Der Filtrationseffekt beruht überwiegend auf der Siebwirkung, die Adsorptionsfähigkeit ist gering. Glassinterfilter haben den Vorteil, keine Fusseln an die Flüssigkeit abzugeben und gegenüber Chemikalien resistent zu sein. Eine Filtration ist jedoch überhaupt nur unter Druckanwendung möglich. Dazu lassen sich die handelsüblichen Fritten direkt auf eine Saugflasche mit Gummimanschette aufsetzen. Bei feinporigen Glassinterfiltern ist die Durchflussgeschwindigkeit trotz Druckanwendung meist gering. Es lassen sich daher nur kleinere Flüssigkeitsmengen filtrieren. Glassinterfilter können und müssen aus Kostengründen mehrfach verwendet werden. Dazu ist eine Reinigung des Filtermaterials erforderlich. Je nach Art der Verunreinigung eignen sich konzentrierte Schwefelsäure oder Königswasser (HCl + $HNO_3$) sowie zusätzliches Erwärmen. Nach der Behandlung werden die Säurereste mit gereinigtem Wasser entfernt.

Für die Filtration feinster Feststoffpartikeln sowie Keime werden überwiegend **Membranfilter** eingesetzt. Membranfilter sind reine Oberflächenfilter mit definierter Porengröße. Die im Handel befindlichen Membranen bestehen meist aus Celluloseestern wie Celluloseacetat oder -nitrat, welche als Trockenschaum vorliegen. Da ca. 3/4 der Oberfläche einen offenen Porenraum darstellt, ist die Durchflussleistung pro $cm^2$ relativ groß. Membranfiltrationen werden unter Verwendung von Überdruck durchgeführt. In der Apothekenrezeptur wird die Lösung mit Hilfe einer Injektionsspritze durch den aufgeschraubten Filtervorsatz gedrückt.

Als Beispiel für typische Tiefenfilter seien schließlich Filter aus mit Verbundmittel gepressten Fasern (Cellulose, Kunstfasern, Glasfasern) genannt, die ebenfalls zur Keimfiltration eingesetzt werden können. Diese Filter enthalten häufig noch zusätzlich Adsorbenzien wie Aktivkohle und können daher hochmolekulare Stoffe beabsichtigt (Pyrogene) oder unbeabsichtigt (Wirkstoffe) zurückhalten. **Adsorbierende Faserfilter** geben wie Papierfilter Fusseln ab, die durch ein nachgeschaltetes Membranfilter entfernt werden müssen. Nachteil ist die Abgabe von Fremdionen, die auch zu einer pH-Verschiebung des Filtrats führen kann.

## Darreichungsformen

Wässrige Lösungen sind in der Apotheke unter den verschiedensten Bezeichnungen zu finden. Dabei wird der lateinische Begriff **solutio** relativ selten verwendet (z. B. Solutio antiseptica NRF).

**Flüssige Zubereitungen zum Einnehmen (Praeparationes liquidae peroraliae)** sind in der Ph. Eur. in einer Monographie beschrieben. Neben Lösungen gehören hierzu auch Suspensionen oder Emulsionen mit einem oder mehreren Wirkstoffen in einem geeigneten Dispersionsmittel (Vehikel). Sie werden unverdünnt oder verdünnt eingenommen, können aber auch vor ihrer Anwendung aus konzentrierten flüssigen Zubereitungen, aus Pulvern oder Granulaten oder Tabletten zur Herstellung flüssiger Zubereitungen zur Einnahme unter Verwendung eines geeigneten Vehikels hergestellt werden. Nach Ph. Eur. können sie geeignete Konservierungsmittel, Antioxidanzien und andere Hilfsstoffe wie Mittel zum Benetzen, Dispergieren, Emulgieren, Puffern, Suspendieren, Verdicken und

Lösungsvermittler, Stabilisatoren, Geschmackskorrigenzien, Süßungsmittel und Farbmittel enthalten.

Diese Darreichungsformen werden in Mehrdosen- oder Einzeldosisbehältnissen in Verkehr gebracht und in Volumina (wie 5 ml oder einem Mehrfachen davon) oder tropfenweise angewandt. Ph. Eur. schreibt vor, dass jede Dosis einer Mehrdosen-Zubereitung mit Hilfe einer geeigneten Dosiervorrichtung entnehmbar sein muss. Lösungen und Emulsionen in Einzeldosisbehältnissen müssen der Prüfung auf Gleichförmigkeit der Masse, Suspensionen der Prüfung auf Gleichförmigkeit des Gehaltes entsprechen.

Bei Zubereitungen, die Konservierungsmittel enthalten, soll die ausreichende Konservierung und die mikrobielle Qualität sichergestellt werden. Als Beschriftung ist u. a. die Bezeichnung der zugesetzten Konservierungsmittel und die Tropfenzahl je Milliliter oder Gramm verlangt.

Flüssige, perorale Darreichungsformen, die löffelweise appliziert werden, sind manchmal unter der Bezeichnung **Mixtura** (z. B. Mixtura solvens) zu finden. Bei Fertigarzneimitteln wird auch die irreführende Bezeichnung **Saft** verwendet. Die alten Dosierungsangaben, wie Teelöffel (5 ml) oder Esslöffel (15 ml) sollten wegen ihrer Ungenauigkeit nicht mehr verwendet werden. Die geeignete Dosiervorrichtung ist ein genormter Messlöffel oder eine entsprechende Verschlusskappe. Tropfenweise angewandte Flüssigkeiten (**Guttae**) werden peroral auf Zucker oder in Wasser bzw. Saft eingenommen. Dazu sind die Abgabegefäße mit Tropfeinrichtungen versehen, die in der Vergangenheit nicht immer eine ausreichende Dosierungsgenauigkeit gewährleisten konnten. Dies gilt insbesondere für die sog. Randtropfer, die beim Tropfen eine waagrechte Haltung der Flasche erfordern (s. Abb. 3.15). Genauere Dosierung erlauben dagegen Zentraltropfer, bei denen die Flasche senkrecht gehalten wird und durch einen Belüftungskanal

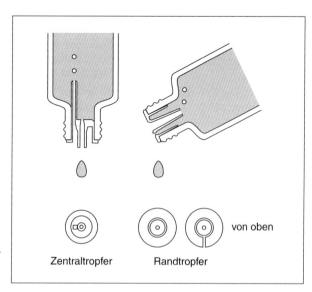

**Abb. 3.15** Tropfeinsätze unterschiedlicher Bauart mit richtiger Haltung beim Tropfen

Luft eintreten kann. Je nach Oberflächen- und Fließeigenschaften gibt es für die apothekenüblichen Aponorm®-Gewindeflaschen verschiedene Monturen mit unterschiedlichen Tropfern und farblich gekennzeichneten Schraubkappen.

Neben peroral zu applizierenden Tropfen (Herztropfen, Hustentropfen usw.) werden Tropfen auch lokal angewandt. Beispiele hierfür sind Nasentropfen, Ohrentropfen und Augentropfen.

**Nasentropfen (Rhinoguttae), flüssige Nasensprays und Nasenspülungen** werden in der Ph. Eur. unter der Monographie **Zubereitungen zur nasalen Anwendung (Nasalia)** beschrieben. Bei Nasentropfen und Nasensprays können außer wässrigen oder öligen Lösungen auch Suspensionen oder Emulsionen vorliegen. Sie sind zur Anwendung durch Eintropfen oder Versprühen in die Nasenhöhlen zur lokalen oder systemischen Wirkung (s. Kap. 6.1.1) bestimmt. Wässrige Nasentropfen sind in der Regel isotonisch und euhydrisch, bei Mehrdosenbehältnissen ist auch eine Konservierung vorgeschrieben, die auf den Behältnissen deklariert werden muss.

Als Hilfsstoffe zur Einstellung des osmotischen Druckes werden neben Kochsalz auch Phosphatpuffer verwendet, die gleichzeitig eine Angleichung des pH-Wertes bewirken. Konservierungsmittel ist in den meisten Fällen Benzalkoniumchlorid, häufig in Kombination mit Natriumedetat. Bei Einzeldosisbehältnissen kann auf Konservierung verzichtet werden, wenn die Zubereitung unter Keimausschluss hergestellt wurde. Hilfsstoffe und Behältnisse dürfen die Wirksamkeit nicht nachteilig beeinflussen. Nasentropfen mit Paraffinkohlenwasserstoffen müssen den Hinweis „Nicht über längere Zeit anwenden" tragen.

Nasentropfen werden in der Rezeptur in Pipettenflaschen abgefüllt (s. Abb. 3.16). Bei der Applikation kann die Zubereitung massiv mit Keimen kontaminiert werden. Fortschritte in dieser Hinsicht haben die Mehrdosenbehältnisse für Nasensprays gebracht. Während die herkömmlichen Quetschfläschchen noch recht anfällig sind, da die Ansaugluft durch die Austrittsdüse in das Behältnis gelangt, ist bei den Dosiersprays entweder die Luftansaugöffnung an anderer Stelle oder überhaupt nicht mehr nötig. Im letzteren Fall befindet sich die Lösung

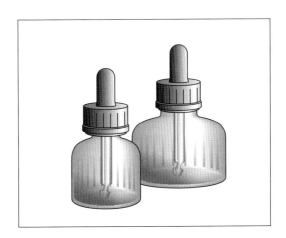

Abb. 3.16 Pipettenflaschen

in einem Polethylenbeutel, der sich immer mehr zusammenfaltet und daher keinen Unterdruck entstehen lässt. Da die Keimkontamination bei diesem neuen Dosierpumpsystem COMOD® nahezu ausgeschlossen ist, können konservierungsmittelfreie Mehrdosen-Nasensprays mit 3-monatiger Aufbrauchsfrist hergestellt werden (s. Kap. 4.1, Abb. 4.1).

**Ohrentropfen (Otoguttae)** werden in der Ph. Eur. unter der Monographie **Zubereitungen für das Ohr (Auricularia)** beschrieben. Es sind Lösungen, Suspensionen oder Emulsionen, die zur Anwendung am Ohr bestimmt sind. Wässrige Ohrentropfen müssen bei Mehrdosenbehältnissen konserviert werden. Die Konservierungsmittel müssen auf den Behältnissen angegeben werden. Da häufig mehrwertige Alkohole wie Glycerol, Propylenglykol oder flüssige Macrogole in höherem Prozentsatz enthalten sind, ist die Zubereitung selbst bereits antimikrobiell wirksam und braucht nicht konserviert werden.

**Augentropfen (Oculoguttae)** müssen besondere Anforderungen erfüllen und werden im Kapitel 7.3.1 besprochen.

**Sirupe** sind nach Ph. Eur. wässrige Zubereitungen, die durch ihren süßen Geschmack und die viskose Konsistenz gekennzeichnet sind. Sie können Saccharose in einer Konzentration von mindestens 45% (m/m) enthalten. Der süße Geschmack kann auch durch andere Polyole oder Süßungsmittel erhalten werden. Sirupe enthalten normalerweise Aromastoffe oder andere Geschmackskorrigenzien.

**Zuckersirup (Sirupus simplex)** ist eine 64%ige wässrige Saccharose-Lösung. Die hohe Zuckerkonzentration ist aus Gründen der Haltbarkeit erforderlich. Eine Vermehrung von Mikroorganismen wird durch den hohen osmotischen Druck verhindert. Das Aufkochen der Lösung, die Lagerung in vollständig gefüllten Behältnissen und die Vermeidung der Kondenswasserbildung tragen zur Haltbarkeit bei, so dass auf Konservierungsmittel verzichtet werden kann. **Wirkstoffhaltige Sirupe** machen einen beträchtlichen Teil der peroralen Flüssigkeiten aus, da sie insbesondere in der Kinderheilkunde sehr beliebt sind (Husten-, Fiebersäfte).

Weitere Bezeichnungen für wässrige Lösungen sind **Liquor** und **Aqua**. Liquores sind Lösungen oder flüssige Mischungen, die meist in der Rezeptur verwendet (z. B. Liquor ammonii anisatus), manchmal aber auch als flüssiges Arzneimittel abgegeben werden (z. B. Liquor pectoralis).

**Aromatische Wässer (Aquae aromaticae)** sind Lösungen ätherischer Öle in Wasser (z. B. Rosenwasser = Aqua rosae). Zur Erhöhung der Lösungsgeschwindigkeit ätherischer Öle wird entweder bei der Herstellung warmes Wasser verwendet, Ethanol oder Polysorbat als Lösungsvermittler eingesetzt, oder durch Verreibung mit Talk die Oberfläche des ätherischen Öls vergrößert. Mit der Bezeichnung Aqua werden auch verschiedene, sehr verdünnte wässrige Lösungen versehen. Beispiele sind Aqua calcariae und Aqua conservata.

Alle wässrigen Lösungen mit Ausnahme von Sirupen und alkoholhaltigen Zubereitungen sind ideale Bakteriennährböden und daher sehr begrenzt haltbar. Wenn durch die vorhandenen Inhaltsstoffe keine Konservierung gewährleistet ist, sollte man daher bei Abgabe unbedingt auf die begrenzte Haltbarkeit und Aufbewahrung im Kühlschrank hinweisen.

## Andere Lösungsmittel

Neben Wasser werden in flüssigen Arzneiformen im wesentlichen nur Ethanol, 2-Propanol, Glycerol und fette Öle verwendet.

Alkoholische Lösungen werden meist mit verdünntem Ethanol hergestellt und sowohl für innerliche wie äußerliche Zwecke verwendet. Ethanol ist dabei je nach Gehalt Lösungs- und Konservierungsmittel, so dass eine gute Haltbarkeit gewährleistet ist. Für äußerliche Zwecke wird er häufig durch 2-Propanol ersetzt, welcher, bis auf seinen starken Geruch, ähnliche Eigenschaften aufweist.

Lösungen in fetten Ölen sind keine Nährböden für Bakterien und im Vergleich zu wässrigen Flüssigkeiten gut haltbar. Fette Öle werden als Lösungsmittel für Dermatika (z. B. Oleum camphoratum), Nasentropfen oder sterilisiert für Injektionslösungen mit Langzeitwirkung (s. Kap. 7.4.2) und Augentropfen (s. Kap. 7.3.1) angewandt.

# Kolloidale Systeme

Den Übergang zwischen molekulardispersen Lösungen und grobdispersen Suspensionen bzw. Emulsionen bilden alle flüssigen Systeme, deren innere Phase Teilchengrößen zwischen 1 nm und 1 µm beinhaltet. Partikeln dieser Größenordnung werden als **Kolloide** bezeichnet. Dispergierte kolloidale Teilchen geben einer Flüssigkeit besondere Eigenschaften, welche im Gegensatz zu den echten Lösungen nicht nur von Konzentration und äußeren Bedingungen, sondern auch von Form und Struktur der Kolloidteilchen abhängig sind.

## Eigenschaften kolloidaler Systeme

Ursache für die Abgrenzung kolloidaler Systeme von den anderen flüssigen Systemen ist eine Reihe gemeinsamer Eigenschaften, die ausnahmslos mit der Teilchengröße in Zusammenhang stehen.

Während molekulardispers gelöste Substanzen normalerweise nicht durch Filtration zu entfernen sind, lassen sich Kolloidteilchen durch Membranfilter mit Porengrößen kleiner als 1 nm vom Dispersionsmittel trennen. Eine solche Ultrafiltration wird bei der Dialyse zur Trennung der kolloidalen von molekulardispers gelösten Teilchen durchgeführt. Die Blutwäsche im Dialysator (künstliche Niere) hat zum Ziel, molekulardispers gelöste Giftstoffe aus dem Blut zu entfernen, ohne gleichzeitig kolloidal gelöste Eiweißstoffe zu eliminieren.

Alle kolloidalen Systeme erscheinen bei seitlich einfallendem Licht trübe, da die Teilchen aufgrund ihrer Größe die Fähigkeit besitzen, das Licht zu streuen. Die Partikeln selbst sind allerdings auch mit starken Lichtmikroskopen nicht zu erkennen. Nur mit einem Elektronenmikroskop können größere Kolloidteilchen sichtbar gemacht werden. Abgesehen von den vorgenannten Gemeinsamkeiten können kolloidale Systeme von unterschiedlichster Natur sein. Die Abgrenzung der Kolloide gegenüber anderen Systemen ist ja ausschließlich durch die Teilchengröße gegeben. So können die unterschiedlichsten anorganischen wie organischen Stoffe als Kolloide auftreten. Der Bogen pharmazeutisch eingesetzter Kolloide spannt sich daher vom kolloidalen Silber über kolloidales Siliciumdioxid und kolloidalen Schwefel zu den Polysacchariden, Eiweißstoffen und synthetischen und halbsynthetischen Makromolekülen. Auch die Form der einzelnen Partikeln kann recht unterschiedlich sein. Handelt es sich um isodiametrische Teilchen (z. B. kugel- oder würfelförmig), so spricht man von **Sphärokolloiden**. Sind die Kolloidteilchen flächig zweidimensional (blättchenförmig), so werden sie als **Laminarkolloide** bezeichnet. Eindimensionale (fadenförmige) Partikeln nennt man **Linearkolloide**. Laminare und lineare Teilchen werden in der Größenordnung von $10^3$ bis $10^9$ Atomen zu den Kolloiden gerechnet, da eine Durchmesserangabe nur bei Sphärokolloiden sinnvoll ist.

Aufgrund ihrer unterschiedlichen chemischen Struktur verhalten sich kolloidale Teilchen dem Dispersionsmittel gegenüber uneinheitlich. **Lyophile Kolloide** besitzen eine hohe Affinität zur flüssigen Phase und binden eine Solvathülle an sich. Dadurch werden die freien Oberflächenkräfte an den einzelnen Teilchen kompensiert. Bei **lyophoben Kolloiden** ist eine Solvation dagegen kaum möglich. Es kommt daher leicht zu einer Zusammenlagerung der Teilchen (Koagulation) und damit zur Phasentrennung. Eine gewisse Stabilisierung lyophober Kolloide lässt sich durch Zugabe von Elektrolyten erreichen. Durch Adsorption von Ionen werden alle Kolloidteilchen gleichsinnig aufgeladen, was zu einer gegenseitigen Abstoßung führt. Man nennt zu diesem Zweck eingesetzte Hilfsstoffe **Peptisatoren**. Die Zugabe weiterer Elektrolyte, eine Änderung des pH-Wertes und ähnliche Manipulationen können jedoch leicht zur Ladungsumkehr und damit zur Ausflockung führen. Eine wirksame Stabilisierung lyophober Kolloide lässt sich durch den Einsatz von **Schutzkolloiden** erreichen. Hierbei handelt es sich um lyophile Kolloide, die die Fähigkeit besitzen, lyophobe Partikeln einzuhüllen und sie dadurch solvatisierbar zu machen. In Silbereiweiß-Verbindungen und kolloidalem Schwefel dient das Eiweiß jeweils dem lyophoben Kolloid als Schutzkolloid.

Bisher wurde in diesem Abschnitt vorausgesetzt, dass die innere Phase der kolloidalen Lösung inkohärent ist, so wie dies auch für alle echten Lösungen selbstverständlich schien. Viele kolloidale Teilchen sind jedoch bei Überschreiten einer gewissen Konzentration befähigt, netz- und wabenartige Gerüste aufzubauen, wodurch die einzelnen Partikeln ihre freie Beweglichkeit verlieren. Dabei bekommt das kolloiddisperse System eine erhöhte Viskosität oder geht in einen plastischen Zustand über. Kolloidale Systeme mit inkohärenter innerer Phase werden als **Sole**, solche mit kohärenter innerer Phase als **Gele** bezeichnet.

## 3.2 Einteilung der Kolloide

Alle kolloiddispersen Systeme lassen sich einteilen in

- Dispersionskolloide,
- Assoziationskolloide und
- Molekülkolloide,

wobei der Aufbau der kolloidalen Teilchen jeweils unterschiedlich ist.

### Dispersionskolloide
Dispersionskolloide bestehen aus Teilchen kolloidaler Dimension, die durch Dispergieren einer unlöslichen kompakten Phase gewonnen werden. Die einzelnen Partikeln sind Aggregate von Atomen oder Molekülen mit Durchmessern im Bereich von 1 nm bis 1 μm.

Die Herstellung erfolgt entweder durch Zerkleinerung des Feststoffes mit Kolloidmühlen oder Ultraschall oder durch Kondensation aus kleineren Einheiten. Dazu wird z. B. in einer molekulardispersen Lösung durch Abkühlung oder chemische Reaktion eine Übersättigung hervorgerufen. Unter bestimmten Bedingungen bleibt die schwerlösliche Substanz kolloidal in Lösung und kann durch Ultrafiltration von echt gelösten Stoffen getrennt werden. Daneben sind in der Technik weitere Herstellungsmethoden gebräuchlich, auf die hier nicht näher eingegangen werden soll.

Beispiele für Dispersionskolloide sind die Metallsole von Kupfer, Silber und Gold, der kolloidale Schwefel und das kolloidale Siliciumdioxid. Die Sole der genannten Stoffe sind eigentlich keine Lösungen, sondern Suspensionen kolloidaler Teilchen. Kolloidales Siliciumdioxid baut in hydrophilen und lipophilen flüssigen Phasen oberhalb einer bestimmten Konzentration Gerüste auf, die zu plastischen Gelen führen.

### Assoziationskolloide
Zur Bildung von Assoziationskolloiden in Flüssigkeiten sind amphiphile Verbindungen befähigt. Sobald eine bestimmte Mindestkonzentration (kritische Mizellbildungskonzentration) überschritten wird, entstehen Assoziate aus vielen Molekülen (sogenannte Mizellen), die von kolloidaler Größe sind. Dieser Vorgang soll am Beispiel von Natriumpalmitat, einer Seife, veranschaulicht werden. Als Salz einer höheren Fettsäure besitzt Natriumpalmitat einen lipophilen und einen hydrophilen Molekülteil (s. Abb. 3.17):

**3.17** Chemischer Aufbau einer Seife

Zur Vereinfachung soll die lipophile Kohlenwasserstoffkette als Band, die hydrophile Carboxylat-Gruppe als Kreis bzw. Kugel dargestellt werden. Es ergibt sich so folgendes Modell (s. Abb. 3.18):

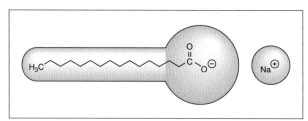

**Abb. 3.18** Modell einer amphiphilen Verbindung (Natriumpalmitat)

Bringt man Natriumpalmitat in Wasser, so verhält sich der Kohlenwasserstoffrest wasserabstoßend, während der hydrophile Teil leicht solvatisierbar ist. Bei genügend hoher Konzentration lagern sich mehrere Seifenmoleküle so zu einer Kugel zusammen, dass die Kohlenwasserstoff-Ketten zur Mitte, die Carboxylat-Gruppen nach außen zeigen (s. Abb. 3.19).

Die entstandene Seifenmizelle hat kolloidale Dimension. Dies erkennt man ohne weiteres an der sichtbaren Trübung jeder konzentrierteren Seifenlösung,

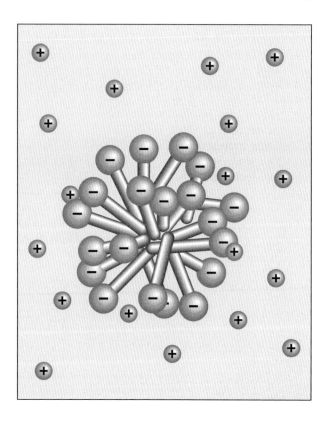

**Abb. 3.19** Seifenmizelle in Wasser

welche auf die Mizellbildung zurückzuführen ist. Das hier am Modell Seife gezeigte Verhalten lässt sich auf viele amphiphile Substanzen übertragen (s. Kap. 3.6.1).

Phospholipide lagern sich in einem wässrigen Milieu zu kolloidalen, mehrschichtig aufgebauten Kügelchen, den sogenannten **Liposomen** zusammen. Während die Liposomenhülle aus wasserunlöslichen, aber quellfähigen Phospholipid-Doppelschichten aufgebaut ist, umschließt sie einen wassergefüllten Kern. Je nachdem, ob die Hülle aus einer oder mehreren Doppelschichten besteht, unterscheidet man zwischen unilamellaren und multilamellaren Liposomen. Bei den multilamellaren Liposomen sind zwischen den Lipidschichten wässrige Schichten eingelagert. Von besonderem Interesse sind diese kolloidalen Körper, weil sie, sowohl mit hydrophilen als auch lipophilen Wirkstoffen beladen, parenteral verabreicht werden können. Auf diese Weise präparierte Liposomen transportieren ihre Wirkstoffe unversehrt zu den entsprechenden Organen, wo sie dann zur Wirkung kommen (drug targeting). Beim Einsatz in plastischen Dermatika wird eine verbesserte Wirkstoffpermeation erhofft, ein Wirkstofftransport durch die Haut ist auf diese Weise aber eher unwahrscheinlich. Einige Präparate, die diese Möglichkeiten realisieren, sind bereits im Handel, andere noch in der Entwicklung.

**Molekülkolloide**
Im Gegensatz zu Dispersions- und Assoziationskolloiden sind bei den Molekülkolloiden die dispergierten Teilchen einzelne Moleküle. Diese müssen, um kolloidale Dimension zu erreichen, aus mindestens 1000 Atomen bestehen; es handelt sich daher immer um Makromoleküle. Bei Solen aus Molekülkolloiden kann man mit Recht von kolloidalen Lösungen sprechen, da die Verteilung molekulardispers ist. Trotzdem sind die Eigenschaften entsprechender Sole aufgrund der Teilchengröße von denen echter Lösungen abweichend. Dies soll am Beispiel von Gelatine deutlich gemacht werden.

**Gelatine** besteht aus Makromolekülen, die aus verschiedenen Aminosäuren aufgebaut sind. Solche Makromoleküle gehören zu den Proteinen (Eiweißstoffen). Die Herstellung von Gelatine erfolgt durch hydrolytische Spaltung von Kollagen, einem Bestandteil des Bindegewebes und der Knochen. In getrocknetem Zustand liegt Gelatine als Xerogel vor, z. B. Blattgelatine. Man versteht darunter ein kohärentes disperses System mit Gas (Luft) als äußerer Phase. Bringt man Gelatine in einer Konzentration von 2% in Wasser, so setzt zunächst ein Quellvorgang ein, indem das Wasser in das Xerogelgerüst diffundiert und von den hydrophilen Makromolekülen gebunden wird. Eine vollständige Lösung, d. h. Auflösung der Gelstruktur, ist nur durch Erwärmen möglich. Das entstandene Sol besitzt wegen der Makromoleküle eine große innere Reibung und ist daher viskos. Beim Abkühlen vernetzen die Gelatinemoleküle erneut und bilden ein plastisches Hydrogel. Diese Sol-Gel-Umwandlung ist durch Erwärmen umkehrbar (reversibel), ein Beweis dafür, dass es sich bei der Vernetzung um Nebenvalenzbindungen handeln muss.

Neben Gelatine gehören zu den Molekülkolloiden andere Eiweißstoffe, Cellulose-Derivate (Methylcellulose), natürliche Schleimbildner (Agar-Agar, Traganth) sowie viele halbsynthetische und synthetische Makromoleküle. Nicht alle dieser Verbindungen bilden wie Gelatine plastische Gele. Hochviskose Sole (Schleime) sind, da es sich meist um Linearkolloide handelt, dagegen häufig. Schleimbildner werden sowohl therapeutisch (z. B. Laxanzien) als auch galenisch in vielfältiger Weise eingesetzt.

## 3.4 Zubereitungen aus pflanzlichen Drogen

Zur Herstellung werden nach Ph. Eur. pflanzliche Drogen Verfahren wie Extraktion, Destillation, Pressung, Fraktionierung, Reinigung, Anreicherung oder Fermentation unterzogen.

Alle durch Extraktion gewonnenen Zubereitungen werden im deutschen Sprachgebrauch unter dem Begriff **Drogenauszüge** zusammengefasst. Im Europäischen Arzneibuch heißt der Monographietitel hingegen **Extrakte** (**Extracta**).

> Extrakte sind Zubereitungen von flüssiger (Fluidextrakte und Tinkturen), halbfester (zähflüssige Extrakte, Dickextrakte) oder fester (Trockenextrakte) Beschaffenheit, die aus üblicherweise getrockneten, pflanzlichen Drogen oder tierischen Materialien hergestellt werden.

**Standardisierte Extrakte** werden auf einen vorgegebenen Gehalt an bekannten Wirkstoffen eingestellt. **Quantifizierte Extrakte** enthalten bestimmte Mengen von Inhaltsstoffen. Die Einstellung erfolgt meist durch Mischen verschiedener Extrakt-Chargen. Ansonsten werden die Auszüge durch die Herstellungsverfahren und -bedingungen charakterisiert. Bei der Deklaration ist das **Droge-Extrakt-Verhältnis** (**DEV**) anzugeben, was einen Vergleich verschiedener Auszüge ermöglicht.

Vor der Besprechung der einzelnen Drogenauszüge sollen im Folgenden der Extraktionsvorgang näher erläutert sowie die Auszugsmittel und -verfahren vorgestellt werden.

Extrahieren ist das Trennen eines Stoffgemisches durch Herauslösen löslicher Komponenten mit Hilfe eines Lösungsmittels oder Lösungsmittelgemisches. Dabei entstehen immer zwei Komponenten:

1. das durch die Extraktion gewonnene gemischt molekular-kolloiddisperse System (Drogenauszug bzw. Extrakt),
2. der feste, unlösliche Drogenrückstand.

Zubereitungen aus Drogen gehören zu den ältesten Arzneiformen. Schon sehr früh erkannte man, dass Pflanzen Substanzen enthalten, die eine physiologische Wirkung besitzen. Das Trocknen der Heilpflanzen führte zu einer stabilen und wirksamen Zubereitung: der Droge. Drogen selbst waren allerdings schwer applizierbar und konnten auch schlecht zu einer Arzneiform verarbeitet werden.

Lediglich das Pulverisieren und Weiterverarbeiten der Drogenpulver war möglich. Der grundsätzliche Nachteil einer solchen Verwendung liegt darin, dass Drogen als Vielstoffsysteme die unterschiedlichsten Naturstoffe enthalten, die die Wirkung mehr oder weniger oder überhaupt nicht beeinflussen können. Durch das Trennverfahren Extraktion sollen nach Möglichkeit wirksame Stoffe im Auszug gewonnen, unwirksame hingegen mit dem Rückstand abgetrennt werden. Dieses Ziel wird durch die Herstellung von Extrakten jedoch nur teilweise erreicht, da wirksame und unwirksame Substanzen gleiche Lösungseigenschaften aufweisen können. Extrahierbare Drogeninhaltsstoffe sind teils echt, teils kolloidal löslich, weshalb Drogenauszüge als gemischt molekular-kolloiddisperse Systeme aufzufassen sind.

Neben der Gewinnung der zu besprechenden Zubereitungen werden heute zunehmend Extraktionen zur Isolierung reiner Wirkstoffe durchgeführt. Zu diesem Zweck sind nach der Primärextraktion der Droge weitere Trennverfahren erforderlich.

Als Voraussetzung für die Besprechung der einzelnen Drogenauszüge sollen Drogeninhaltsstoffe, Extraktionsflüssigkeiten und Extraktionstechniken etwas näher betrachtet werden.

## 4.1 Drogeninhaltsstoffe

Unter galenischen Gesichtspunkten lassen sich alle Drogeninhaltsstoffe in vier Gruppen einteilen:

Wirkstoffe, Nebenstoffe, Ballaststoffe und Gerüststoffe.

Aus medizinischer Sicht sind die **Wirkstoffe** die wichtigsten Drogeninhaltsstoffe und daher mit möglichst hoher Ausbeute zu extrahieren. Dies setzt eine gute Löslichkeit in der Extraktionsflüssigkeit voraus. Die bedeutendsten Wirkstoffe sind Glycoside, Alkaloide und ätherische Öle. Häufig lassen sich noch **Haupt**- und **Nebenwirkstoffe** unterscheiden, die eine in etwa gleichgerichtete Wirkung unterschiedlicher Intensität besitzen oder in unterschiedlichen Konzentrationen in der Droge vorliegen. Beispiel für Haupt- und Nebenwirkstoff einer Droge sind die Alkaloide der Belladonnablätter L-Hyoscyamin und L-Scopolamin.

Während die Haupt- und Nebenwirkstoffe für die Wirkungsrichtung bestimmend sind, können die **Nebenstoffe** lediglich den therapeutischen Effekt der Wirkstoffe modifizieren. Saponine und Gerbstoffe beeinflussen z. B. die Aufnahme der Wirkstoffe in den Körper (Resorption, s. Kap. 6.1.2) gegensinnig. Durch Saponine wird die Resorption beschleunigt, was zu einem schnellen Wirkungseintritt und verkürzter Wirkungsdauer sowie zu höherer Wirkungsintensität führt. Für Gerbstoffe gilt das Gegenteil. Daher darf z. B. schwarzer Tee nur kurz ziehen, wenn die anregende Wirkung des Koffeins nicht durch die vorhandenen Gerbstoffe verringert oder gar verhindert werden soll. Dieses Beispiel zeigt, dass das Vorhandensein von Nebenstoffen erwünscht oder unerwünscht sein kann.

Zu den **Ballaststoffen** gehören z. B. Stärke, Chlorophyll, Eiweiß und Fett. Ballaststoffe sind, wie der Name andeutet, im Sinne der therapeutischen Anwendung völlig wirkungslos, besitzen allerdings Einfluss auf Farbe, Geruch und Geschmack von Drogenauszügen. Alle Ballaststoffe, die die Stabilität verringern und die analytische Erfassung der Wirkstoffe stören, sind unerwünscht. Dies gilt besonders für Enzyme, die den Abbau von Wirkstoffen katalysieren. Sie sollten nach Möglichkeit nicht in den Auszug gelangen.

Zu den **Gerüststoffen** werden unlösliche Substanzen wie Cellulose und Lignin gezählt. Sie sind wie die Ballaststoffe ohne Wirkung, gelangen im Gegensatz zu diesen jedoch nicht in den Auszug, sondern bleiben nach der Trennung als Drogenrückstand zurück.

### 3.4.2 Extraktionsflüssigkeit

Die Extraktionsflüssigkeit kann auch als Menstruum, Auszugsflüssigkeit, Auszugsmittel, oder Extraktionsmittel bezeichnet werden. Aus den Ausführungen über Drogeninhaltsstoffe ist zu folgern, dass ein ideales Extraktionsmittel alle Haupt- und Nebenwirkstoffe vollständig, Ballaststoffe dagegen möglichst nicht extrahieren sollte. Diese Forderung ist jedoch nicht erfüllbar, da es keine grundlegenden Löslichkeitsunterschiede zwischen erwünschten und unerwünschten Stoffen gibt. Es ist daher besser, zunächst zu überlegen, welche Lösungsmittel überhaupt für Extrakte in Frage kommen und anschließend zu klären, welche Inhaltsstoffe darin löslich sind.

Da die meisten Wirkstoffe im Zellsaft, d. h. ursprünglich schon in wässriger Lösung vorliegen, ist das nächstliegende Lösungsmittel **Wasser**. Seine guten Lösungsmitteleigenschaften wurden schon ausführlich erörtert (s. Kap. 3.2.1). Leider gelten diese nicht nur in Bezug auf Wirkstoffe, sondern auch für die meisten Ballaststoffe. Durch den hohen Anteil kolloidal gelöster Substanzen (z. B. Eiweiß) sind wässrige Auszüge meist stark getrübt. Diese Trübung lässt sich auch durch Filtrieren nicht entfernen. Hydrolytische und enzymatische Abbauprozesse führen zu einer raschen Wertminderung. Für Mikroorganismen ist das wässrige Milieu ein idealer Nährboden. Daher ist die Haltbarkeit wässriger Auszüge ohne Konservierung gering. Die Wirkstoffausbeute kann bei Wasser als Extraktionsflüssigkeit wegen der starken Quellung der Zellmembranen beeinträchtigt werden. Die aufgeführten Nachteile des Wassers sind so gravierend, dass wässrige Drogenauszüge heute nur geringe Bedeutung haben.

Als Alternative zum Wasser bietet sich die Verwendung von **Ethanol** als Extraktionsflüssigkeit an. Ethanol oder Ethylalkohol ($C_2H_5OH$) tritt als Endprodukt der alkoholischen Gärung von Kohlenhydraten auf und wird oft als Alkohol oder Spiritus bezeichnet. Die Herstellung erfolgt großtechnisch durch Vergärung von Stärke, Zucker und anderen Kohlenhydraten mit Hefepilzen. Daneben gibt es auch rein synthetische Verfahren, bei denen Ethen bzw. Ethin Ausgangsprodukte sind.

Durch seinen Dipolcharakter ist Ethanol in vielen Eigenschaften dem Wasser ähnlich (s. Abb. 3.20).

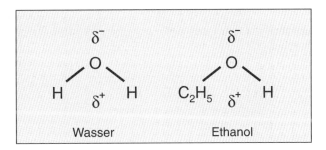

**3.20** Dipole

Die nur wenig geringere Polarität von Ethanol gegenüber Wasser bedingt eine unbegrenzte Mischbarkeit beider Lösungsmittel. Abgesehen von stark polaren Elektrolyten ist Ethanol dem Wasser als Lösungsmittel nahezu gleichwertig, erweist sich bei weniger polaren Substanzen sogar als überlegen. Als Drogenextraktionsmittel hat Ethanol dem Wasser gegenüber noch weitere Vorteile. Ethanol kann schneller in das Drogenmaterial eindringen, da keine Quellung der Zellmembranen auftritt. Die Fällung von Eiweißstoffen und die damit verbundene Hemmung von Enzymen trägt zur Stabilisierung des Auszugs bei. Zudem wird die Haltbarkeit der Zubereitung durch die Hemmung von Mikroorganismen weiter erhöht. Daher sind alkoholische Drogenauszüge wesentlich haltbarer als wässrige Präparate. Hinzu kommt, dass die meisten Ballaststoffe in Ethanol schwer löslich sind, so dass die Neigung zu Trübungen vergleichsweise geringer ist. Auch wasserunlösliche oder schwerlösliche Wirkstoffe (z. B. ätherische Öle) lassen sich mit Ethanol gut extrahieren.

Den oben genannten Vorteilen stehen allerdings einige wesentliche Nachteile gegenüber. Zum einen hat Ethanol einen höheren Preis als Wasser. Außerdem ist er im Gegensatz zu Wasser nicht ohne Eigenwirkung und nur begrenzt physiologisch verträglich. Schließlich sind einige stark polare Wirkstoffe (z. B. Salze) in Ethanol schlecht löslich. Um einerseits die Vorteile der beiden Lösungsmittel zu kombinieren, andererseits deren Nachteile weitgehend aufzuheben, haben sich **Ethanol-Wasser-Gemische** als Extraktionsflüssigkeiten bewährt. Durch die Verwendung verschiedener Konzentrationen besteht die Möglichkeit, das Extraktionsmittel in Bezug auf die Löslichkeit von Wirk- und Ballaststoffen zu optimieren. Die Quellung der Zellmembranen wird durch den Ethanol-Gehalt in Grenzen gehalten, die Lösungseigenschaften ergänzen sich und die konservierende Wirkung des Ethanols kommt voll zur Geltung.

In der Tabelle 3.6 wird die Löslichkeit wichtiger Pflanzeninhaltsstoffe in Wasser, Ethanol und Ethanol-Wasser-Gemisch gegenübergestellt und eine Bestätigung der Vorteile des Lösungsmittelgemisches gefunden.

Neben einfachen Ethanol-Wasser-Gemischen verschiedener Konzentrationen erfordern spezielle Drogenauszüge häufig weitere Zusätze, um eine optimale Wirkstoffausbeute zu erzielen. Außer anderen Lösungsmitteln (z. B. Aceton) kommen dabei manchmal auch Säuren oder Basen zur Anwendung, um entsprechende Wirkstoffe in lösliche Formen zu überführen.

**Tab. 3.6** Löslichkeit von Pflanzeninhaltsstoffen

| Inhaltsstoffe | Wasser | Ethanol | Ethanol/Wasser |
|---|---|---|---|
| Alkaloidbasen | - - | + | - |
| Alkaloidsalze | + + | o | + + |
| Glycoside | + + | + + | + + |
| Bitterstoffe | + + | + + | + + |
| Gerbstoffe | + + | + + | + + |
| ätherische Öle | - - | + | o |
| Balsame, Harze | - - | + | - |
| Zuckerarten | + + | + | + |
| Schleimstoffe | + (k) | - - | - |
| Fette, Öle, Wachse | - - | - - | - - |
| Stärke | - | - - | - - |
| Pektine | + (k) | - - | - |
| Eiweiße | + (k) | Fällung | - |
| anorg. Salze | + | - | o |

- - = sehr schwer löslich, - = schwer löslich, o = wenig löslich, + = löslich, + + = leicht löslich, + (k) = kolloidal löslich

### 3.4.3 Extraktionsvorgang und Extraktionstechnik

Vor der Besprechung der Extraktionstechnik, die neben der Art des Extraktionsmittels von wesentlicher Bedeutung für die Qualität des Extrakts ist, sollen die während der Extraktion ablaufenden Vorgänge näher betrachtet werden.

Bei der Herstellung eines Drogenauszugs lassen sich zwei Phasen unterscheiden (s. Abb. 3.21). In der ersten Phase werden alle beschädigten oder zertrümmerten Zellen der zerkleinerten Droge in kürzester Zeit ausgewaschen. Der Anteil löslicher Inhaltsstoffe, der sich in zerstörten Zellen befindet, geht somit fast schlagartig ins Extraktionsmittel über. Je feiner die Drogenzerkleinerung, umso größer ist der in dieser Phase extrahierte Anteil.

Wesentlich komplizierter verläuft die zweite Phase, bei der die Wirkstoffe aus unbeschädigten Zellen herausgelöst werden sollen. Voraussetzung ist das Eindringen des Extraktionsmittels in die Zellumina. Dabei quellen, je nach Wassergehalt, die eingetrockneten Zellwände und Membranen mehr oder weniger stark auf. Zur Erhöhung der Durchlässigkeit ist eine gewisse Quellung durchaus erwünscht und sogar notwendig. Eine zu starke Quellung bewirkt jedoch genau das Gegenteil, da sie die Diffusion merklich behindert und verzögert.

Die zu extrahierenden Stoffe liegen in festem kristallisiertem Zustand vor. Sie müssen daher in Lösung gehen und aus den Zellen herausdiffundieren. Die Diffusion ist im Wesentlichen vom Konzentrationsgefälle zwischen innen und außen abhängig. Da dieses während der Extraktion laufend abnimmt, verringert sich gleichermaßen die Extraktionsgeschwindigkeit. Dieser Vorgang ist somit für die

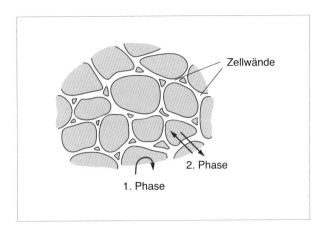

3.21  Extraktionsphasen

Gesamtextraktion geschwindigkeitsbestimmend. Die Extraktion ist beendet, wenn der Konzentrationsausgleich zwischen innen und außen hergestellt ist. Es gibt mehrere Möglichkeiten, diesen Vorgang zu beschleunigen. Durch eine Temperaturerhöhung nehmen Lösungs- und Diffusionsgeschwindigkeit beträchtlich zu. Eine mechanische Bewegung des Ansatzes während der Extraktion hält ein hohes Konzentrationsgefälle aufrecht. Die Diffusionsgeschwindigkeit nimmt aufgrund dessen langsamer ab. Diese Abnahme kann noch weiter verringert werden, wenn das Extraktionsmittel mehrmals oder besser noch kontinuierlich erneuert wird. Die angegebenen Möglichkeiten zur Beschleunigung des Verfahrens werden bei den nun zu besprechenden Extraktionstechniken unterschiedlich genutzt. Alle üblichen **Extraktionstechniken** lassen sich in zwei Gruppen einteilen, die unter den Begriffen Mazerations- und Perkolationstechniken zusammengefasst werden können.

**Mazerationstechniken**
Mazerationen arbeiten nach dem Prinzip der Teebereitung. Die Droge wird mit dem Extraktionsmittel aufgegossen und steht mit diesem in Dauerberührung. Die Konzentration des Auszugs nimmt zu Beginn schnell, während der Extraktion immer langsamer zu, bis der Konzentrationsausgleich erreicht ist. Eine erschöpfende Extraktion ist nicht möglich. Vorteil dieser Extraktionstechnik ist der geringe Arbeits- und Materialaufwand, Nachteil die geringe Ausbeute und der erhebliche Zeitaufwand. Im Folgenden sollen wichtige Mazerationstechniken im einzelnen beschrieben werden. Die **einfache Mazeration** (Kaltmazeration) ist im Europäischen Arzneibuch unter der Monographie Tinkturen wie folgt beschrieben:
 Falls nichts anderes vorgeschrieben ist, wird die zu extrahierende Droge in Stücke geeigneter Größe zerkleinert, gründlich mit der vorgeschriebenen Extraktionsflüssigkeit gemischt und in einem verschlossenen Gefäß eine angemessene Zeit lang stehen gelassen. Der Rückstand wird von der Extraktionsflüssigkeit abgetrennt und falls erforderlich ausgepresst. Im letzteren Fall werden die beiden

erhaltenen Flüssigkeiten vereinigt. Die Herstellung eines Kaltmazerates ist zwar wirkstoffschonend, aber sehr langwierig. Außerdem bleibt ein Teil der Wirkstoffe im Rückstand, so dass eine schlechte Ausbeute erzielt wird. Durch Veränderung der Mazerationstechnik lassen sich einige Nachteile des Verfahrens ausgleichen.

Eine Erhöhung der Ausbeute ist zu erreichen, wenn die Droge zunächst nur mit der Hälfte der Extraktionsflüssigkeit extrahiert wird. Der Rückstand dieser Extraktion wird nun mit der anderen Hälfte extrahiert. Hierdurch wird das Konzentrationsgefälle und damit die Ausbeute erhöht. Man nennt dieses Verfahren **Remazeration**. Sein Nachteil ist die gegenüber der einfachen Mazeration verdoppelte Ansatzzeit.

Eine Mazeration bei erhöhter Temperatur wird als **Digestion** bezeichnet. Wegen der temperaturabhängigen Löslichkeit wird auch hier die Wirkstoffausbeute erhöht. Dabei muss allerdings in Kauf genommen werden, dass auch zunehmend Ballaststoffe in Lösung gehen und beim Abkühlen Trübungen auftreten. Um die oft empfindlichen Wirkstoffe zu schonen, kann die Extraktionstemperatur nicht beliebig erhöht werden. Meist wird im Bereich zwischen 30 und 50 °C gearbeitet. Zur Herstellung wässriger Auszüge (Infuse, Decocte) wird häufig sogar siedendes Wasser verwendet.

Durch Bewegung des Ansatzes kann die Extraktionszeit wesentlich verkürzt werden. Eine **Bewegungs-** oder **Schüttelmazeration** führt schon nach ca. 30 Minuten zum Konzentrationsausgleich. Mit hochtourigen Mischgeräten kann die Extraktionszeit sogar auf 5 bis 10 Minuten verringert werden. Bei einer solchen **Wirbel-** oder **Turboextraktion** tragen Bewegung, Zerkleinerung und Erwärmung des Ansatzes zur schnelleren Extraktion bei. Der gleiche Effekt wird auch bei Verwendung von Ultraschall erreicht.

**Perkolationstechniken**
Keines der oben besprochenen Extraktionsverfahren führt zu einer erschöpfenden Extraktion der Droge. Voraussetzung dafür ist nämlich, dass das Konzentrationsgefälle zwischen dem Zellinnern und der Extraktionsflüssigkeit bis zur Erschöpfung der Droge aufrechterhalten wird. Dies ist nur möglich, wenn laufend frisches Extraktionsmittel zur Verfügung steht.

Bei einer **Perkolation** wird kontinuierlich frisches Lösungsmittel auf eine Drogensäule gebracht, während die mit Inhaltsstoffen angereicherte Flüssigkeit abfließt. In der Praxis wird die Droge zu diesem Zweck in einen Glaszylinder mit regulierbarem Zu- und Abfluss (**Perkolator**) gebracht (s. Abb. 3.22). Die Abmessungen des Perkolators sollten so gewählt sein, dass die Drogenhöhe mindestens seinem 5-fachen Durchmesser entspricht. Der Perkolationsvorgang ist in der Tinkturen-Monographie wie folgt beschrieben:

Die zu extrahierende Droge wird falls erforderlich in Stücke geeigneter Größe zerkleinert, gründlich mit einem Anteil der vorgeschriebenen Extraktionsflüssigkeit gemischt, eine angemessene Zeit lang stehen gelassen und anschließend in einen Perkolator gefüllt. Das Perkolat wird bei Raumtemperatur so langsam abtropfen gelassen, dass die verbleibende Extraktionsflüssigkeit die zu extrahierende Droge stets bedeckt. Der Rückstand kann ausgepresst und die Pressflüssigkeit mit dem Perkolat vereinigt werden.

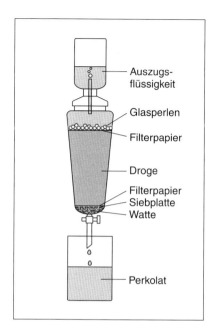

**3.22** Perkolation

Zur Herstellung von Fluidextrakten war nach DAB 6 die **Reperkolation** oder **fraktionierte Perkolation** vorgeschrieben. Hierbei wird die Drogenmenge in mehrere Teile aufgeteilt, durch Perkolation jeweils ein Vor- und Nachlauf gewonnen, wobei der Nachlauf als Extraktionsmittel der nächsten Teilmenge dient. Die gewonnenen Vorläufe werden anschließend vereinigt. Der Vorteil des Verfahrens liegt darin, dass das Extraktionsmittel voll ausgenutzt und dadurch sparsam eingesetzt wird.

Eine Beschleunigung des Perkolationsvorgangs bei sehr langsamem Abtropfen des Perkolats kann man mit Hilfe von Unterdruck am unteren oder Überdruck am oberen Ende des Perkolators erzielen. Diese Methoden werden als **Evakolation** bzw. **Diakolation** bezeichnet.

## 4.4 Trennverfahren

Nach Abschluss der Extraktion ist es erforderlich, den flüssigen Auszug möglichst quantitativ vom Drogenrückstand zu trennen. Diese Trennung ist nicht einfach durch Filtrieren möglich, da der Drogenrückstand eine große Flüssigkeitsmenge festhält. Lediglich für kleinere Ansätze wässriger Drogenauszüge ist das Kolieren des Ansatzes üblich. Bei Verwendung eines geeigneten **Koliertrichters** (s. Abb. 3.23) lässt sich der Drogenrückstand auch leicht auspressen.

Bei größeren Ansätzen sind **Pressen** für die Trennung erforderlich. In den Apotheken werden zu diesem Zweck Spindelpressen oder hydraulische Pressen eingesetzt.

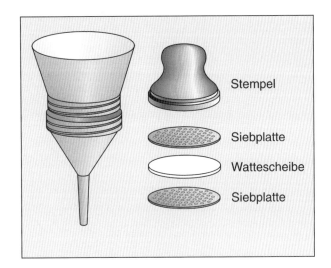

**Abb. 3.23** Koliertrichter

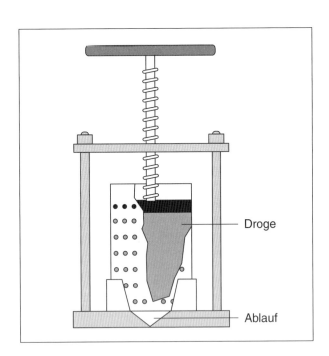

**Abb. 3.24** Spindelpresse

Bei der **Spindelpresse** wird eine Metallplatte durch Drehen einer Schraube auf die Droge gedrückt (s. Abb. 3.24). Der Leinensack mit der Droge befindet sich in einem durchlöcherten Metallzylinder, an dessen unterem Ende ein Ablauf angebracht ist. Die Kraft, die direkt auf die Droge wirkt, ist wesentlich höher als die eingesetzte Muskelkraft, da diese durch eine Schraube übertragen wird.

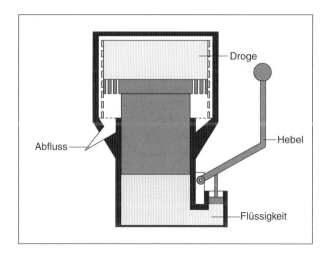

**3.25** Hydraulische Presse

Eine wesentlich stärkere Kraftvermehrung ist mit einer **hydraulischen Presse** möglich (s. Abb. 3.25). Hierbei geschieht die Kraftübertragung durch eine Flüssigkeit, die sich in zwei miteinander verbundenen, zylindrischen Gefäßen befindet. Mit Hilfe eines Hebels wird die Flüssigkeit aus dem ersten kleinen Zylinder durch einen Kolben in den zweiten großen Zylinder gepumpt. Durch den entstandenen Überdruck wird der dort befindliche große Kolben angehoben. Dieser drückt seinerseits die Droge in dem oberhalb befindlichen Pressraum zusammen. Mit hydraulischen Pressen können Drücke von mehreren hundert Bar erzeugt werden. Auf einem eingebauten Manometer ist der zulässige Höchstdruck, der auf keinen Fall überschritten werden sollte, markiert. Wegen der hohen auftretenden Kräfte ist beim Arbeiten mit hydraulischen Pressen besondere Vorsicht geboten. Das Gerät sollte nur fest verschraubt und mit sorgfältig verschlossener Presskammer bedient werden.

## 4.5 Einteilung der Extrakte

Die Extrakte-Monographie der Ph. Eur. enthält folgende Drogenauszüge:

- Tinkturen,
- Fluidextrakte,
- zähflüssige Extrakte,
- Trockenextrakte.

Neben den offizinellen Zubereitungen finden sich noch weitere Präparate, die ebenfalls Drogenauszüge darstellen und an dieser Stelle besprochen werden müssen. In diesem Zusammenhang sind wässrige Drogenauszüge, Stadatrate, Auszugssirupe, und -essige sowie Auszugsöle und -salben zu nennen. Schließlich soll auf die Gewinnung von ätherischen Ölen eingegangen werden.

## Tinkturen

Nach Ph. Eur. sind Tinkturen flüssige Zubereitungen, die üblicherweise aus 1 Teil Droge und 10 Teilen Extraktionsflüssigkeit oder 1 Teil Droge und 5 Teilen Extraktionsflüssigkeit hergestellt werden.

Bei manchen Zubereitungen muss das zu extrahierende Material einer Vorbehandlung unterzogen werden, beispielsweise einer Inaktivierung von Enzymen, einem Zerkleinern oder einem Entfetten. Sie werden durch Mazeration, Perkolation oder andere geeignete Methoden unter Verwendung von Ethanol geeigneter Konzentration hergestellt. Tinkturen können auch durch Lösen oder Verdünnen von Extrakten unter Verwendung von Ethanol geeigneter Konzentration hergestellt werden.

Als Herstellungsverfahren können Mazeration, Perkolation oder andere geeignete und validierte (als zuverlässig und gleichwertig gesicherte) Methoden unter Verwendung von Ethanol geeigneter Konzentration verwendet werden.

Tinkturen sollen nach Ph. Eur. üblicherweise klar sein. Die Bildung eines Niederschlags während der Lagerung ist zulässig, solange sich die Zusammensetzung nicht wesentlich ändert. Das verwendete Drogenmaterial, die Konzentration der verwendeten Extraktionsflussigkeit, der Ethanolgehalt der Tinktur und das Ansatzverhältnis sind bei der Beschriftung anzugeben.

Wichtige Kennzahlen sind z. B. die relative Dichte, der Ethanolgehalt und der Trockenrückstand. Der geforderte Gehalt an Inhaltsstoffen muss gegebenenfalls eingestellt werden.

Für alle Tinkturen ist eine „dicht verschlossene, vor Licht geschützte Lagerung" vorgeschrieben. Dadurch sollen durch Licht katalysierte chemische Prozesse verhindert werden, die eine Wirkstoffabnahme zur Folge haben. Bei sachgemäßer Aufbewahrung sind Tinkturen lange haltbar. In der Ph. Eur. ist keine Begrenzung der Lagerzeit angegeben. Es ist jedoch zu empfehlen, eine Überprüfung der Kennzahlen nach spätestens einem Jahr vorzunehmen. In Tabelle 3.7 sind die Tinkturen des Europäischen Arzneibuchs mit ihren wichtigsten Daten zusammengefasst.

Die Drogen Benzoe, Myrrhe und Opium eignen sich nicht zur Perkolation, da sie den Perkolator verstopfen würden. Die entsprechenden Tinkturen werden daher durch Mazeration hergestellt. Die Harzbestandteile von Benzoe und Myrrhe sind nur in 90%igem Ethanol klar löslich. In der Opiumtinktur sind lipophile Ballaststoffe unerwünscht, weshalb hierbei der 70%ige Ethanol mit gleichen Teilen Wasser verdünnt wird. Der Ethanolgehalt der fertigen Tinkturen liegt in Abhängigkeit vom Feuchtigkeitsgehalt der Drogen bis zu 10% niedriger als der der Ansatzflüssigkeit.

Tinkturen werden allein oder in Rezepturmischungen verordnet und bei innerlicher Anwendung tropfenweise dosiert (z. B. Baldriantropfen). Bei der Anfertigung von Rezepturen ist zu beachten, dass beim Verdünnen mit wässrigen Flüssigkeiten Trübungen auftreten. Rezepturen, die Drogenauszüge enthalten, sind daher vor dem Gebrauch umzuschütteln.

Tab. 3.7  Tinkturen Ph. Eur. 6

| Name | Ansatzflüssigkeit Ethanol % (V/V) | Ansatzverhältnis | eingestellt |
|---|---|---|---|
| Arnikatinktur | 60–70 | 1:10 | |
| Baldriantinktur | 60–80 | 1:5 | |
| Belladonnatinktur | 70 | 1:10 | X |
| Siam-Benzoe-Tinktur | 75–96 | 1:5 | |
| Sumatra-Benzoe-Tinktur | 75–96 | 1:5 | |
| Bitterorangenschalentinktur | 70 | 1:5 | |
| Cayennepfeffertinktur | 70–85 | keine Angabe | X |
| Enziantinktur | 70 | 1:5 | |
| Ipecacuanhatinktur | 70 | keine Angabe | X |
| Myrrhentinktur | 90 | 1:5 | |
| Opiumtinktur | 35 | keine Angabe | X |
| Ratanhiatinktur | 70 | 1:5 | |
| Salbeitinktur | 70 | 1:10 | |
| Tormentilltinktur | 70 | 1:5 | |
| Zimtrindentinktur | 70 | 1:5 | |

## Extrakte (Extracta)

Extrakte sind nach Ph. Eur. konzentrierte Zubereitungen von flüssiger, fester oder zähflüssiger Beschaffenheit, die üblicherweise aus vorgetrocknetem pflanzlichem oder tierischem Material hergestellt werden.

Bei manchen Zubereitungen kann das zu extrahierende Material einer Vorbehandlung unterzogen werden, beispielsweise einer Inaktivierung von Enzymen, einem Zerkleinern oder einem Entfetten. Herstellungsmethoden sind wie bei den Tinkturen Mazeration, Perkolation und andere geeignete und validierte Methoden. Unerwünschte Stoffe können nach der Extraktion, falls erforderlich, entfernt werden.

Nach der Beschaffenheit werden unterschieden:
- flüssige Fluidextrakte (Extracta fluida),
- zähflüssige Extrakte, Dickextrakte (Extracta spissa),
- feste Trockenextrakte (Extracta sicca).

## Fluidextrakte (Extracta fluida)

Fluidextrakte sind flüssige Zubereitungen, von denen i. A. ein Masse- oder Volumteil einem Masseteil der getrockneten Ausgangsdroge entspricht.

Sie werden falls erforderlich so eingestellt, dass sie den Anforderungen bezüglich Lösungsmittelgehalt, Gehalt an Inhaltsstoffen oder Trockenrückstand entsprechen.

Fluidextrakte werden unter Verwendung von Ethanol geeigneter Konzentration oder von Wasser wie oben bei Extrakten beschrieben oder durch Lösen eines Dick- oder Trockenextrakts in einem dieser Lösungsmittel hergestellt. Falls erforderlich wird filtriert. Bei allen Herstellungsmethoden haben die erhaltenen Extrakte eine vergleichbare Zusammensetzung. Ein bei der Lagerung gebildeter geringfügiger Niederschlag ist zulässig, solange sich die Zusammensetzung nicht wesentlich verändert. Fluidextrakte können geeignete Konservierungsmittel enthalten, was aber nur bei wässrigen Auszügen erforderlich sein dürfte. Lagerung und Beschriftung entspricht der Vorgabe für Tinkturen, Hilfsstoffe wie z. B. Konservierungsmittel müssen nach Art und Konzentration angegeben werden.

Ph. Eur. enthält folgende Fluidextrakte (s. Tab. 3.8):

**Tab. 3.8** Fluidextrakte des Europäischen Arzneibuchs

| Name | Ansatzflüssigkeit Ethanol in % (V/V) | Ansatz-verhältnis | eingestellt quantifiziert |
|---|---|---|---|
| Chinarindenfluidextrakt | Ethanol 30–90% oder HCl, $H_2O$, Glycerol, Ethanol | keine Angabe | eingestellt |
| Ipecacuanhafluidextrakt | Ethanol 60–80% | keine Angabe | eingestellt |
| Kamillenfluidextrakt | $NH_3$, $H_2O$, Ethanol 96% | keine Angabe | |
| Süßholzwurzelfluidextrakt | Ethanol 70% | keine Angabe | eingestellt |
| Weißdornblätter mit Blüten-Fluidextrakt | Ethanol 30–70% | keine Angabe | quantifiziert |

Eingestellter Süßholzfluidextrakt wird durch Perkolation aus zerkleinerter Süßholzwurzel (710), Weißdornfluidextrakt aus Weißdornblättern und -blüten und Ipecacuanhafluidextrakt aus zerkleinerter Ipecacuanhawurzel mit Ethanol 70% (V/V) bereitet. Thymianfluidextrakt wird durch Mazeration aus frisch pulverisiertem Thymian (710) hergestellt. Als Extraktionsflüssigkeit dient ein Gemisch aus 109 Teilen Wasser, 70 Teilen Ethanol 70%, 20 Teilen Glycerol und 1 Teil Ammoniak-Lösung 10% (m/m). Durch den geringen Ethanolgehalt ist dieser Auszug klar mit Wasser und Sirup mischbar, was für die Verwendung als Hustensaft von Vorteil ist. Ammoniak-Lösung erhöht die Löslichkeit der phenolischen Inhaltsstoffe (Thymol) und trägt so zur Stabilität bei. Aus diesem Grunde muss der pH-Wert bei längerer Lagerung überprüft und eventuell korrigiert werden.

**Zähflüssige Extrakte, Dickextrakte (Extracta spissa)**

Zähflüssige Extrakte sind halbfeste Zubereitungen, die durch Eindampfen oder teilweises Eindampfen des bei der Extraktion verwendeten Lösungsmittels hergestellt werden.

Zur Zubereitung wird ausschließlich Ethanol geeigneter Konzentration oder Wasser verwendet. Dickextrakte haben i. A. einen Trockenrückstand von 70% (m/m). Sie können ein geeignetes Konservierungsmittel enthalten, welches nach Art und Konzentration angegeben werden muss. Dickextrakte spielen heute in der pharmazeutischen Praxis keine große Rolle. Ein einziger Vertreter (eingestellter Cayennepfefferdickextrakt) ist im DAC monographiert. Die Extraktion erfolgt durch Mazeration oder Perkolation mit Ethanol 80% im Ansatzverhältnis 1:6.

## Trockenextrakte (Extracta sicca)

Trockenextrakte sind feste Zubereitungen, die durch Verdampfen des bei ihrer Herstellung verwendeten Lösungsmittels erhalten werden.

Trockenextrakte haben i. A. einen Trocknungsverlust oder Wassergehalt von höchstens 5% (m/m). Geeignete inerte Materialien können zugesetzt sein. Eingestellte Trockenextrakte sind durch Zugabe geeigneter inerter Hilfsstoffe (z. B. Milchzucker) oder eines anderen Trockenextraktes der verwendeten Droge auf einen definierten Gehalt an Inhaltsstoffen eingestellt. Die dabei verwendeten Hilfsstoffe müssen angegeben werden. Eine Grenzprüfung für das zur Herstellung verwendete Lösungsmittel kann vorgeschrieben werden.

Wegen ihrer geringen Stabilität sollten Lösungen von Trockenextrakten nicht vorrätig gehalten werden. Da Trockenextrakte hygroskopisch sind, ist bei der Lagerung die Verwendung von Trockenmitteln empfehlenswert.

Tab. 3.9    Trockenextrakte des Europäischen Arzneibuchs

| Name | Ansatzflüssigkeit Alkohole in % (V/V) | eingestellt gereinigt |
|---|---|---|
| Aloetrockenextrakt | $H_2O$ von 100 °C | eingestellt |
| Belladonnablättertrockenextrakt | Ethanol 70% | eingestellt |
| Cascaratrockenextrakt | $H_2O$ von 100 °C oder Ethanol >60% | eingestellt |
| Faulbaumrindentrockenextrakt | Ethanol 50–80% | eingestellt |
| Mariendistelfrüchtetrockenextrakt | Ethylacetat, Aceton/$H_2O$, Ethanol/$H_2O$, Methanol/$H_2O$ | eingestellt gereinigt |
| Baldriantrockenextrakt | Ethanol 45–80% oder Methanol 40–55% | |
| Opiumtrockenextrakt | $H_2O$ | eingestellt |
| Passionsblumenkrauttrockenextrakt | Ethanol 40–90%, Methanol 60%, Aceton 40% | |
| Sennesblättertrockenextrakt | Ethanol 50–80% | eingestellt |
| Teufelskrallenwurzeltrockenextrakt | $H_2O$ oder Ethanol >95% | |
| Weißdornblätter-mit-Blüten-Trockenextrakt | $H_2O$ oder Ethanol >45% | |

An dieser Stelle soll auf die **Verfahren zum Einengen und Trocknen** flüssiger Drogenauszüge etwas ausführlicher eingegangen werden. Für die Entfernung der flüssigen Phase aus einer Lösung nutzt man in der Regel den unterschiedlichen Dampfdruck der beiden Komponenten aus. Der Dampfdruck ist ein Maß für das Bestreben einer Flüssigkeit oder eines Feststoffes, in den gasförmigen Zustand überzugehen (s. Abb. 3.26).

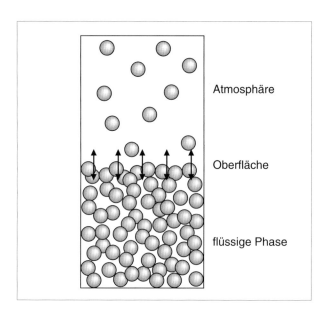

**Abb. 3.26** Dampfdruck

Der Dampfdruck eines jeden Stoffes nimmt mit steigender Temperatur zu. Dem Übergang in die Gasphase steht der äußere vorhandene Druck, z. B. der Luftdruck, entgegen. Bei einer bestimmten Temperatur erreicht der Dampfdruck der Flüssigkeit den gleichen Wert wie der vorhandene äußere Druck. Ab diesem Zeitpunkt ist ein schneller Übergang in den Dampfzustand möglich, die Flüssigkeit siedet. Flüssigkeiten mit einem hohen Dampfdruck, wie z. B. Ether, überwinden schon bei geringem Erwärmen den Luftdruck und sieden. Flüssigkeiten mit geringerem Dampfdruck, beispielsweise Wasser, müssen dagegen stärker erhitzt werden, um den Siedepunkt zu erreichen. Durch Verringerung des äußeren Drucks lässt sich der Siedepunkt herabsetzen, da der Dampfdruck einen erniedrigten Außendruck schneller erreicht. Diese Zusammenhänge spielen beim Einengen und Trocknen von Drogenauszügen eine wesentliche Rolle. Durch die Temperaturempfindlichkeit der meisten Drogeninhaltsstoffe ist das Abdampfen der Flüssigkeit bei Normaldruck nicht empfehlenswert. Daher sollte das Einengen und Trocknen von Extrakten unter vermindertem Druck erfolgen (Vakuumtrocknung). Zum Einengen des Extraktes werden Verdampfer verwendet, die an eine Vakuumpumpe (z. B. Wasserstrahlpumpe) angeschlossen werden können. Die Konzentrierung erfolgt besonders schnell, wenn die Oberfläche der Flüssigkeit durch Bewegung vergrößert wird (Rotationsverdampfer, Abb. 3.27; Dünnschichtverdampfer).

Das Trocknen von Extrakten, d. h. ein vollständiger Flüssigkeitsentzug, ist mit den oben genannten Geräten nicht möglich, da eine gewisse Restfeuchtigkeit von der Feststoffphase festgehalten wird. Diese kann nur in einem speziellen Trocknungsverfahren entfernt werden. Dabei ist eine Wärmetrocknung nur bei temperaturunempfindlichen Substanzen vertretbar. Für Extrakte ist eine Trocknung im **Vakuumexsikkator** vorzuziehen (s. Abb. 3.28).

## Zubereitungen aus pflanzlichen Drogen

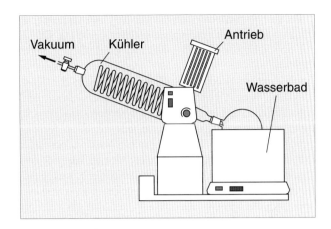

Ab. 3.27  Rotationsverdampfer

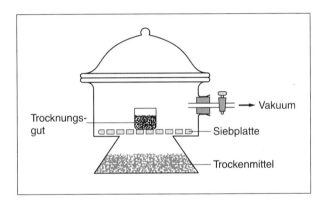

Ab. 3.28  Vakuumexsikkator

Da die Feuchtigkeit nicht abgeleitet werden kann, muss sie mit Hilfe von Trockenmitteln gebunden werden. Diese Stoffe müssen stärker hygroskopisch sein als das zu trocknende Gut. Trockenmittel binden Wasser adsorptiv (z. B. Blaugel), als Hydratwasser (z. B. $H_2SO_4$), als Kristallwasser (z. B. $Na_2SO_4$) oder chemisch (z. B. $P_2O_5$).

Für die Praxis ist es wichtig zu wissen, wann die Trocknungskapazität erschöpft ist und frisches Trockenmittel eingesetzt werden muss. Zu diesem Zweck werden geeignete Indikatoren zugesetzt.

Das am häufigsten benutzte **Blaugel** ist ein Kieselgel, welches als Feuchtigkeitsindikator CO(II)-Ionen enthält. Nach Erschöpfen des Trockenmittels nimmt das Co(II) Kristallwasser auf und ändert seine Farbe von blau nach rosa. Durch Erhitzen im Trockenschrank auf 150 °C kann Blaugel regeneriert werden. Um eine optimale Wirkstoffschonung zu erzielen, sollte der Extrakt beim Flüssigkeitsentzug so kurz und so wenig wie möglich erwärmt werden. Diese Überlegung hat zu neuen Trocknungstechnologien geführt, die heute eine breite Verwendung finden.

Bei der **Sprühtrocknung** wird die Oberfläche der Flüssigkeit durch eine Zerstäubung mehr als zehntausendfach vergrößert. Die Zerstäubung erfolgt entweder durch Düsen oder schnell rotierende Scheiben, auf die das Trocknungsgut fließt.

Gleichzeitig wird Heißluft (ca. 180 °C) in die Sprühkammer eingeblasen, so dass die Flüssigkeit in Sekundenbruchteilen verdampft. Da die Wärmeenergie fast vollständig vom Lösungsmittel als Verdampfungswärme aufgenommen wird, ist die Erwärmung der Feststoffe unbedeutend. Sie werden in Form kleiner Hohlkügelchen mit gleichmäßigem Durchmesser abgeschieden.

Die Eigenschaften des Produkts hängen von der Art der Sprühanlage und des Trocknungsgutes ab. Der Durchmesser der Kügelchen liegt meist im Bereich zwischen 20 und 200 µm. Sprühgetrocknete Extrakte haben in Form von Instant-Tees Bedeutung gewonnen. Die tassenfertigen Tees sind bei trockener Lagerung gut haltbar und lassen sich durch Aufgießen mit heißem Wasser in kürzester Zeit lösen.

Eine noch weitergehende Wirkstoffschonung ist bei der **Gefriertrocknung** realisiert. Da auch Eis noch einen nennenswerten Dampfdruck besitzt, kann dem Trockengut selbst in tiefgefrorenem Zustand Feuchtigkeit entzogen werden. Zur Beschleunigung der Sublimation muss allerdings ein Hochvakuum angelegt werden. Gefriergetrocknete Präparate sind stark porös und lyophil. Daher wird eine Gefriertrocknung auch als **Lyophilisation** bezeichnet. Durch Lyophilisation werden hochwertige Stoffe wie Blut, Organextrakte und empfindliche Wirkstoffe schonend getrocknet. In der Pharmazie werden vor allem Inhalte von Trockenampullen auf diese Weise hergestellt. Breite Anwendung findet die Gefriertrocknung in der Lebensmittelindustrie zur Herstellung von löslichem Kaffee, Trockenmilch und Fertiggerichten.

**Andere Drogenauszüge**
Neben den im Arzneibuch aufgeführten Drogenauszügen kommen in der pharmazeutischen Praxis weitere Zubereitungen vor.

**Wässrige Drogenauszüge** sind Zubereitungen, die aus zerkleinerten Pflanzenteilen durch Extraktion mit Wasser hergestellt werden. Diese alten Arzneiformen haben aufgrund ihrer schlechten Haltbarkeit (s. Kap. 3.4.2) viel an Bedeutung verloren und sind daher nicht mehr im Arzneibuch beschrieben.

Lediglich als Zwischenprodukte zur Isolierung von Einzelwirkstoffen spielen sie in der Arzneimittelindustrie eine Rolle. Bei den rezepturmäßig hergestellten Zubereitungen, die zum baldigen Verbrauch bestimmt sind, unterscheidet man je nach Herstellungsverfahren:

- Abkochungen (Decocta),
- Aufgüsse (Infusa),
- Mazerate.

Alle wässrigen Drogenauszüge werden in der Regel aus 1 Teil Droge und 10 Teilen Wasser hergestellt, sofern kein anderes Ansatzverhältnis angegeben ist. Auszüge verschreibungspflichtiger Drogen (z. B. Digitalisblätter) dürfen nur dann hergestellt werden, wenn in der Verschreibung das Verhältnis von Droge zu Wasser angegeben ist.

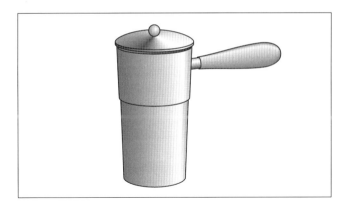

b. 3.29  Infundierbüchse

Um eine ausreichende Wirkstofffreisetzung zu gewährleisten, schrieb das DAB 8 den Zerkleinerungsgrad der Drogen vor. Je nach Art der zu verwendenden Pflanzenteile oder der Wirkstoffe ist folgende Zerkleinerung zu wählen:

- Blätter, Blüten und Kräuter zerschnitten (4000),
- Hölzer, Rinden, Wurzeln zerschnitten (2800),
- Früchte, Samen zerschnitten (2000),
- alkaloidhaltige Drogen gepulvert (710).

Ausnahmen von dieser Vorschrift werden in drei Drogenmonographien gemacht. Abkochungen aus Bärentraubenblättern sind aus gepulverter Droge (710), Mazerate aus Eibischwurzel mit zerschnittener Droge (4000) und aus Leinsamen mit der Ganzdroge herzustellen. Die Herstellung der wässrigen Drogenauszüge muss unter Verwendung von Geräten aus indifferentem Material erfolgen, das gegen Drogeninhaltsstoffe und etwaige Zusätze (z. B. Säuren) beständig ist. In diesem Sinne haben sich Infundierbüchsen aus Porzellan bewährt (s. Abb. 3.29).

**Abkochungen (Decocta)** werden immer dann hergestellt, wenn die Wirkstoffe nur durch längeres Kochen aus der Droge extrahiert werden können. Dies ist meist bei harten Hölzern, Rinden oder Wurzeln sowie bei schwerlöslichen Wirkstoffen (Bärentraubenblättern) der Fall. Die Extraktionstechnik ist eine Heißmazeration von 30 Minuten Dauer.

**Aufgüsse (Infusa)** werden in der Regel bei weichen Drogenorganen (z. B. Blättern, Kräutern) mit gut löslichen Wirkstoffen bereitet. Die Extraktionstechnik ist eine Heißmazeration von 5 Minuten Dauer.

**Mazerate** stellen Auszüge aus Schleimdrogen dar. Schleimstoffe sind in der Kälte leicht löslich und können daher gut kalt extrahiert werden. Wässrige Auszüge von Leinsamen und Eibischwurzeln müssen nach DAB 8 als Kaltmazerat hergestellt werden.

Den Tinkturen vergleichbar sind die für Stadapräparate verwendeten **Stadatrate**. Als Extraktionsmittel werden den Ethanol-Wasser-Gemischen Zusätze von Glycerol und Ammoniak-Lösung oder Triethanolamin zur höheren Wirkstoffausbeute beigefügt. Stadatrate werden durch Mazeration oder Digestion mit einem Ansatzverhältnis von ca. 1 zu 5 hergestellt. Die weitere Verarbeitung ent-

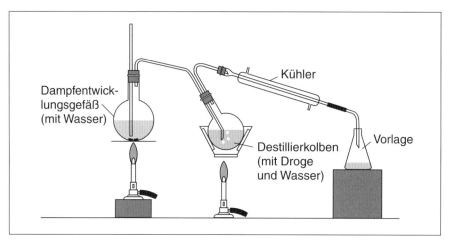

**Abb. 3.30**  Wasserdampfdestillation

spricht der von Tinkturen. Beispiele für Stadatrate sind Stadatrat Chamomillae, Stadatrat Primulae comp. und Stadatrat Thymi comp.

**Auszugssirupe** werden aus wässrigen Drogenauszügen durch Auflösen von Zucker unter Aufkochen hergestellt. Durch die hohe Zuckerkonzentration wird eine gewisse Konservierung erreicht und damit die Haltbarkeit verbessert. Beispiel für einen Auszugssirup aus dem DAC ist Eibischwurzelsirup (Sirupus althaeae).

Tinkturen, die mit essigsäurehaltigem Extraktionsmittel hergestellt werden, bezeichnet man als **medizinische Essige (Aceta)**. Das DAB 6 führt als Beispiel Acetum sabadillae (Sabadillessig) auf.

**Auszugsöle** werden durch Mazeration der Droge mit einem ölhaltigen Extraktionsmittel (z. B. aus Ethanol, Ammoniak-Lösung, Erdnussöl) hergestellt. Beispiele für Auszugsöle sind Oleum hyoscyami (Bilsenkrautöl) und Oleum hyperici (Johanniskrautöl).

**Auszugssalben** werden durch Digestion der Droge mit der verflüssigten Salbengrundlage hergestellt. Dabei wird manchmal die Droge vorher mit Ethanol/Ammoniak angefeuchtet. Beispiele für Auszugssalben sind Unguentum flavum und Unguentum majoranae.

Eine besondere Art von Drogenauszügen stellen **ätherische Öle** dar. Sie werden allerdings nicht immer durch Extraktionsverfahren gewonnen. Die einfachste Gewinnungsmethode ist die **Wasserdampfdestillation** (s. Abb. 3.30), die auch zur Bestimmung des ätherischen Ölgehalts in Drogen herangezogen wird. Ätherische Öle sind mit Wasserdampf schon weit unter ihrem Siedepunkt (150–300 °C) flüchtig. Da sie jedoch wasserunlöslich sind, trennen sich die Kondensate automatisch voneinander. Zur Extraktion von ätherischem Öl sind lipophile Lösungsmittel wie Petrolether besonders geeignet. Für hochwertige Öle (Parfümherstellung) werden auch tierische Fette (Rindertalg, Schweinefett) als Extraktionsmittel verwendet, die anschließend ihrerseits mit Ethanol extrahiert werden. Die Spitzenqualität der auf diese Weise gewonnenen Öle muss mit einem sehr hohen Preis bezahlt werden.

Neuerdings werden auch druckverflüssigte Gase wie $CO_2$ zur Extraktion ätherischer Öle und anderer lipophiler Inhaltsstoffe eingesetzt. Gase lassen sich nur unterhalb ihrer kritischen Temperatur (bei $CO_2$ ist diese -31 °C) durch Druck verflüssigen. Durch die niedrige Extraktionstemperatur ist das Verfahren außerordentlich schonend für die Wirkstoffe, außerdem ist es umweltfreundlich, da auf organische Lösungsmittel verzichtet wird.

## Suspensionen

Suspensionen sind grobdisperse Feststoffverteilungen in einer flüssigen Phase.

Sie können innerlich oder äußerlich appliziert werden. Suspensionen zum äußerlichen Gebrauch werden häufig als Lotionen bezeichnet (z. B. Lotio zinci). Daneben wird auch der Begriff Schüttelmixtur oder Trockenpinselung verwendet.

Die Teilchengröße der dispersen Phase liegt im Bereich zwischen 1 und 100 µm, der Feststoffanteil erreicht bis zu 40%. Bei noch größerem Feststoffanteil verliert das System seine Fließfähigkeit und wird zur Paste (s. Kap. 5.3.2). Voraussetzung für die Entstehung einer Suspension ist die Unlöslichkeit des Feststoffes in der flüssigen Phase. Daher lassen sich gerade unlösliche oder schwerlösliche Arzneistoffe (z. B. Antazida, Antibiotika) in eine peroral applizierbare, flüssige Form bringen, die eine leichte Einnahme ermöglicht und Geschmackskorrekturen erlaubt. Folglich kommt peroral anzuwendenden Suspensionen vor allem in der Kinderheilkunde eine große Bedeutung zu.

Bei der äußerlichen Anwendung sind Suspensionen als flüssige Puder aufzufassen, die gegenüber Trockenpudern den Vorteil bequemerer Applizierbarkeit und besserer Haftfähigkeit besitzen. Als Nachteile von Suspensionen sind häufige Schwierigkeiten bei der Herstellung und die Instabilität des dispersen Systems zu nennen, die auf dem relativ heterogenen Aufbau beruhen.

Unter den Darreichungsformen der Ph. Eur. sind Suspensionen sowohl bei den flüssigen Zubereitungen zum Einnehmen, zur kutanen Anwendung sowie zur Anwendung an Auge und Ohr als auch bei den Injektionszubereitungen aufgeführt.

### Benetzbarkeit von Feststoffen

Ursache für Herstellungsprobleme bei Suspensionen ist meist die schlechte Benetzbarkeit der Feststoffphase. Unter Benetzbarkeit versteht man die Fähigkeit auch unlöslicher Stoffe, Flüssigkeitsmoleküle an ihrer Oberfläche zu binden oder anzureichern. Die dadurch gebildete Solvathülle wird als **Lyosphäre** bezeichnet.

Die Benetzbarkeit von Feststoffen ist sehr unterschiedlich und in der chemischen Zusammensetzung begründet.

Sauerstoffhaltige Verbindungen wie Oxide, Sulfate, Carbonate sind Wasser gegenüber gut benetzbar (**lyophil**), d. h., in wässriger Suspension besitzen die Partikeln eine Solvathülle (Lyosphäre), die eine Zusammenballung von Feststoffteilchen verhindert. Die Lyosphäre bildet hierbei nicht nur einen mechanischen Schutz, sondern bewirkt auch eine elektrische Abstoßung, da die Adsorption von Ionen zu einer gleichsinnigen Aufladung der Partikeln führt. Sauerstofffreie Verbindungen wie Schwefel, Graphit, Sulfide sind dagegen lyophob gegenüber Wasser. Sie lassen sich schlecht benetzen, klumpen in Wasser zu Agglomeraten zusammen und adsorbieren anstelle der Flüssigkeit Luft an ihrer Oberfläche. Nicht benetzte Agglomerate mit eingeschlossener Luft steigen, da sie spezifisch leichter sind, im Dispersionsmittel nach oben. Man nennt diesen Vorgang **Flotation**. Auch wenn es gelingt, die lyophoben Teilchen gleichmäßig im Dispersionsmittel zu verteilen, ist die Stabilität der Zubereitung gering. Wegen der fehlenden Lyosphäre ist die Tendenz zur Agglomeration und Flockenbildung groß. Für Wasser lyophile Festsubstanzen sind in Bezug auf organische lipophile Lösungsmittel lyophob und umgekehrt.

Durch Zusatz von Hilfsstoffen, sogenannten Dispergiermitteln, können auch lyophobe Substanzen zu einer stabilen Suspension verarbeitet werden.

### 3.5.2 Dispergiermittel

Dispergiermittel vermitteln eine Suspension entweder durch Herabsetzung der Grenzflächenspannung oder durch Erhöhung der elektrostatischen Abstoßung der Partikeln. Durch Zugabe geringer Mengen grenzflächenaktiver Stoffe (Tenside) wird die Benetzbarkeit lyophober Substanzen erhöht. Für wässrige Suspensionen werden z. B. Polysorbate als **Suspensionsvermittler** eingesetzt. Die optimale Konzentration des Hilfsstoffes muss für den jeweiligen Fall experimentell ermittelt werden. Durch den Suspensionsvermittler wird nicht nur die Herstellung erleichtert, sondern auch die Stabilität der Zubereitung erhöht. Eine elektrostatische Abstoßung der Teilchen lässt sich durch Zugabe von schwachen Elektrolyten erreichen. Durch Adsorption von Ionen an der Teilchenoberfläche werden die Partikeln gleichsinnig aufgeladen. Der Vorgang wird als **Peptisation**, die Hilfsstoffe als **Peptisatoren** bezeichnet. Peptisatoren werden in sehr geringer, experimentell ermittelter Konzentration zugefügt, da bei Überschreitung der optimalen Menge eine Ausflockung eintritt.

Kolloidelektrolyte sind Dispergiermittel, die sowohl eine Suspensionsvermittlung wie auch eine Peptisation bewirken können.

## 3.5.3 Sedimentbildung

Die Instabilität des dispersen Systems beruht bei Suspensionen auf der Dichtedifferenz zwischen Flüssigkeit und Feststoff. Durch den Einfluss der Schwerkraft sinken die dispergierten Teilchen zu Boden, d. h. sie sedimentieren. Daher kommt es zu einer Phasentrennung in Sediment und überstehende Flüssigkeit. Die Sedimentation kann auf zweierlei Weise erfolgen (s. Abb. 3.31): Im ersten Fall setzen sich die Feststoffpartikeln unterschiedlicher Größe nacheinander ab, zuerst größere Teilchen, zuletzt feinste Partikeln. Das Sediment wächst bei dieser **unbehinderten Sedimentation** vom Boden her an (**aufsteigende Sedimentation**). Der zweite Fall kann bei feindispersen Suspensionen eintreten, wenn die Feststoffteilchen agglomerieren und Flocken bilden. Die voluminösen Agglomerate berühren sich in der Suspension gegenseitig und bauen so ein schwach kohärentes Gerüst auf. Dieses sinkt durch den Einfluss der Schwerkraft langsam in sich zusammen, so dass das Sedimentvolumen kleiner wird. Diese Art der Sedimentbildung wird **absteigende** oder **behinderte Sedimentation** genannt.

Da peroral anzuwendende Suspensionen nach Volumen dosiert werden, ist eine Sedimentation wegen der Gefahr von Fehldosierungen grundsätzlich unerwünscht. Daher können sie nach Ph. Eur. zwar ein Sediment zeigen, dieses muss aber durch Schütteln leicht dispergierbar sein. Außerdem muss die aufgeschüttelte Suspension genügend lange stabil bleiben, um die Entnahme der genauen Dosis bzw. einer homogenen Zubereitung aus dem Behältnis zu gewährleisten

Die Sedimentationsgeschwindigkeit ist nach dem Stokesschen Fallgesetz für kugelförmige Körper

- von der Teilchengröße,
- dem Dichteunterschied der beiden Phasen und
- der Viskosität der Flüssigkeit

abhängig. Diese Gesetzmäßigkeiten lassen sich ohne weiteres auf Suspensionen übertragen. Die Abhängigkeit der Sedimentation von der Teilchengröße ist besonders groß. Die Sedimentationsgeschwindigkeit ist dem Quadrat des Teilchenradius direkt proportional. Partikeln mit dem doppelten Durchmesser sedi-

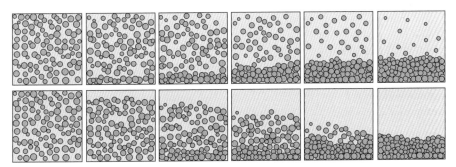

Abb. 3.31 Aufsteigende und absteigende Sedimentation

mentieren viermal so schnell. Durch Zerkleinerung der Feststoffphase lässt sich die Sedimentbildung verlangsamen. Sehr kleine Partikeln (z. B. kolloidale Teilchen) können überhaupt nicht mehr sedimentieren, da sie der Brownschen Molekularbewegung unterliegen und in der Schwebe gehalten werden.

Theoretisch wäre es aus diesem Grunde günstig, alle zu suspendierenden Feststoffe vor ihrer Verarbeitung zu mikronisieren. Diese Überlegung hat sich jedoch in der Praxis nicht nur wegen des hohen Aufwandes nicht durchgesetzt. Sehr feine Feststoffteilchen besitzen eine relativ große Oberfläche mit freien Kräften. Sie neigen daher, auch in Flüssigkeiten dispergiert, zur Agglomeratbildung, was ihre Sedimentation wiederum stark beschleunigt. Ist der Feststoff in der flüssigen Phase auch nur wenig löslich, so kommt es zu Umkristallisationen. Die kleineren Partikeln lösen sich auf, während die größeren durch Kristallisation wachsen. Daher muss in Bezug auf die Teilchengröße ein Kompromiss eingegangen werden.

Der Dichtedifferenz der beiden Phasen ist die Sedimentationsgeschwindigkeit direkt proportional. Während die Feststoffdichte unbeeinflussbar ist, lässt sich die Flüssigkeitsdichte durch Auflösen von Festsubstanzen oder Mischen mit spezifisch schwereren Flüssigkeiten in beschränktem Umfang erhöhen. Eine Angleichung der Dichten, die eine Sedimentation verhindern würde, ist dadurch jedoch nicht zu erreichen.

Der Viskosität der Flüssigkeit gegenüber ist die Sedimentationsgeschwindigkeit umgekehrt proportional. Eine Behinderung der Sedimentation ist durch Viskositätserhöhung der flüssigen Phase erreichbar. Hilfsstoffe, welche die Viskosität erhöhen, werden in diesem Zusammenhang als **Suspensionsstabilisatoren** bezeichnet. Als Hilfsstoffe dieses Typs werden neben den viskosen Flüssigkeiten (z. B. Glycerol, Sorbitol-Lösung 70%) häufig Schleim- oder Gelbildner eingesetzt. Als viskositätserhöhende Schleimstoffe sind Celluloseether, Tragant u. a. zu nennen. Besonders wirksam sind strukturviskose Gele wie Bentonitgel, die sich durch Schütteln in den Solzustand überführen lassen. Im Ruhezustand (Gel) ist eine Sedimentbildung unmöglich, während vor der Applikation die Gießbarkeit (Sol) durch Schütteln leicht wiederherstellbar ist.

Mit steigender Konzentration nimmt die gegenseitige Behinderung der Teilchen zu, was zu einer Verzögerung der Sedimentbildung führt. Ist die Feststoffkonzentration so hoch, dass sich die Solvathüllen berühren, schließt dies eine Sedimentation aus.

Vor dem Gebrauch müssen Suspensionen umgeschüttelt werden, um die sedimentierten Anteile erneut gleichmäßig zu verteilen. Dies gelingt nur, wenn das Sediment leicht aufschüttelbar ist. Das ist jedoch nicht immer der Fall. Die sedimentierten Partikeln können sich bei längerer Lagerung am Boden verfestigen. Die Verfestigung wird häufig durch viskositätserhöhende Schleime begünstigt, die zur Verklebung der Partikeln führen. Man nennt diesen Vorgang **Kuchenbildung** (engl.: caking). Die Kuchenbildung kann zur **Zementation** des Sedimentes führen, was bedeutet, dass die Phasentrennung irreversibel geworden ist. Auch Suspensionsvermittler können die Packungsdichte erhöhen, so dass die Aufschüttelbarkeit erschwert wird. Durch die teilweise Lösung der Feststoffphase mit nachfolgender Kristallisation kann es zur Verfilzung des Bodenkörpers kommen.

Auch der Verlust von Solvathüllen und stabilisierenden Ladungen erschwert die Aufschüttelbarkeit der Zubereitung.

## 3.6 Emulsionen

> Emulsionen sind grobdisperse Systeme aus zwei nicht mischbaren, flüssigen Phasen, wobei eine Flüssigkeit die innere, dispergierte Phase, die andere die äußere, geschlossene Phase, bildet.

Eine Nichtmischbarkeit der beiden flüssigen Komponenten setzt voraus, dass eine Phase polar und hydrophil (z. B. Wasser) und die andere unpolar und lipophil (z. B. fettes Öl) ist. Zur leichteren Unterscheidung wird die hydrophile Phase immer mit „W", die lipophile mit „O" bezeichnet, obwohl auch andere Komponenten als Wasser und Öl möglich sind. Im Extremfall könnte sogar ein fettes Öl hydrophile Phase sein, wenn es mit Siliconöl gemischt wird.

Bei Emulsionen ist die innere Phase in Form von Kügelchen oder Tröpfchen (monoform) der Größenordnung 1 bis 30 µm polydispers im Dispersionsmittel verteilt. Durch die unterschiedliche Lichtbrechung der Phasen erscheinen Emulsionen weiß bzw. trübe.

Zwei untereinander nicht mischbare Flüssigkeiten W und O können sich sowohl so verteilen, dass W die äußere und O die innere Phase ist, als auch umgekehrt (s. Abb. 3.32). Den erstgenannten Emulsionstyp nennt man **Öl-in-Wasser-Emulsion** (O/W-Emulsion), den zweiten **Wasser-in-Öl-Emulsion** (W/O-Emulsion). Milch und Rahm sind O/W-Emulsionen, Butter hingegen eine W/O-Emulsion. Neben diesen einfachen Emulsionssystemen sind auch doppelte möglich, wenn die Tröpfchen der dispergierten Phase ihrerseits Kügelchen der anderen Phase enthalten. Auf diese Weise ergeben sich W/O/W-Emulsionen oder O/W/O-Emulsionen. **Mischemulsionen** oder ambiphile Emulsionen sind Systeme, bei denen keine Unterscheidung zwischen innerer und äußerer Phase möglich ist. Sie kommen nur bei Emulsionssalben vor (s. Kap. 5.3.3).

Emulsionen können zum innerlichen oder äußerlichen Gebrauch bestimmt sein. Ölige Flüssigkeiten (z. B. Lebertran) lassen sich als O/W-Emulsion geschmacklich verbessern und daher leichter einnehmen, was besonders in der Kinderheilkunde praktische Bedeutung hat.

Äußerlich sind sowohl O/W- als auch W/O-Emulsionen im Gebrauch. Besonders im kosmetischen Bereich spielen O/W-Emulsionen, die dort häufig als Milch oder Lotion bezeichnet werden, eine große Rolle. Früher (DAB 6) war für einige äußerliche W/O-Emulsionen die Bezeichnung Liniment üblich (z. B. Linimentum calcariae). Viele Cremes und abwaschbare Salben stellen vom Aufbau her ebenfalls Emulsionssysteme dar (s. Kap. 5.3.3). Dispersionen zweier nicht mischbarer Flüssigkeiten sind ohne Hilfsstoffe nur schwer herzustellen und instabil. Erst die Zugabe von Emulgatoren erleichtert die Herstellung und führt zu einer

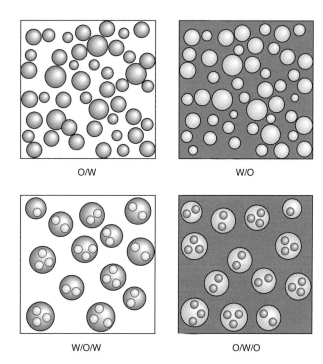

**Abb. 3.32** Emulsionstypen

gewissen Stabilität. Ohne Emulgator hergestellte Emulsionen werden als **Quasiemulsionen** bezeichnet. Ursache für Herstellungsschwierigkeiten und Instabilität ist die hohe Grenzflächenspannung zwischen den Phasen.

### 3.6.1 Grenzflächenspannung

Da eine jede lipophile Phase wasserabstoßend ist, d. h. fast keine Anziehungskräfte auf die Wasserdipole ausübt, herrschen an der Grenzfläche zum Öl ähnliche Kräfteverhältnisse wie an der Wasseroberfläche (s. Kap. 3.1.3). Auch hier ist ein Bestreben vorhanden, die Grenzfläche möglichst klein zu halten. An der Phasengrenze zweier Flüssigkeiten wird diese Eigenschaft als Grenzflächenspannung bezeichnet. Hohe Grenzflächenspannung ist ein starkes Hindernis für eine Emulsionsbildung, da sich die Verteilung der dispersen Phase unter gleichzeitiger Grenzflächenvergrößerung vollzieht.

Die für eine feine Dispergierung notwendige Arbeit ist sehr groß, da sie dem Produkt aus Grenzflächenspannung und Grenzflächenvergrößerung entspricht. Dadurch wird auch der Energieinhalt des Systems stark erhöht. Die Grenzflächenenergie ist der Grenzfläche und der Grenzflächenspannung direkt proportional (Grenzflächenenergie = Grenzflächenspannung · Grenzfläche). Ein solch energiereiches System ist von Natur aus instabil und strebt einen möglichst energiearmen Zustand an. Dies bedeutet für eine Emulsion Phasentrennung.

Da Emulsionen besonders feindispers sein sollten, muss sehr viel Energie (starke Bewegung) in das System gesteckt werden, um die notwendige Grenzflächenvergrößerung herbeizuführen.

Selbst wenn diese Arbeit tatsächlich aufgewendet wird, ist das Emulsionssystem instabil und nur von kurzer Lebensdauer. Einzige Möglichkeit, die Grenzflächenenergie herabzusetzen und damit zu einem stabileren System zu kommen, ist die Erniedrigung der Grenzflächenspannung.

Dies ist durch **grenzflächenaktive Substanzen** möglich, die sich an der Grenzfläche anreichern bzw. eine neue Grenzfläche mit geringerer Spannung bilden. Diese Stoffe, die ihrem chemischen Aufbau nach amphiphil sind, werden allgemein als **Tenside** bezeichnet. Werden grenzflächenaktive Substanzen als Hilfsstoffe für Emulsionen eingesetzt, bezeichnet man sie als **Emulgatoren**.

**Emulgatorwirkung**
Bringt man eine amphiphile Verbindung in Wasser, so reichern sich die Tensidmoleküle bei geringer Konzentration zunächst an der Oberfläche an (s. Abb. 3.33). Dabei orientiert sich der hydrophile Teil zum Wasser, während der lipophile aus der Oberfläche ragt ①. Mit steigender Konzentration wird die Oberfläche immer mehr besetzt, bis ein zusammenhängender monomolekularer Film entstanden ist ② ③. Durch diesen Vorgang wird die Spannung an der Ober-

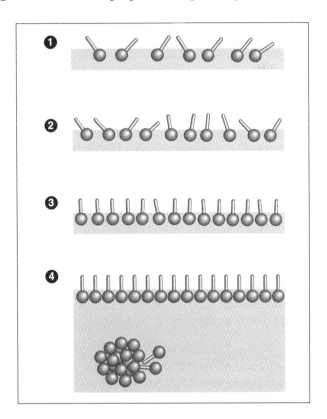

**b. 3.33** Anreicherung von Tensidmolekülen an der Oberfläche (1–3) und Mizellenbildung (4)

fläche stark herabgesetzt, was an der leichten Schaumbildung erkennbar ist. Wird die Konzentration weiter erhöht, so müssen Tensidmoleküle in das Innere der Flüssigkeit. Da ein Molekülteil jedoch hydrophob ist, wird sich dieser möglichst von Wassermolekülen fernhalten und bestrebt sein, seinesgleichen zu finden. Auf diese Weise entstehen meist kugelförmige Assoziate von Tensidmolekülen, deren hydrophober Teil ins Kugelinnere zeigt, während der hydrophile Teil die Kugeloberfläche bildet ④ (s. Kap. 3.2.2). Man nennt solche Assoziate **Mizellen**. Mizellen bilden sich erst dann, wenn die Tensidkonzentration so hoch ist, dass sämtliche Oberflächen des Wassers besetzt sind. Man nennt diesen Punkt die **kritische Mizellbildungskonzentration** (CMC). Oberhalb der CMC wird die Oberflächenspannung durch weitere Tensidzugabe nicht mehr beeinflusst.

Ähnliche Erscheinungen wie an der Oberfläche des Wassers sind auch an der Grenzfläche zweier nicht mischbarer flüssiger Phasen zu beobachten. Da sich der hydrophile Anteil in der wässrigen, der lipophile in der öligen Phase löst, reichern sich amphiphile Verbindungen an der Grenzfläche an und bilden dort gewissermaßen eine Brücke zwischen den gegensätzlichen Phasen. Dadurch wird die Spannung an der Phasengrenze erheblich verringert.

Durch die Emulgatorwirkung wird nicht nur die Emulsionsherstellung erleichtert, sondern auch eine größere Stabilität des Systems erreicht, was auf die geringere Grenzflächenenergie zurückzuführen ist.

Die Bildung eines Emulgatorfilms an der Phasengrenzfläche hat zusätzlich eine zweite stabilisierende Funktion. Das Zusammenfließen von Tröpfchen der dispergierten Phase wird durch den mechanischen Schutz des Emulgatorfilms verhindert. Voraussetzung dafür ist, dass die Emulgatorhaut genügend zäh und elastisch ist und bei einem Zusammenprall nicht reißt. Durch Kombination mehrerer Emulgatoren können besonders widerstandsfähige Filme entstehen. Die mechanische Schutzwirkung wird auch bei der Verwendung von Feststoffpulvern als Emulsionshilfsstoffen ausgenutzt.

### 3.6.2 Phasenverteilung

Wie schon in der Einleitung erwähnt, sind bei Emulsionen grundsätzlich zwei verschiedene Phasenverteilungen möglich (W/O oder O/W). Die Art der Phasenverteilung wird beeinflusst durch

- die Art des Emulgators,
- die Konzentrationsverhältnisse,
- die Herstellungstechnik.

Wesentlichen Einfluss auf die Phasenverteilung hat nach der **Bancroftschen Regel** die Art des verwendeten Emulgators.

> Diejenige Flüssigkeit, in der sich der Emulgator besser löst, bildet die äußere Phase.

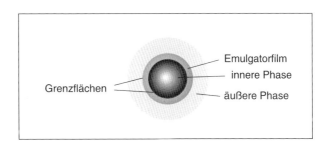

**3.34** Grenzflächen am Emulgatorfilm

Diese Regel lässt sich so erklären, dass die Flüssigkeit die äußere Phase bildet, in der sich an der Grenzfläche der größere Teil des Emulgatormoleküls befindet. Eine Krümmung dieser Grenzfläche ist natürlich leichter um den kleineren Emulgatoranteil möglich. Dabei ist noch zu berücksichtigen, dass der polare Molekülteil mehr oder weniger stark hydratisiert und damit voluminöser werden kann.

Die Bancroftsche Regel lässt sich auch anhand der auftretenden Grenzflächenspannungen erklären. Durch die Bildung des Emulgatorfilms entstehen zwischen Emulgator und den beiden Phasen zwei neue Grenzflächen (s. Abb. 3.34).

Die Phasengrenze mit der größeren Spannung hat ein stärkeres Bestreben, klein zu bleiben und wird daher zur inneren Grenzfläche. An der Grenze zur äußeren Phase herrscht dagegen eine geringere Spannung, was auf die größere Affinität zwischen Emulgator und äußerer Phase hindeutet.

Eine Ausnahme von der Bancroftschen Regel ist Lecithin, welches trotz guter Fettlöslichkeit meist O/W-Emulsionen bildet. Auch in anderen Fällen ist wegen der Konzentrationsabhängigkeit der Phasenverteilung die Gültigkeit der Regel eingeschränkt.

Bei unterschiedlichen Phasenvolumina wäre zu erwarten, dass die im Überschuss vorhandene Flüssigkeit zur äußeren Phase wird. Dies ist jedoch nicht immer der Fall. Denkt man sich die Teilchen der dispergierten Phase kugelrund und gleich groß (monodispers), so können sie höchstens einen Volumengehalt von 74% ausmachen, da sich bei dieser Konzentration alle Tröpfchen berühren. Bei polydisperser Verteilung und Deformation der Flüssigkeitskügelchen sind Konzentrationen bis zu einem Volumengehalt von 98% (V/V) der inneren Phase möglich, beispielsweise bei Mayonnaise (s. Abb. 3.35).

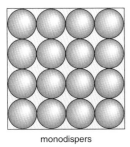
monodispers

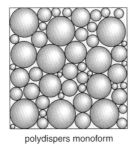
polydispers monoform

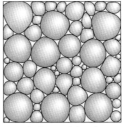
polydispers deformiert

**3.35** Phasenverhältnisse bei Emulsionssystemen

Während der Herstellung kann es durch Veränderung der Konzentrations- oder Temperaturverhältnisse zu einer **Phasenumkehr (Phasenwechsel)** kommen. Dieser Fall ist bei der Herstellung von Emulsionssalben (s. Kap. 5.3.3) von Bedeutung.

**Bestimmung der Phasenverteilung**
Zur Bestimmung der Phasenverteilung einer Emulsion sind verschiedene Prüfungen möglich. Bei den meisten Methoden wird die Tatsache ausgenutzt, dass die Eigenschaften des Systems von der äußeren Phase bestimmt werden. Dies gilt insbesondere für Mischbarkeit, Färbbarkeit und Leitfähigkeit.

Eine Emulsion ist nur dann mit Wasser mischbar, wenn die äußere Phase wässrig ist (z. B. Milch). W/O-Emulsionen können dagegen nur mit öligen Flüssigkeiten verdünnt werden. Aus dem gleichen Grunde sind nur O/W-Emulsionen leicht abwaschbar, während W/O-Emulsionen auf der Haut einen wasserabstoßenden Fettfilm bilden.

Hydrophile Farbstoffe (z. B. Methylenblau) sind nur in der wässrigen Phase löslich und färben diese an. Lipophile Farbstoffe (z. B. Sudanrot) lösen sich dagegen nur in der öligen Phase. Eine schnelle und gleichmäßige Anfärbung der Emulsion ist nur mit dem Farbstoff möglich, der sich in der äußeren Phase löst. Im Zweifelsfall lässt sich die angefärbte Phase leicht unter dem Mikroskop ermitteln.

Während Öle aufgrund der unpolaren Moleküle keine elektrische Leitfähigkeit aufweisen, ist sie bei wässrigen, ionogenen Lösungen vorhanden. Eine Emulsion kann nur dann den Strom leiten, wenn die äußere, kohärente Phase wässrig ist. W/O-Emulsionen sind dagegen wie ihre äußere Phase Nichtleiter oder schlechte Leiter.

Schließlich lässt sich der Emulsionstyp auch mit einem blauen Kobalt-Indikatorpapier bestimmen, welches in Gegenwart von Wasser nach rosa umschlägt. O/W-Emulsionen bewirken einen sofortigen Farbumschlag, bei W/O-Emulsionen tritt dieser erst verzögert auf.

### 3.6.3 HLB-System

Die Wasser- bzw. Fettlöslichkeit amphiphiler Verbindungen bestimmt wesentlich deren Eigenschaften und damit ihren Verwendungszweck. Nach der Bancroftschen Regel kommen als O/W-Emulgatoren überwiegend hydrophile, als W/O-Emulgatoren überwiegend lipophile Tenside in Frage. Für das Verhalten amphiphiler Substanzen ist daher der Anteil der polaren (hydrophilen) Gruppen im Gesamtmolekül maßgebend.

Als Maß für das Verhältnis von hydrophilem und lipophilem Anteil im Tensidmolekül wurde nach Griffin der HLB-Wert geschaffen. HLB ist eine Abkürzung für hydrophilic-lipophilic-balance. Die Skala der HLB-Werte für nichtionogene Tenside reicht von 0 bis 20, was einem hydrophilen Anteil von 0% bis 100% entspricht (s. Abb. 3.36). Dieser Anteil lässt sich rein stöchiometrisch errechnen. 50% hydrophiler Anteil entsprechen einem HLB-Wert von 10, 25% einem HLB-Wert von 5 und 75% einem HLB-Wert von 15.

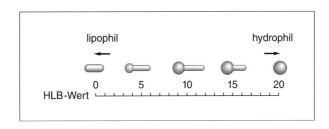

**3.36** HLB-Skala

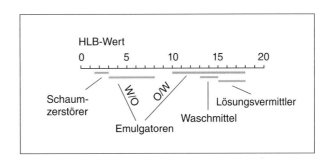

**3.37** Einsatzmöglichkeiten von Tensiden mit unterschiedlichem HLB-Wert

Bei ionogenen Tensiden ist eine Berechnung des HLB-Wertes nach diesem Schema nicht möglich, da der hydrophile Anteil hier viel stärker polar ist und sich entsprechend auf die Eigenschaften auswirkt. Durch experimentellen Vergleich mit den Eigenschaften nichtionogener Verbindungen, wie z. B. der Löslichkeit in polaren und unpolaren Lösungsmitteln, lässt sich der HLB-Wert auch ionogener Tenside ermitteln. Durch die ausgeprägte Polarität sind bei diesen Stoffen auch HLB-Werte von über 20 möglich.

Die Kenntnis des HLB-Wertes ermöglicht eine Einteilung der Tenside nach Eigenschaften und Einsatzmöglichkeiten (s. Abb. 3.37, Tab. 3.10).

Wie aus obigem Schema zu ersehen und nach den bisherigen Ausführungen zu erwarten ist, liegen W/O-Emulgatoren im überwiegend lipophilen Bereich, O/W-Emulgatoren dagegen im überwiegend hydrophilen Bereich. Ein Vorteil des HLB-Systems liegt in der Möglichkeit der leichten HLB-Wert-Berechnung von Emulgatorkombinationen.

Der HLB-Wert einer Emulgatorkombination lässt sich durch Mischungsrechnung leicht ermitteln. Mischt man beispielsweise 1 Teil Tween 80® (HLB-Wert 15) mit 2 Teilen Span 80® (HLB-Wert 4,3), so ergibt sich für die Mischung

$$\frac{15 + 4,3 \cdot 2}{3} = 7,9$$

also ein W/O-Emulgator.

**Tab. 3.10** HLB-Werte wichtiger Rezepturhilfsstoffe

| Emulgator (Handelsname) | HLB-Wert |
|---|---|
| Cetylstearylalkohol (Lanette O®) | 1,0 |
| Sorbitanmonooleat (Span 80®) | 4,3 |
| Sorbitanmonostearat (Span 60®) | 4,7 |
| Glycerolmonostearat 60 (Tegin®) | 5,5 |
| Sorbitanmonopalmitat (Span 40®) | 6,7 |
| Sorbitanmonolaurat (Span 20®) | 8,6 |
| Macrogol-400-monostearat (Cremophor S9®) | 11,1 |
| Polysorbat 60 (Tween 60®) | 14,9 |
| Polysorbat 80 (Tween 80®) | 15,0 |
| Macrogol-1000-glycerolmonostearat (Tagat S2®) | 15,6 |
| Polysorbat 20 (Tween 20®) | 16,7 |
| Natriumcetylstearylsulfat (Lanette E®) | 37,0 |

### 3.6.4 Emulsionshilfsstoffe

Emulsionshilfsstoffe haben die Aufgabe, die Emulsionsbildung zu erleichtern und die Emulsion zu stabilisieren. Neben echten Emulgatoren können zu diesem Zweck auch unlösliche Emulgatoren und Quasiemulgatoren eingesetzt werden.

**Echte Emulgatoren**

> Echte Emulgatoren sind grenzflächenaktive Verbindungen (Tenside), die durch Filmbildung die Grenzflächenspannung herabsetzen.

Die Einteilung dieser Stoffe ist möglich nach

- dem Emulsionstyp in O/W- und W/O-Emulgatoren,
- der Verwendung für innerliche oder äußerliche Zwecke,
- ihrem chemischen Aufbau.

Der besseren Übersicht wegen soll dem letzteren Kriterium der Vorzug gegeben werden. Nach diesem Ordnungsprinzip lassen sich zwei große Gruppen von Emulgatoren unterscheiden (s. Abb. 3.38):

- ionogene Emulgatoren (s. Tab. 3.11),
- nichtionogene Emulgatoren (s. Tab. 3.12).

Die ionogenen Emulgatoren lassen sich ihrerseits in drei Gruppen einteilen, und zwar

- anionenaktive Emulgatoren,
- kationenaktive Emulgatoren,
- amphotere Emulgatoren.

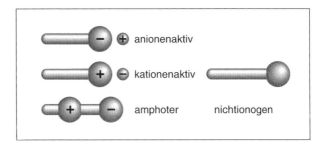

**3.38** Emulgatortypen

**3.11** Ionogene Emulgatoren

| anionenaktive Emulgatoren (Typ) | Beispiele | Eigenschaften |
|---|---|---|
| Alkaliseifen (O/W) | Natriumpalmitat Natriumstearat | alkalisch, erdalkaliunverträglich, Anwendung äußerlich |
| Metallseifen (W/O) | Calciumstearat Magnesiumstearat | Anwendung äußerlich, Beisp. Kalkliniment DAB 6 |
| Aminseifen (O/W) | Triethanolaminstearat | neutral, elektrolytunverträglich, in Kosmetika |
| Alkylsulfate (O/W) | Natriumcetylsulfat, Natriumstearylsulfat Natriumlaurylsulfat | neutral, in Lanette®-Mischemulgatoren für Salben, Beisp. Hydrophile Salbe |
| Alkylsulfonate (O/W) | Natriumcetylsulfonat | neutral, auch als Netzmittel |
| **kationenaktive Emulgatoren (Typ)** | **Beispiele** | **Eigenschaften** |
| quartäre Ammoniumsalze (O/W) | Benzalkoniumchlorid | Konservierungsmittel, anionenunverträglich, Stabilisatoren erforderlich |
| Pyridiniumverbindungen (O/W) | Cetylpyridiniumchlorid | Konservierungsmittel, anionenunverträglich, Stabilisatoren erforderlich |
| **amphotere Emulgatoren (Typ)** | **Beispiele** | **Eigenschaften** |
| Phosphatide (O/W und W/O) | Lecithin | öllöslich, aber meist O/W-Emulsionen, für Lebensmittel |
| Ampholytseifen (Betaine) (O/W) | Cocamidopropylbetain | äußerlich in Waschlotionen |
| Eiweißstoffe (Proteine) (O/W) | Gelatine | innerlich, elektrolytempfindlich, wärmeempfindlich |

**Tab. 3.12** Nichtionogene Emulgatoren

| Alkohole (Typ) | Beispiele | Eigenschaften |
|---|---|---|
| Höhere Fettalkohole (W/O) | Cetylalkohol<br>Stearylalkohol<br>Lanette O® | in Mischemulgatoren für Salben als Stabilisator, häufig Allergien<br>Beisp. Basiscreme DAC, hydrophile Salbe DAB |
| Sterinalkohole (W/O) | Cholesterol,<br>Wollwachsalkohole | lipophile Emulgatoren für Emulsionssalben,<br>Beisp. Wollwachsalkoholsalbe DAB |
| **Partialester mehrwertiger Alkohole mit Fettsäuren** | **Beispiele** | **Eigenschaften** |
| Glycerolester (W/O) | Glycerolmonostearat<br>Tegin®<br>Triglyceroldiisostearat | in Emulgatorgemischen für Salben als Stabilisator<br>Beisp. Basiscreme DAC<br>hydrophobe Basiscreme DAC |
| Sorbitanester (W/O) | Sorbitanmonostearat<br>Span 60® | in Emulgatorgemischen als Stabilisator<br>Beisp. Hydrophile Hautemulsionsgrundlage NRF |
| Saccharoseester (O/W) | Saccharosemonolaurat | äußerlich und innerlich gut verträglich |
| Macrogolester (O/W) | Macrogol-400-stearat | in Emulgatorgemischen<br>Beisp. Hydrophile Hautemulsionsgrundlage NRF |
| **Polyoxethylierte Partialester mit Fettsäuren** | **Beispiele** | **Eigenschaften** |
| Macrogol-Glycerol-Ester (O/W) | Macrogol-1000-glycerolmonostearat<br>Tagat S2® | in Emulgatorgemischen<br>Beisp. Basiscreme DAC |
| Macrogol-Sorbitan-Ester (O/W) | Polysorbat 60<br>Tween 60® | wichtigste Vertreter dieser Gruppe, auch als Lösungsvermittler und Netzmittel<br>Beisp. Nichtionische hydrophile Creme DAB |
| **Ether von Fettalkoholen** | **Beispiele** | **Eigenschaften** |
| Macrogolether (W/O) oder (O/W) | Cetomacrogol-1000<br>Cremophor®O | Emulsionstyp je nach Umfang des Macrogolrestes unterschiedlich. |

Ionogene Emulgatoren sind in der Regel O/W-Emulgatoren, nichtionogene dagegen W/O-Emulgatoren.

Wichtige Bausteine von Emulgatoren sind in Abbildung 3.39 dargestellt.

**Unlösliche Emulgatoren**
Neben den echten Emulgatoren, die sich als amphiphile Substanzen moleculardispers an der Grenzfläche verteilen, gibt es auch unlösliche Stoffe, die sich an der gleichen Stelle anreichern. Voraussetzung dafür ist ihre Benetzbarkeit sowohl

**3.39** Wichtige Bausteine von Emulgatoren

hydrophilen als auch lipophilen Flüssigkeiten gegenüber. Die Anreicherung der Pulverpartikeln an der Grenzfläche erschwert ein Zusammenfließen der Tröpfchen der inneren Phase. Diejenige Flüssigkeit, welche den unlöslichen Emulgator besser benetzt, bildet die äußere Phase. In der pharmazeutischen Praxis haben diese Stoffe keine Bedeutung

**Emulsionsstabilisatoren**
Allein eine Viskositätserhöhung der äußeren Phase kann erheblich zur Stabilitätserhöhung einer Emulsion beitragen. Insbesondere gelbildende Substanzen verhindern das Zusammenfließen der Emulsionströpfchen wirksam und werden deshalb als Emulsionsstabilisatoren oder „Quasiemulgatoren" bezeichnet. Im Gegensatz zu den echten Emulgatoren können Quasiemulgatoren keine Grenzflächenfilme bilden. Ihre Verwendung kann jedoch unter bestimmten Bedingungen die Menge des benötigten Emulgators herabsetzen. Zu den Quasiemulgatoren gehören Schleimstoffe wie Methylcellulose, die wegen ihres geringen Eigengeschmacks als Stabilisator für peroral anzuwendende Emulsionen häufig verwendet wird. Gummi arabicum nimmt eine Sonderstellung unter den Schleimstoffen ein, da es nicht nur die Viskosität der äußeren Phase erhöht, sondern auch wie echte Emulgatoren Grenzflächenfilme bildet. Es eignet sich ebenfalls gut für innerlich anzuwendende Emulsionen und wurde in den älteren Pharmakopöen zur Emulsionsherstellung verwendet.

Bei Emulsionssalben vom Typ W/O kann aufgrund der hohen Viskosität der Fettphase ein relativ stabiles Emulsionssystem ohne Zusatz von Hilfsstoffen entstehen. Man nennt solche Systeme **Quasiemulsionen** (s. Kap. 4.3.2).

## 3.6.5 Herstellung von Emulsionen

Für die Herstellung von Emulsionen gibt es mehrere Möglichkeiten. In jedem Fall muss eine flüssige Phase in einer anderen verteilt werden, wobei mechanische Energie zur Vergrößerung der Grenzfläche aufzuwenden ist. Der notwendige Arbeitsaufwand ist der Grenzflächenspannung proportional. So kann unter Umständen schon leichtes Schütteln zu einer stabilen Emulsion führen, während in anderen Fällen nur mit technischen Hilfsmitteln ein befriedigendes Ergebnis zu erreichen ist. Es kann daher kein Patentrezept angegeben werden, nach dem alle Emulsionen herzustellen sind. Vielmehr hängt es von Art und Menge der beiden Phasen, den verwendeten Hilfsstoffen und den Anforderungen an die fertige Zubereitung ab, in welcher Weise die Emulsion hergestellt wird. Insbesondere ist die Einarbeitung des Emulgators bei den verschiedenen Verfahren unterschiedlich. Ein besonders einfacher Fall liegt beim Kalkliniment (DAB 6) vor. Linimentum calcariae wird nach der **Schichtmethode** hergestellt, wobei die beiden Komponenten – Kalkwasser (gesättigte Calciumhydroxid-Lösung) und Leinöl – übereinander geschichtet und anschließend durch Schütteln verteilt werden. Da sich der Emulgator (Kalkseifen) beim Kontakt der beiden Phasen bildet, braucht er nicht zusätzlich hinzugefügt werden. Ohne großen mechanischen Aufwand entsteht eine stabile W/O-Emulsion.

Die Schichtmethode wird auch bei der flüssigen, emulgatorhaltigen hydrophilen Hautemulsionsgrundlage des NRF angewendet, wobei allerdings mit genügend hoher Temperatur (>60 °C) gearbeitet werden muss, um die Emulsionsbildung zu ermöglichen. Um eine stabile Zubereitung zu erhalten, ist intensives Schütteln während der Abkühlungsphase unbedingt erforderlich.

In den meisten Fällen muss ein Emulgator als dritte Komponente neben den beiden flüssigen Phasen eingearbeitet werden. Um die durch den Hilfsstoff bedingte Arbeitserleichterung auszunutzen, ist eine Zugabe vor der Emulsionsbildung notwendig. Für eine O/W-Emulsion mit Gummi arabicum kann man z. B. nach drei verschiedenen Methoden vorgehen. Bei der **Lösungsmethode** (englische Methode) wird der Emulgator in der äußeren Phase gelöst und anschließend das Öl in kleinen Anteilen eingearbeitet. Für die Herstellung einer feindispersen Emulsion ist intensives Rühren erforderlich.

Wird der Emulgator zunächst in der inneren Phase verteilt, ergibt sich eine Suspension. Die **Suspensionsmethode** wird auch als Kontinentalmethode bezeichnet. Bei Zugabe eines bestimmten Teils der wässrigen Phase geht der Emulgator unter Quellung in diese über und erhöht so deren Viskosität. Dieser Vorgang erleichtert die Bildung der Emulsion, die beim Rühren unter knackendem Geräusch entsteht. Sie kann schließlich unter fortwährendem Rühren mit dem Rest der wässrigen Phase verdünnt werden. Eine weitere Möglichkeit stellt die **Kombinationsmethode** dar. Hierbei wird zunächst ein Emulsionskern aus dem Emulgator und jeweils einem kleinen Teil innerer und äußerer Phase gebildet. In diesen werden abwechselnd kleine Portionen Öl und wäßrige Phase eingearbeitet.

Durch die beschriebenen Emulgiermethoden entstehen polydisperse Emulsionen mit mehr oder weniger unterschiedlichen Tröpfchengrößen. Je nach Dichtedifferenz führen diese zur Sedimentation (bei W/O-Emulsionen) oder Aufrahmung (bei O/W-Emulsionen) der inneren Phase. Zudem nimmt gleichzeitig mit der Tröpfchengröße auch die Tendenz ihrer Vereinigung zu, da die Stabilität des monomolekularen Emulgatorfilms nicht mehr ausreicht. Eine stabile Emulsion sollte daher nach Möglichkeit eine Feinstverteilung von Kügelchen gleichen Durchmessers sein. Um die notwendige Grenzflächenvergrößerung zu ermöglichen, muss zusätzlich mechanische Energie eingesetzt werden. Man nennt diesen Vorgang **Homogenisieren**. Ein manuelles Homogenisieren mit Reibschale und Pistill würde zu keinem befriedigenden Ergebnis führen. Bessere Resultate können durch kräftiges Schütteln des Ansatzes in der Flasche erzielt werden. Die Tröpfchen werden beim Schütteln durch das Auftreffen auf die Flaschenwand zerteilt. Durch Verwendung von Schüttelmaschinen lässt sich die kraftaufwendige Arbeit erleichtern.

Eine mechanische Dispersion lässt sich auch durch den Einsatz schnelllaufender Rührwerke und Mixgeräte erreichen. Emulgieren und Homogenisieren sind in einem Arbeitsgang möglich. Die Zerteilung ist einerseits auf Schlageinwirkung, zum andern auf Zentrifugalkräfte zurückzuführen. Nachteil aller hochtourigen Geräte ist die Einarbeitung großer Luftmengen, die nur durch Arbeiten im Vakuum zu vermeiden ist. Außerdem ist bei solchen Geräten mit einer unerwünschten Erwärmung zu rechnen, die zu einem Wasserverlust führen kann. Oxidationsempfindliche Emulsionen sollten daher auf eine andere Weise homogenisiert werden. Die gleichen Einschränkungen gelten auch für die sogenannten Turbomischer, bei denen die Zerteilung durch hochtourige Rotoren in einer Mischkammer erfolgt. Neben der rein mechanischen Dispersion ist auch eine Zerkleinerung auf akustischem Wege möglich. Die durch Ultraschall in der Flüssigkeit erzeugte Vibration führt zu einer weitgehenden Zerteilung der dispergierten Phase. Dieses Verfahren kann nur bei kleinen Mengen eingesetzt werden.

Einige **Homogenisatoren** dispergieren die innere Phase durch den Einsatz von Strömungsenergie. Dabei wird die schon möglichst fein zerteilte Emulsion durch Düsen oder feine Kapillaren gepresst (s. Abb. 3.40). Durch Vergrößern oder Ver-

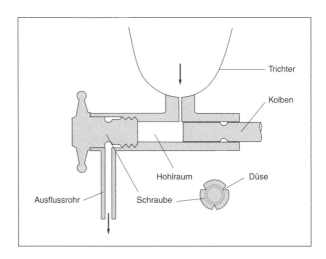

3.40  Düsenhomogenisator

kleinern der Öffnungen lässt sich der gewünschte Dispersitätsgrad einstellen. Düsenhomogenisatoren sind nur zur Homogenisierung, nicht aber zur Emulgierung geeignet. Da sie früher zur Herstellung von STADA-Emulsionen verwendet wurden, sind sie in Apotheken häufiger anzutreffen.

## 3.7 Schäume

> Schäume sind grobdisperse Systeme, bei denen eine Gasphase in einer Flüssigkeit verteilt ist.

Die entstehenden Gasbläschen sind entweder kugelförmig (**Kugelschaum**) oder polyedrisch (**Polyederschaum**). In einem Kugelschaum sind die Gasbläschen selbständig, im Polyederschaum bilden sie einen zusammenhängenden Verband, der sich durch besondere Stabilität auszeichnet (s. Abb. 3.41).

Als Arzneiform kommen daher nur Polyederschäume in Frage. Die einzelnen Gasbläschen sind nur von dünnen Flüssigkeitslamellen mit 1 nm – 1 µm Stärke umgeben. Beiderseits des Flüssigkeitsfilms befindet sich eine monomolekulare Tensidschicht, welche die Stabilität des Schaumes im Wesentlichen bedingt. Daneben spielt bei der Haltbarkeit auch die Viskosität der flüssigen Phase eine Rolle.

Als Dispersionsmittel werden in der Regel wässrige Flüssigkeiten eingesetzt. Die als **Schaumbildner** oder **Schaumstabilisatoren** bezeichneten Hilfsstoffe müssen die Oberflächenspannung des Wassers herabsetzen. Als Schaumbildner sind nicht alle Tenside geeignet, da besonders lipophile Verbindungen gerade das Gegenteil, eine Schaumzerstörung, bewirken. Schaumbildner werden bei oder oberhalb ihrer kritischen Mizellbildungskonzentration (s. Kap. 3.6.1) eingesetzt. In diesem Fall ist die gesamte Oberfläche der Flüssigkeit mit einem Tensidfilm belegt. Einer Vergrößerung dieser Oberfläche muss der Film durch elastische Dehnung oder Aufnahme weiterer Tensidmoleküle aus dem Flüssigkeitsinnern standhalten. Die Elastizität der Tensidfilme ist daher für die Stabilität des Schaumes von großer Bedeutung. Je höher die Kohäsionskräfte in der Tensidschicht sind, umso geringer ist die Elastizität und damit die Stabilität des Schaumes. Um

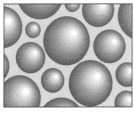
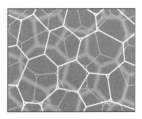

Abb. 3.41    Schaumarten               Kugelschaum                Polyederschaum

dies zu verhindern, werden häufig geeignete Kombinationen von Tensiden eingesetzt, die gemeinsam einen sehr elastischen Film aufbauen. Auch eignen sich sehr gut makromolekulare Tenside, da sie zusätzlich die Viskosität der äußeren Phase erhöhen. Beim Vorhandensein von geeigneten Schaumbildnern ist die Herstellung eines stabilen Schaumes ohne Schwierigkeiten möglich. Luft lässt sich z. B. leicht mechanisch durch Schlagbesen (Sahne) oder Pinsel (Rasierschaum) verteilen.

Im pharmazeutischen Bereich werden Schäume meist in der Dermatologie eingesetzt. Sie ermöglichen eine besonders feine Flüssigkeitsverteilung auf der Haut. Die Erzeugung dieser Schäume geschieht mit Hilfe von Spraydosen (s. Kap. 4), in denen die Gasphase unter Druck verflüssigt enthalten ist. Diese stellt gleichzeitig Treibmittel und innere Phase des Schaumes dar. Beim Schütteln der Dose entsteht im Innern eine Emulsion des verflüssigten Gases in der wässrigen Tensidlösung. Durch Betätigen des Ventils tritt die Emulsion aus der Düse aus, die dispergierte Phase verdampft und lässt einen Polyederschaum entstehen. Zur Bildung eines feinen Schaumes ist vorher kräftiges Schütteln des Behälters erforderlich.

## 7.1 Wirkstoffhaltige Schäume

> Wirkstoffhaltige Schäume (Musci medicati) sind nach Ph. Eur. Zubereitungen, bei denen ein großes Volumen Gas in einer flüssigen Phase dispergiert ist.

Die Zubereitungen enthalten einen oder mehrere Wirkstoffe, eine oberflächenaktive Komponente, die eine Schaumbildung gewährleistet, und andere Hilfsstoffe. Sie sind dazu bestimmt, auf die Haut oder die Schleimhaut aufgetragen zu werden.

Wirkstoffhaltige Schäume werden in der Regel aus einer flüssigen Zubereitung in einem Druckbehältnis bei der Applikation gebildet. Dazu ist das Behältnis mit einem aus Ventil und Sprühkopf bestehenden Applikator versehen, der für die Abgabe des Schaums geeignet ist. Zur Applikation auf offenen Wunden oder schwerverletzter Haut verlangt Ph. Eur. eine sterile Zubereitung (s. Kap. 7).

Wirkstoffhaltige Schäume, die in Druckbehältnissen (Spraydosen) in Verkehr gebracht werden, müssen den Anforderungen an Zubereitungen in Druckbehältnissen (s. Kap. 4) entsprechen.

**Reinheitsprüfungen** für wirkstoffhaltige Schäume sind:

- die relative Schaumdichte,
- die Expansionsdauer,
- die Sterilität (bei sterilen Schäumen).

Zur Bestimmung der **relativen Dichte** wird die Zubereitung 24 h lang auf 25 °C temperiert und durch Schütteln homogenisiert. Über ein starres, an den Sprühkopf angeschlossenes Applikatorrohr wird Schaum in eine flache, tarierte Schale von ca. 60 ml Inhalt gleichmäßig mit kreisender Bewegung gesprüht, nachdem die ersten 5–10 ml verworfen wurden. Nachdem sich der Schaum vollständig ausgebreitet hat, wird der Überschuss entfernt, so dass die Schale vollständig gefüllt ist und dann die Masse bestimmt. Nun wird die gleiche Schale mit Wasser gefüllt und die Wassermasse bestimmt. Das Verhältnis von Schaummasse zur Wassermasse ergibt die relative Schaumdichte. Diese wird dreimal bestimmt. Keine Bestimmung darf mehr als 20% vom Mittelwert abweichen.

Zur Ermittlung der **Expansionsdauer** wird zunächst wie oben verfahren, der Schaum jedoch nicht in eine Schale, sondern von unten in eine Bürette gesprüht, bis das Volumen 30 ml beträgt. Nun wird das Schaumvolumen alle 10 Sekunden abgelesen, bis es seinen Maximalwert erreicht hat. Die Expansionsdauer darf bei keiner von 3 Bestimmungen größer als 5 Minuten sein.

Durch diese Prüfungen soll sichergestellt werden, dass ein möglichst gleichmäßiger Schaum mit reproduzierbarem Wirkstoffgehalt entsteht.

Auf die Sterilitätsprüfung wird in Kap. 7 eingegangen.

### 3.7.2 Schaumzerstörung

Die Zerstörung von Schäumen bereitet häufig größere Probleme als deren Herstellung. Schaumzerstörend sind grenzflächenaktive Verbindungen, die starre Oberflächenfilme bilden und die Gasbläschen dadurch zum Platzen bringen. Eine solche Wirkung kann beispielsweise Seife auf Schaumbäder haben. Sowohl in der Technik als auch als Antidot bei versehentlichem Verschlucken von Tensiden werden zum Zweck der **Schaumzerstörung** häufig Silicone (Dimeticon) eingesetzt, die als stark lipophile Substanzen wässrige Flüssigkeit aus den Lamellen verdrängen, was ebenfalls zum Platzen der Schaumblasen führt.

---

> **Vertiefende Fragen:**
> 1. Welche Eigenschaften machen Wasser zu einem ausgezeichneten Lösungsmittel?
> 2. Wie kommt es, dass sich beim Lösen häufig die Temperatur verändert?
> 3. Hängt die Löslichkeit eines Stoffes von seiner Teilchengröße ab?
> 4. Welche Verteilungen entstehen, wenn man a) Harnstoff b) Seife c) Zinkoxid d) Neutralöl in Wasser dispergiert? Begründen Sie ihre Aussagen!
> 5. Welche 2 Hilfsstoffgruppen sind bei der Herstellung von Suspensionen zu unterscheiden? Zu welchem Zweck werden sie eingesetzt?
> 6. Welche Hilfsstoffe werden als Emulgatoren eingesetzt? Nennen Sie mehrere Möglichkeiten, wie sich Emulgatoren einteilen lassen!

# 4 Gasförmige Systeme

> **Dieses Kapitel soll dem Leser vermitteln,**
> - welche Arten von Aerodispersionen in der Pharmazie Bedeutung haben.
> - welche Treibgase als Alternative für die FCKW in Frage kommen.
> - wie sich das Verbot von FCKW auf die Entwicklung von neuen Applikationshilfen ausgewirkt hat.

Gasförmige Systeme (Aerodispersionen) sind Verteilungen in einem gasförmigen Dispersionsmittel.

Als disperse Phase können Gase oder Dämpfe, aber auch Flüssigkeiten (z. B. Nebel) und Feststoffe (Rauch, Staub) auftreten.

Die Teilchengröße der dispergierten Phase kann sehr unterschiedlich sein. Dies lässt sich am einfachsten am Beispiel der Verteilung von Wasser in Luft zeigen. Durch Verdunsten oder Verdampfen des Wassers entsteht eine moleculardisperse Verteilung, der Wasserdampf. Wasserdampf ist wie jedes farblose Gas unsichtbar und steigt in der Luft aufgrund seiner geringeren Dichte nach oben. Kolloiddispers verteiltes Wasser schwebt dagegen als Dunst in der Luft und ist besonders bei Sonneneinstrahlung sichtbar (Tyndall-Effekt). Der wie Dunst durch Kondensation von Wasserdampf entstandene Nebel ist hingegen schon eine grobdisperse Verteilung und daher deutlich sichtbar. Feine Nebeltröpfchen werden von der Luft noch in der Schwebe gehalten, größere sinken dagegen nach unten und benetzen den Boden. Mit Ausnahme der Inhalationsnarkotika (z. B. Ether) sind in der pharmazeutischen Praxis moleculardisperse Verteilungen (Gas/Gas oder Dampf/Gas) selten, da sie ja nur mit flüchtigen Stoffen möglich sind. Man sollte an dieser Stelle jedoch nicht vergessen, dass alle Geruchskorrigenzien durch Bildung eines solchen Systems erst ihren Zweck erfüllen können. Kolloid- bzw. grobdisperse Verteilungen von Flüssigkeiten und Feststoffen wurden dagegen schon im Altertum verwendet. In diesem Zusammenhang erwähnenswert ist der Einsatz verschiedener Räucherdrogen zur Inhalation. Das in diesem Sinne heute verbreiteste Inhalationsmittel ist der Tabak.

Daneben werden Dampfbäder mit wasserdampfflüchtigen Wirkstoffen wie Campher, Menthol oder ätherischen Ölen bereitet. Der wirkstoffhaltige Dampf kondensiert und wird in Form feinster Tröpfchen eingeatmet.

Durch die Verwendung von Zerstäubern, Verneblern und Druckgasaerosolen ist eine feine Dispergierung von Flüssigkeiten und Feststoffen in Luft möglich. Die entstandenen Systeme werden meist als Aerosole bezeichnet, auch wenn sie nicht mehr kolloiddispers sind. Besonders bei grobdispersen Verteilungen in einer Gasphase wird daneben die Bezeichnung Spray verwendet.

Ph. Eur. hat zwei Monographien zu Darreichungsformen dieser Art aufgeführt,
- Zubereitungen in Druckgasbehältnissen und
- Zubereitungen zur Inhalation,

wobei erstere ebenfalls zur Inhalation, aber auch für einige andere Darreichungsformen (Nasenspray, Schäume) in Frage kommen. Das technologische Problem ist im Wesentlichen die Erzeugung einer geeigneten Aerodipersion.

## 4.1 Erzeugung von Aerodispersionen

Das Dispergieren von Tröpfchen in der Gasphase setzt eine hohe Strömungsgeschwindigkeit des Gases voraus, die nur durch entsprechenden Überdruck erreicht werden kann. Dieser wird bei Pumpzerstäubern mit Hilfe einer Kolbenpumpe erzeugt, früher wurden auch Gummibällchen wie bei Parfümzerstäubern verwendet.

### 4.1.1 Pumpaerosole

Die Pumpaerosole erlebten durch das Verbot der halogenhaltigen Treibgase, die für das Ozonloch verantwortlich gemacht werden, eine Renaissance. Da die Behältnisse zunächst keinen Überdruck besitzen, muss dieser erst durch die Kolbenpumpe aufgebaut werden. Es kann auch nur immer eine bestimmte Menge an einem Stück versprüht werden, solange der Überdruck dazu reicht. Aus diesem Grund werden heute meist Dosierventile benutzt, die für eine genaue Abgabemenge sorgen. Je nach Verwendung sind Pumpaerosole mit einem Düsenkopf oder Nasenadapter ausgestattet. Die Flüssigkeit wird durch Betätigen der Kolbenpumpe über ein Steigrohr mit Ansaugventil angesaugt und aus dem Dosierkolben durch die Düse versprüht. Da die Teilchengröße über 10 µm liegt, sind Pumpaerosole für die Inhalation ungeeignet. Ihrer Verwendung als Haut-, Rachen- und Nasensprays steht dagegen nichts im Wege.

Bei **Nasensprays** sind die Dosierpumpaerosole ein großer Fortschritt gegenüber den früher üblichen Quetschfläschchen, die eine Kontamination des Inhaltes mit Nasensekret geradezu herausforderten. Eine weitere Verbesserung bringen die neuen COMOD®-Mehrdosenbehältnisse, bei denen aufgrund eines flexiblen Innenbeutels als Behältnis für die Wirkstofflösung keine Luft mehr von außen die Lösung kontaminiert (s. Abb. 4.1).

# Erzeugung von Aerodispersionen 119

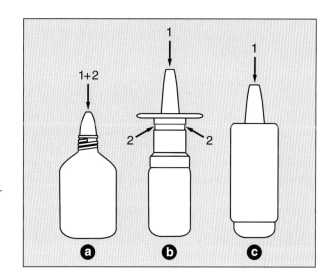

Abb. 4.1 Nasensprayfläschchen
a Quetschflasche: hohe Kontaminationsgefahr
b Dosierspray mit Kolbenpumpe: weniger Kontaminationsgefahr
c COMOD®-System: keine Kontaminationsgefahr

1 Düse
2 Ansaugöffnung

## 4.1.2 Druckgasaerosole

Druckgasaerosole sind eine Funktionseinheit eines Behälters mit einem komprimierten oder verflüssigten Treibgas und einem Sprühventil. Sie werden meist als **Sprays** bezeichnet. Die Verwendung von Sprays in den verschiedensten Bereichen ist auf eine Reihe von Vorteilen zurückzuführen:

- abgeschlossener Behälter schützt den Inhalt,
- bequeme und saubere Anwendung,
- sparsamer Verbrauch,
- Behandlung unzugänglicher Stellen.

Abbildung 4.2 zeigt den Aufbau einer Spraydose aus Druckgasbehälter, Ventilsystem, Sprühkopf und Steigrohr.

Die Druckgasbehälter müssen dicht sein und dem inneren Druck widerstehen. Sie bestehen meist aus Metall (Weißblech oder Aluminium) und sind innen durch eine Speziallackierung gegen Korrosion geschützt. Daneben gibt es auch Glasflaschen, die zum Schutz gegen Splitter mit einem Kunststoffmantel überzogen sein müssen. Neben den normalen Ventilen, die durch Drücken des Sprühkopfs geöffnet und durch Loslassen geschlossen werden, werden auch solche verwendet, die bei Betätigung nur eine bestimmte Dosis freisetzen. Dosierventile werden gerade im pharmazeutischen Bereich häufig eingesetzt (Dosieraerosol).

Neben der zu dispergierenden Phase enthalten Spraydosen **Treibgase** als Hilfsstoffe (s. Tab. 4.1). Es handelt sich in der Regel um Verbindungen, die bei Raumtemperatur gasförmig sind, sich aber durch leichten Druck verflüssigen lassen. Unter Druck verflüssigte Treibgase haben den Vorteil, bis zur vollständigen Entleerung in der Spraydose den Druck nahezu konstant zu halten. Bei Verwendung

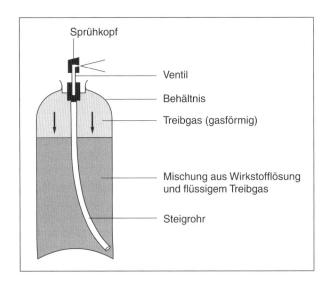

Abb. 4.2 Funktionelle Bestandteile einer Zweiphasen-Aerosol-Packung

Tab. 4.1 Treibgase

| Einteilung | Beispiele | Verwendung |
|---|---|---|
| druckverflüssigte Gase | fluorierte Kohlenwasserstoffe<br>niedere gesättigte Kohlenwasserstoffe wie Propan und Butan | Inhalationsaerosole<br>feindisperse Sprays |
| komprimierte Gase | Stickstoff<br>Kohlendioxid<br>Distickstoffmonoxid | Sprays<br>Schäume<br>Sprühsahne |
| niedrigsiedende Flüssigkeiten | Dimethylether | Sprays |

nicht verflüssigbarer Gase (z. B. Stickstoff) nimmt der Druck beim Entleeren ab. Eine vollständige Entleerung ist nicht möglich.

Physiologisch unbedenkliche, nicht brennbare und als Luftgemisch nicht explosive Hilfsstoffe werden als Sicherheitstreibmittel bezeichnet. Als solche wurden früher fast ausschließlich Mischungen von Halogenkohlenwasserstoffen eingesetzt. Besonders geeignet erwiesen sich Fluor-Chlor-Kohlenwasserstoffe (z. B. $CCl_2F_2$), die unter den Bezeichnungen Frigen® oder Freon® im Handel sind. Halogenkohlenwasserstoffe sind sehr stabile Verbindungen, die sich nur langsam abbauen. Diese für die Verwendung als Hilfsstoff positiv zu bewertende Eigenschaft beeinträchtigt jedoch stark ihre Umweltfreundlichkeit. Durch die weitverbreitete Verwendung erhöht sich laufend der Gehalt solcher Verbindungen in der Atmosphäre. Eine Folge ist die Zerstörung der Ozonschicht. Weltweite Verbote haben den Einsatz dieser Treibgase inzwischen drastisch eingeschränkt. Allerdings gibt es für viele Inhalationsaerosole bisher noch keine gleichwertige Alternative. Hoffnung setzt man in die chlorfreien Fluorkohlenwasserstoffe, von denen sich bereits einige in der Praxis bewährt haben. Abweichende Eigenschaften dieser neuentwickelten Hilfsstoffe machen allerdings Veränderungen der Rezepturen und der verwendeten Materialien erforderlich.

Das flüssige Treibmittel kann entweder direkt als Lösungsmittel für den Wirkstoff dienen oder wird zusätzlich zur Wirkstofflösung abgefüllt. Sind die beiden flüssigen Phasen mischbar (dies gilt in der Regel für Alkohol als Lösungsmittel), so entsteht ein Zweiphasenaerosol, im andern Fall (Wasser als Lösungsmittel) ein Dreiphasenaerosol. Eine feine Verteilung ist nur mit Zweiphasenaerosolen möglich. Außerdem hängt der Zerteilungsgrad vom Mengenverhältnis Treibmittel/Wirkstoff ab. Für feindisperse Dispersionen beträgt das Verhältnis 95:5, für grobdisperse Sprays etwa 75:25. Die Grobdispersion erfolgt durch die Düse selbst, während die feine Zerteilung auf die starke Ausdehnung des Treibmittels zurückzuführen ist.

Feindisperse Aerosole (Tröpfchengröße nur wenige Mikrometer) werden vielfach als Insektizide und Raumsprays, in der Therapie als Inhalate eingesetzt.

Grobdisperse Sprays finden vor allem im kosmetischen Bereich (Haarspray, Deospray) breite Anwendung, begegnen uns aber zunehmend auch als echte Arzneiform. Beispiele hierfür sind verschiedene Dermatika, Nasen- und Mundsprays, Sprühpflaster usw.

Ph. Eur. hat die Zubereitungen in Druckbehältnissen in einer Monographie beschrieben. Darunter sind alle Zubereitungen zusammengefasst, die in speziellen Behältnissen unter dem Druck eines Gases stehen und mit Hilfe eines geeigneten Sprühventils aus dem Behältnis freigesetzt werden. Der Inhalt kann dabei nicht nur als Aerosol, sondern auch als Flüssigkeit oder Schaum freigesetzt werden. Die Lagerung darf nicht über 50 °C erfolgen (Explosionsgefahr!), muss aber auch vor Gefrieren geschützt sein.

**Nasensprays**, die in Druckbehältnissen in Verkehr gebracht werden, sind mit geeigneten Applikatoren, ohne oder mit Dosierventil, versehen. Sie müssen den Anforderungen der Monographie *Zubereitungen in Druckbehältnissen* entsprechen. Die Teilchengröße der versprühten Zubereitung muss so beschaffen sein, dass ihre Ablagerung lokal in den Nasenhöhlen erfolgt. Einzeldosen, die für eine systemische Wirkung nach Absorption des Wirkstoffs durch die Nasenschleimhaut vorgesehen sind, müssen den Prüfungen auf *Gleichförmigkeit des Volumens, der Masse* oder *des Gehaltes* entsprechen.

## Zubereitungen zur Inhalation (Inhalanda)

> Zubereitungen zur Inhalation sind nach Ph. Eur. flüssige oder feste Darreichungsformen, die als Dampf, Aerosol oder Pulver angewendet werden, um in der Lunge eine lokale oder systemische Wirkung zu erzielen.

Die Zubereitungen enthalten einen oder mehrere Wirkstoffe, die in einem geeigneten Vehikel (Dispersionsmittel) gelöst oder dispergiert sind. In Abhängigkeit von der Art der Zubereitung können Treibmittel, Kosolvenzien (Lösungsmittel), Verdünnungsmittel, Konservierungsmittel, Lösungsvermittler, Stabilisatoren und weitere Zusätze enthalten sein. Die Hilfsstoffe dürfen die Funktionen der Schleimhaut der Atemwege und ihrer Zilien nicht schädigen.

Zubereitungen zur Inhalation werden in Eindosis- oder Mehrdosenbehältnissen in Verkehr gebracht und je nach Zubereitungsart mit einem der folgenden Geräte verabreicht:

- Inhalator mit Zerstäuber,
- Druckgas-Dosierinhalator,
- Pulver-Inhalator.

Als Zubereitungen zur Inhalation unterscheidet Ph. Eur.:

- flüssige Zubereitungen zur Inhalation,
  - Zubereitungen, die in Dampf überführt werden,
  - flüssige Zubereitungen zur Zerstäubung,
  - flüssige Zubereitungen in Druckgas-Dosierinhalatoren,
- Pulver zur Inhalation.

### 4.2.1 Erzeugung von Aerosolen zur Inhalation

Bei Aerosolen für die Inhalation liegt der Teilchendurchmesser zwischen 0,1 und 10 µm, d. h. teilweise sogar im kolloidalen Bereich, daher die Bezeichnung Sol. Partikel dieser Größenordnung schweben in der Gasphase. Eine Feststoffverteilung wird als Staubaerosol, eine Flüssigkeitsverteilung als Nebelaerosol bezeichnet. Die Herstellung von Nebelaerosolen ist grundsätzlich durch Kondensation von Dämpfen oder Dispersion von Flüssigkeiten möglich.

**Zubereitungen, die in Dampf überführt werden**, sind Lösungen, Dispersionen oder feste Zubereitungen. Sie werden in der Regel heißem Wasser zugesetzt, und der erzeugte Dampf wird inhaliert.

**Flüssige Zubereitungen zur Zerstäubung** sind dazu bestimmt, durch Zerstäuber mit kontinuierlicher Abgabe oder Dosiervorrichtung in Aerosole verwandelt zu werden. Es sind Lösungen, Suspensionen oder Emulsionen. Zur Erhöhung der Löslichkeit können geeignete Kosolvenzien oder Lösungsvermittler verwendet werden.

Flüssige Zubereitungen zur Zerstäubung können auch aus Konzentraten oder auch Pulvern mit dem entsprechenden Lösungsmittel hergestellt werden. Der pH-Wert muss zwischen 3 und 8,5 liegen. Grobdisperse Systeme müssen durch Umschütteln leicht dispergierbar sein und die Abgabe einer genauen Dosis gewährleisten. Wässrige Zubereitungen in Mehrdosenbehältnissen, die nicht selbst schon ausreichende antimikrobielle Eigenschaften haben, können ein geeignetes Konservierungsmittel in angemessener Konzentration enthalten. Die Flüssigkeiten werden durch unter Druck stehende Gase, Ultraschallvibration oder andere Methoden in Aerosole überführt. Bei kontinuierlicher Abgabe muss

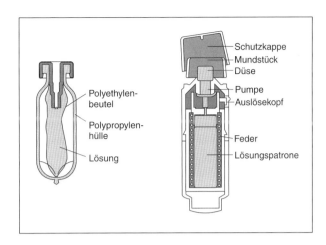

Abb. 4.3 Respimat®: Aufbau der Patrone und der Gesamteinheit

die Dosis in geeigneter Geschwindigkeit und Partikelgröße inhaliert werden können. Zerstäuber mit Dosiervorrichtung müssen das zu zerstäubende Flüssigkeitsvolumen so bemessen, dass die Aerosoldosis mit einem Atemzug inhaliert werden kann.

**Vernebler,** die zur Inhalation in Kliniken und zu Hause sowie zur Luftbefeuchtung eingesetzt werden, arbeiten meist mit Druckluft oder Ultraschall. Sie können nur wässrige Wirkstofflösungen dispergieren. Daher ist besonders auf Hygiene zu achten. Durch die strengen gesetzlichen Vorschriften für die Treibgasaerosole werden zunehmend bessere Techniken zum Zerstäuben von Flüssigkeiten entwickelt. Beim Respimat® befindet sich die Wirkstofflösung in einer 5 ml Patrone, die eine aseptische Abgabe ermöglicht (s. Abb. 4.3). Die Dosierkammer des Inhalators wird durch Drehen des Unterteils mit einer Dosis von 15 µl gefüllt. Beim Betätigen des Auslöseknopfes wird das Aerosol durch eine Spezialdüse erzeugt, die aus einem in Glas eingebetteten, geätzten Siliciumchip besteht. Durch die besondere Konstruktion der Düse treffen 2 Flüssigkeitsstrahlen im spitzen Winkel aufeinander und erzeugen einen feinen Nebel, der eine relativ hohe Bioverfügbarkeit gewährleistet.

**Flüssige Zubereitungen in Druckgas-Dosierinhalatoren** sind Lösungen, Suspensionen oder Emulsionen, die sich in Druckgaspackungen mit Dosierventil befinden. Sie werden durch geeignete Treibgase oder Mischungen verflüssigter Treibgase, die auch als Lösungsmittel dienen können, unter Druck gehalten. Kosolvenzien, Lösungsvermittler und Stabilisatoren können zugesetzt sein. Ph. Eur. lässt die Gleichförmigkeit der abgegebenen Dosis, den Feinanteil der Dosis sowie die Anzahl der Sprühstöße je Inhalator überprüfen. Die Druckgas-Inhalatoren müssen eine Feinverteilung der Wirkstofflösung oder -suspension ermöglichen. Dies gelingt nur mit einem sehr hohen Treibmittelanteil von über 80% des Gesamtinhaltes, wofür wiederum nur nichtbrennbare Sicherheitstreibmittel in Frage kommen. Daher sind FCKW für diesen Anwendungsbereich bisher noch vom Verbot ausgenommen.

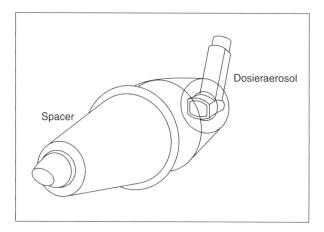

**Abb. 4.4** Spacer als Inhalationshilfe

Durch die Verwendung von **Dosierventilen** wird eine genau bemessene Wirkstoffmenge über einen Applikator mit Mundstück inhaliert. Dabei ist die richtige Koordination zwischen Ventilbetätigung und Einatmen für die Wirksamkeit außerordentlich wichtig.

Als Inhalationshilfe können sogenannte **Spacer** dienen, durch die das vom Dosieraerosol erzeugte Inhalat über ein Einwegventil eingeatmet wird (s. Abb. 4.4). Die Verwendung von Spacern bietet folgende Vorteile:

- es gibt keine Probleme mit der Koordination,
- es entsteht kein Kältereiz (Expansionskälte),
- Anwendung auch für Kleinkinder,
- bessere Wirkstoffverteilung in der Lunge,
- weniger Wirkstoff auf der Mundschleimhaut (lokale Nebenwirkungen),
- weniger verschluckter Wirkstoff.

**Pulver zur Inhalation** sind Pulver in Einzeldosis- oder Mehrdosenbehältnissen. Zur Erleichterung ihrer Anwendung können die Wirkstoffe mit einem geeigneten Trägerstoff kombiniert werden. Pulver werden im Allgemeinen mit Hilfe von Pulver-Inhalatoren verabreicht. Bei vordosierten Inhalatoren wird der Inhalator mit Pulvern beschickt, die in Kapseln oder anderen geeigneten Darreichungsformen vordosiert sind. Im Fall von mehrfach dosierenden Systemen mit Vorratsbehältern wird die Dosis mit Hilfe eines Dosiermechanismus im Inhalator abgemessen. Ph. Eur. lässt die Gleichförmigkeit der abgegebenen Dosis, den Feinanteil der Dosis sowie die Anzahl der Pulverabgaben je mehrfach dosierendem System überprüfen.

Pulver-Inhalatoren sind eine Entwicklung auf dem Gebiet der umweltfreundlichen Inhalate. Dabei ist es zunächst einleuchtend, dass das Dispergieren von Pulvern mit entsprechender Teilchengröße (bis 5 μm) nur mit mikronisierten Wirkstoffteilchen möglich ist. Diese werden mit Milchzucker als Trägersubstanz verarbeitet und als Kapseln oder Blister in Einzeldosen vor Feuchtigkeit geschützt verpackt.

Die entsprechenden Inhalatoren ermöglichen die Einatmung der Wirkstoffzubereitung, indem sie das Pulver freisetzen und durch Verwirbelung in der Atemluft verteilen.

Die Art des Mechanismus wird häufig in der Bezeichnung zum Ausdruck gebracht, z. B. *Spinhaler, Turbohaler, Diskhaler* usw.

---

**Vertiefende Fragen:**

1. Welche 2 Möglichkeiten bestehen, Aerodispersionen zu erzeugen?
2. Welche Treibmittel haben die günstigsten Eigenschaften für den Einsatz in Druckgaspackungen?
3. Was ist das entscheidende Kriterium für den Einsatz von Aerosolen als Inhalationsmittel?

# 5 Halbfeste Systeme

---

**Dieses Kapitel soll dem Leser vermitteln,**

- rheologische Grundlagen zu verstehen und auf Beispiele anzuwenden.
- wie halbfeste Zubereitungen aufgebaut sind und sich ihre Eigenschaften erklären.
- alle Salbengrundlagen aufgrund ihrer Zusammensetzung systematisch einzuordnen.
- alle Voraussetzungen für eine planvolle und sachgerechte Salbenrezeptur zu kennen.

---

Halbfest bezeichnet man einen Körper, dessen Eigenschaften im Übergangsbereich zwischen fest und flüssig liegen. Dies trifft z. B. zu für Ton, Knetmasse, Kuchenteig, Butter usw. Im pharmazeutischen Bereich finden wir halbfeste Gele, Salben, Cremes und Pasten.

Alle in diesem Zusammenhang genannten Stoffe sind in ihrem Aufbau heterogen. Eine reine Substanz kann nur in den drei Aggregatzuständen fest, flüssig oder gasförmig vorkommen. Der halbfeste Zustand liegt zwischen fest und flüssig. Halbfeste Systeme vereinen die Formstabilität von Feststoffen mit der Verformbarkeit von Flüssigkeiten in sich. Wie die Beispiele zeigen, können die beiden Eigenschaften unterschiedlich stark ausgeprägt sein. Untersucht man die Struktur halbfester Körper genauer, so stellt man fest, dass es sich im Prinzip immer um disperse Systeme fest in flüssig handelt. Normalerweise führen Feststoffverteilungen in einer flüssigen Phase jedoch nicht zu einem halbfesten, sondern meist zu einem flüssigen System (Lösungen, Sole, Suspensionen). Solange die Feststoffteilchen wie die Flüssigkeitsmoleküle frei beweglich sind, machen sie sich selbst kaum bemerkbar. Wenn die dispergierten Teilchen aber in ihrer Bewegung eingeschränkt, d. h. sehr dicht gepackt (z. B. Paste) oder durch Bindungen verknüpft (z. B. Gel) sind, liegen andere Verhältnisse vor. In beiden Fällen ist die disperse Phase zusammenhängend (kohärent) und bestimmt daher wesentlich die Eigenschaften des Systems. Von großer Bedeutung für die Praxis sind die Fließeigenschaften halbfester Körper.

## 5.1 Fließeigenschaften halbfester Systeme

Die Fließeigenschaften verformbarer Körper sind bei der Verarbeitung dieser Stoffe so entscheidend, dass sich ein spezieller Wissenschaftszweig zur Untersuchung der Gesetzmäßigkeiten gebildet hat. Die Lehre dieser Zusammenhänge wird als **Rheologie** bezeichnet. Immer, wenn es um das Ausgießen, Mischen, Abfüllen und Verteilen solcher Substanzen geht, spielen rheologische Gesetzmäßigkeiten eine Rolle.

Beim Fließen eines Stoffes werden benachbarte Schichten durch Krafteinwirkung gegeneinander verschoben. Man nennt diesen Vorgang Scherung, die einwirkende Kraft Schubspannung. Das Ausmaß der Verschiebung benachbarter Schichten wird (Scher-) Geschwindigkeitsgefälle genannt (s. Abb. 5.1).

Rheologische Messungen untersuchen den Zusammenhang zwischen Ursache (Schubspannung) und Wirkung (Geschwindigkeitsgefälle), der sich durch die **Viskosität** (s. Kap. 3.1.4) zu erkennen gibt. Die Viskosität ist das Verhältnis von Schubspannung und Geschwindigkeitsgefälle. Stellt man Schubspannung und Geschwindigkeitsgefälle in einem Koordinatensystem graphisch dar, so erhält man eine **Fließkurve**, ein **Rheogramm** (s. Abb. 5.2). Zur Ermittlung von Fließ-

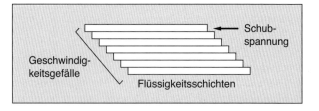

**Abb. 5.1** Zusammenhang zwischen Schubspannung und Geschwindigkeitsgefälle

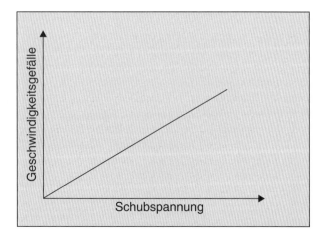

**Abb. 5.2** Rheogramm eines idealviskosen Körpers

kurven werden Rotationsviskosimeter eingesetzt, die eine Messung der Schubspannungen bei unterschiedlichen Geschwindigkeitsgefällen ermöglichen.

Die am häufigsten verwendeten Rotationsviskosimeter beruhen auf der Messung der Scherkräfte innerhalb der zu bestimmenden Substanz, welche sich zwischen 2 koaxialen Zylindern befindet, wobei der eine Zylinder durch einen Motor angetrieben und der andere durch diese Drehung mitbewegt wird. Das Ausmaß dieser Mitbewegung ist ein Maß für die Zähigkeit der Probe. In den Monographien ist jeweils vorgeschrieben, bei welcher Temperatur und Geschwindigkeit diese Messung erfolgen muss.

Häufig spricht man bei halbfesten Körpern auch von der **Konsistenz**, wobei weniger an das Fließen gedacht ist, als vielmehr an den Widerstand einer mechanischen Beanspruchung gegenüber. Um eine Salbe aus einer Tube zu drücken, muss man beispielsweise unterschiedlich viel Kraft aufwenden. Die Konsistenz wird im Arzneibuch mit Hilfe der **Penetrometrie** bestimmt. Das Prinzip des Penetrometers ist, dass ein kegelförmiger Prüfkörper mit der Spitze nach unten aufgrund seiner Masse innerhalb von 5 Sekunden mehr oder weniger tief in die Probe eindringt. Dabei wird ein Mittelwert aus 3 Messungen gebildet. Weicht eine Bestimmung mehr als 3% vom Mittelwert ab, so werden noch weitere 3 Messungen durchgeführt. Nun wird von allen 6 Bestimmungen der Mittelwert bestimmt und die Standardabweichung angegeben. Die **Standardabweichung** ist eine statistische Größe, die eine Aussage darüber macht, wie weit die Meßergebnisse um ihren Mittelwert streuen. Ist diese Abweichung gering, kann das Ergebnis eher als gesichert angesehen werden. Man spricht in solchen Fällen auch von guter Reproduzierbarkeit.

## Fließkurven

Nach der Art ihrer Fließkurve lassen sich alle fließfähigen Stoffe in zwei Gruppen einteilen. Die einen zeigen ein idealviskoses, die andern ein strukturviskoses Fließverhalten. Beim **idealviskosen** Fließverhalten sind Schubspannung und Geschwindigkeitsgefälle einander direkt proportional. Die Viskosität idealviskoser Systeme ist damit von der Schubspannung unabhängig und bei gegebener Temperatur konstant. Die Fließkurve ist eine durch den Nullpunkt gehende Gerade.

Aus der Steigung dieser Geraden lässt sich die Viskosität ermitteln. Je geringer die Steigung, umso größer die Viskosität. Da das Fließverhalten idealviskoser Körper von der Schubspannung unabhängig ist, lässt sich die Viskosität bei jeder beliebigen Scherung bestimmen. Diese Voraussetzung ermöglicht die Verwendung von Kugelfall- oder Kapillarviskosimetern zur Zähigkeitsmessung. Zu den idealviskosen Stoffen oder **Newtonschen Flüssigkeiten** gehören Wasser, organische Lösungsmittel und fette Öle. Plastische Körper zeigen im Gegensatz dazu ein strukturviskoses Fließverhalten.

Bei **strukturviskosen** Stoffen ist das Fließverhalten von der Scherung abhängig, so dass die Viskosität als der Quotient aus Schubspannung und Geschwindigkeitsgefälle keine Konstante darstellt. Daher ist die Untersuchung strukturviskoser Systeme nur mit Rotationsviskosimetern möglich. Strukturviskos sind z. B. Schleime, Emulsionen, Suspensionen, Gele, Salben, Pasten usw. Je nach Art der

Fließkurve unterscheidet man bei strukturviskosen Körpern drei Grundtypen des Fließverhaltens:

- pseudoplastisches,
- plastisches,
- dilatantes Fließverhalten.

**Pseudoplastische** Körper unterscheiden sich von idealviskosen Systemen in einer Abnahme der Viskosität bei stärkerer Scherbeanspruchung. Das Fließen beginnt zwar schon bei geringster Schubspannung, ist zunächst jedoch behindert (flacher Kurvenverlauf). Bei höheren Schubspannungen nimmt die Viskosität ab und geht schließlich in eine Konstante (Gerade) über (s. Abb. 5.3).

Pseudoplastisches Fließverhalten zeigen Sole makromolekularer Fadenmoleküle (z. B. Tyloseschleim). Die Viskositätsabnahme ist so zu erklären, dass die Makromoleküle anfänglich ungeordnet vorliegen, was zu einer hohen inneren Reibung führt. Mit Zunahme der einwirkenden Schubspannung ordnen sich die Fadenmoleküle parallel in Fließrichtung an, was eine Verringerung der Reibung zur Folge hat. Bei noch stärkerer Scherung verändert sich der erreichte Zustand nicht mehr, die Viskosität bleibt nun konstant (s. Abb. 5.4).

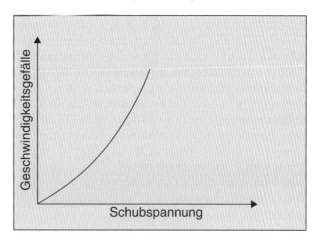

**Abb. 5.3**  Rheogramm eines pseudoplastischen Körpers

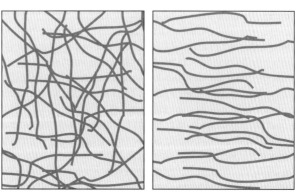

**Abb. 5.4**  Anordnung der Fadenmoleküle vor und nach einer Scherung

**Plastische Körper** zeigen bei geringer Schubspannung überhaupt kein Fließen. Sie lassen sich daher nicht aus Gefäßen gießen und besitzen eine gewisse Formstabilität. Diejenige Schubspannung, bei der das Fließen beginnt, wird als **Fließgrenze** bezeichnet. Oberhalb der Fließgrenze können sich plastische Körper unterschiedlich verhalten. Bei geradem Kurvenverlauf spricht man von einem idealplastischen Körper (**Bingham-Körper**), bei ansteigender Kurve von einem **Casson-Körper** (s. Abb. 5.5).

Zu den Casson-Körpern gehören Salben, Cremes und viele Pasten. Die Existenz der Fließgrenze lässt sich so erklären, dass eine bestimmte Schubspannung notwendig ist, um die Kohärenz der inneren Phase, die das Fließen verhindert, aufzulösen.

Im Gegensatz zum plastischen und pseudoplastischen nimmt beim **dilatanten** Fließverhalten die Viskosität mit Zunahme der Schubspannung zu. Die Fließkurve hat demgemäß einen steilen Beginn und wird dann flacher. Dilatante Systeme können wie die plastischen eine Fließgrenze aufweisen (s. Abb. 5.6).

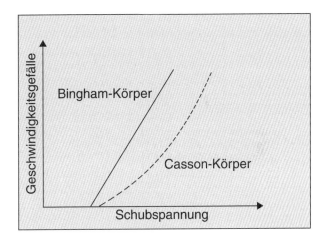

Abb. 5.5 Rheogramm plastischer Körper

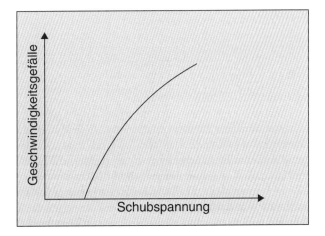

Abb. 5.6 Rheogramm eines dilatanten Körpers

Es handelt sich meist um hochkonzentrierte Suspensionen und Pasten (z. B. Zinkpaste). Die Viskositätserhöhung ist darauf zurückzuführen, dass die Feststoffteilchen bei der Scherung ihre Solvathülle und damit sozusagen die Schmierung teilweise verlieren und dadurch stärker aufeinanderreiben.

Neben den bisher besprochenen grundsätzlichen Fließverhalten treten in der Praxis auch Sonderfälle auf, die als **Thixotropie** und **Rheopexie** bezeichnet werden. Bei beiden Verhaltensweisen spielt beim Aufnehmen der Fließkurve die Reihenfolge der Messungen eine Rolle. Thixotropie ist ein Sonderfall des plastischen Fließverhaltens. Mit Zunahme der Schubspannung verringert sich die Viskosität, ohne sich bei Abnahme der Schubspannung im gleichen Maße wieder zu erhöhen. Die aufsteigende und absteigende Fließkurve sind nicht identisch. Nahezu alle plastischen Systeme haben gleichzeitig mehr oder weniger thixotrope Eigenschaften. Sie lassen sich damit erklären, dass bei der Scherung die Gerüststruktur (Kohärenz) zusammenbricht und sich beim Nachlassen der Schubspannung nicht sofort wieder aufbauen kann. Erst nach einer bestimmten Ruhezeit ist der

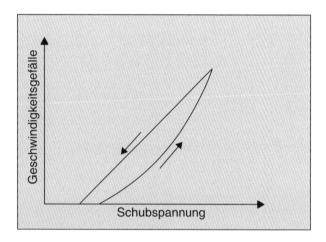

**Abb. 5.7** Rheogramm eines thixotropen Körpers

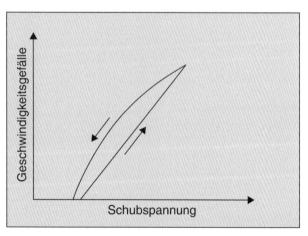

**Abb. 5.8** Rheogramm einer rheopexen Substanz

ursprüngliche Zustand wieder erreicht (s. Abb. 5.7). Der entsprechende Sonderfall bei dilatantem Fließverhalten ist die **Rheopexie**.

Wie bei der Thixotropie ist eine längere Ruhezeit nach der Scherung notwendig, um den ursprünglichen Zustand wieder aufzubauen. Rheopexes Fließverhalten ist relativ selten (s. Abb. 5.8).

## 5.2 Gele

> Ein Gel ist ein disperses System, wobei eine Feststoffphase ein kohärentes dreidimensionales Gerüst aufbaut, in dem eine Flüssigkeit (Lyogel) oder Gasphase (Xerogel) ihrerseits kohärent verteilt ist.

Der Begriff Gel wurde auch bei der Besprechung der kolloiddispersen Systeme (s. Kap. 3.3.2) erwähnt.

**Xerogele** sind z. B. Kieselgel und Blattgelatine. Sie entstehen aus **Lyogelen** durch Verdunsten der flüssigen Phase (in beiden Fällen Wasser), zu der sie nach wie vor große Affinität besitzen. Das erklärt die Verwendung von Kieselgel als Trockenmittel. Im folgenden sind unter dem Begriff Gele die pharmazeutisch wichtigeren **Lyogele** zu verstehen.

Gele gehören zu den bikohärenten Systemen, bei denen keine Unterscheidung in innere und äußere Phase möglich ist. Die Struktur des Systems ist mit einem Schwamm vergleichbar, der mit Wasser getränkt ist. Der Zusammenhalt der Feststoffteilchen ist durch chemische Bindungen gewährleistet.

Bei den **Hauptvalenzgelen** sind die Partikeln durch Hauptvalenzkräfte (kovalente Bindungen) verbunden. Die Feststoffphase besteht aus einem einzigen Riesenmolekül. Hauptvalenzgele weisen eine hohe Stabilität auf und lassen sich durch Wärme nicht verflüssigen. Die plastische Verformbarkeit ist meist gering. Beispiele für Hauptvalenzgele sind verschiedene Kunststoffe sowie Kautschuk.

Von großer pharmazeutischer Bedeutung sind die **Nebenvalenzgele**. Der Zusammenhalt des Feststoffgerüstes wird durch Nebenvalenzbindung (z. B. Wasserstoff-Brücken, van der Waalsche Kräfte) erreicht. Nebenvalenzgele lassen sich durch Temperaturerhöhung verflüssigen und durch Abkühlen wieder verfestigen (Sol-Gel-Umwandlung). Sie sind thermoreversibel.

Die wichtigste Eigenschaft der Nebenvalenzgele ist ihre plastische Verformbarkeit und Streichfähigkeit. Sie lassen sich daher gut auf der Haut verteilen und als Hilfsstoffe für die Salbenherstellung (Salbengrundlagen) verwenden. Die Bauelemente der Feststoffphase haben meist kolloidale Dimension. Neben der Teilchengröße hängt die Möglichkeit zur Gerüstbildung von der Natur des Feststoffs ab. Die Teilchen müssen vor allem gut solvatisierbar sein und die Fähigkeit besitzen, Nebenvalenzbindungen zu bilden. Auch die Form der kolloidalen Teilchen spielt für die Gelbildungsfähigkeit eine Rolle. Man unterscheidet zwischen **Linear-**, **Laminar-** und **Sphärokolloidgerüsten** (s. Abb. 5.9). Die meisten pharmazeutisch

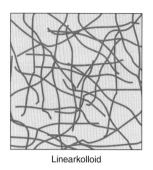 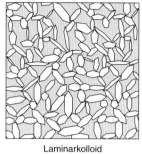 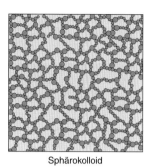

Linearkolloid — Laminarkolloid — Sphärokolloid

**Abb. 5.9** Gerüsttypen von Gelen

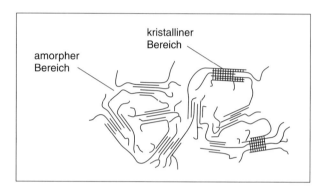

**Abb. 5.10** Fransenmizellen im Verband

eingesetzten Gele sind aus **Linearkolloiden** aufgebaut. Die zugehörigen Bausteine sind meist verzweigt fadenförmige Makromoleküle wie z. B. Gelatine oder Stärke. Linearkolloide bilden schon bei geringen Konzentrationen kohärente Gerüste, wobei sich Nebenvalenzbindungen zwischen benachbarten Fäden ausbilden. An den Stellen, wo mehrere Moleküle durch solche Bindungen fixiert sind, herrscht eine kristallgitterähnliche Ordnung. Die einzelnen kristallinen Bezirke des Gerüstes sind durch die herausragenden Fadenmoleküle dreidimensional untereinander verbunden. Die so das Gerüst aufbauenden Einheiten werden aufgrund ihres Aussehens als Fransenmizellen bezeichnet (s. Abb. 5.10).

Gele mit **Laminarkolloidgerüst** sind aus plättchenförmigen Elementen aufgebaut. Die kohärente Feststoffphase ähnelt einem Kartenhaus. Beispiel für diesen Geltyp sind die Bentonitgele.

**Sphärokolloidgerüste** sind aus kugelförmigen oder isodiametrischen Einheiten aufgebaut. Ihre Struktur ähnelt netzartig verzweigten Perlenketten. Beispiel für diesen Geltyp sind Aerosil®-Gele. Laminar- und Sphärokolloidgerüste können nur bei höheren Feststoffgehalten aufgebaut werden.

Die für die Salbenherstellung wichtigen Grundlagen sind Lyogele mit hohem Flüssigkeitsanteil. Dabei ist der kleinere Teil der flüssigen Phase durch Adsorption an das Gelgerüst fixiert, während der größere Teil durch Kapillarwirkung und mechanischen Einschluss festgehalten wird. Die Stabilität eines Gels hängt außer von der Festigkeit des Gerüstes auch von der Bindung der Flüssigkeit ab. Bei einer festen Bindung ist die mechanische Trennung der beiden Phasen unmöglich. Unterhalb der Fließgrenze sind viele Gele elastisch verformbar. Zubereitungen mit ausgeprägter Elastizität, sogenannte **Gallerten** wie z. B. Gelatinegel, eignen sich nicht als streichfähige Salbengrundlagen.

Die Einteilung der Lyogele erfolgt meist nach der Art der flüssigen Phase. Wässrige Zubereitungen sind uns unter der Bezeichnung **Hydrogele** bekannt. Bei den Salbengrundlagen spielen neben diesen vor allem **Kohlenwasserstoffgele** und **Lipogele** eine Rolle. Die Besonderheit dieser sogenannten **Organogele** liegt darin, dass Feststoff und flüssige Phase chemisch der gleichen Substanzklasse (Kohlenwasserstoffe, Triglyceride) angehören. Sie werden deshalb auch als **Isogele** bezeichnet.

## 5.3 Halbfeste Zubereitungen zur kutanen Anwendung

> Halbfeste Zubereitungen zur kutanen Anwendung (Salben, Unguenta) sind nach Ph. Eur. zur Anwendung auf der Haut oder bestimmten Schleimhäuten bestimmt und sollen eine lokale Wirkung ausüben, Wirkstoffe perkutan zur Resorption bringen oder eine erweichende oder schützende Wirkung auf die Haut ausüben.

Sie haben ein homogenes Aussehen und bestehen aus einer einfachen oder zusammengesetzten Grundlage in der in der Regel ein oder mehrere Wirkstoffe gelöst oder dispergiert sind. Je nach Zusammensetzung kann die Grundlage die Wirkung der Zubereitung und die Wirkstofffreigabe beeinflussen. Die Grundlagen können aus natürlichen oder synthetischen Substanzen bestehen (s. Kap. 5.3.1). Sie können Ein- oder Mehrphasensysteme sein. Je nach Art der Grundlage kann die Zubereitung hydrophile oder hydrophobe Eigenschaften haben. Salben können Konservierungsmittel, Antioxidanzien, Stabilisatoren, Emulgatoren und Verdickungsmittel enthalten.

Ph. Eur. legt großen Wert auf die mikrobielle Qualität. So werden eine ausreichende Konservierung, die Sicherstellung der mikrobiologischen Qualität während der Herstellung, Verpackung und Lagerung und bei entsprechender Vorschrift die Sterilität gefordert. Zubereitungen zur Anwendung auf großen, offenen Wunden oder schwerverletzter Haut müssen steril sein (s. Kap. 7).

Dispergierte Teilchen sind auf eine geeignete Teilchengröße (s. Kap. 5.3.3) in geeigneter Weise zu kontrollieren.

Zubereitungen, die flüchtige Bestandteile wie Wasser und ätherische Öle enthalten, sind dicht verschlossen aufzubewahren. Die Behältnisse sind nach Ph. Eur. vorzugsweise flexible Metalltuben, aus welchen die Zubereitung leicht herausgedrückt werden kann.

Bei der Beschriftung sind enthaltene Konservierungsmittel anzugeben, ebenfalls, falls zutreffend, dass die Zubereitung steril ist.

Ph. Eur. macht folgende Unterteilung (s. Tab. 5.1):

**Tab. 5.1** Einteilung halbfester Zubereitungen zur kutanen Anwendung nach Ph. Eur.

| Bezeichnung | Definition oder Beschreibung | Bestandteile (Beispiele) |
| --- | --- | --- |
| **Salben** | bestehen aus einer einheitlichen Grundlage, in der feste oder flüssige Substanzen gelöst und dispergiert sein können | |
| Hydrophobe Salben | können nur kleine Wassermengen aufnehmen | Paraffine, Vaselin, Öle, Fette, Wachse, Silicone |
| Wasseraufnehmende Salben | können größere Mengen Wasser unter Emulsionsbildung aufnehmen | wie oben plus W/O- oder O/W-Emulgatoren |
| Hydrophile Salben | Salbengrundlage mit Wasser mischbar | flüssige und feste Macrogole |
| **Cremes** | sind mehrphasige Zubereitungen, die aus einer lipophilen und einer wässrigen Phase bestehen | |
| Hydrophobe Cremes | äußere Phase lipophil | lipophile Phase, wässrige Phase, W/O-Emulgatoren wie Wollwachsalkohole, Fettalkohole, Sorbitan- oder Glycerolester |
| Hydrophile Cremes | äußere Phase wässrig | lipophile Phase, wässrige Phase, O/W-Emulgatoren wie Alkali- oder Aminseifen, sulfatierte Fettalkohole, Polysorbate, wenn nötig W/O-Emulgatoren |
| **Gele** | bestehen aus mit Hilfe geeigneter Quellmittel gelierten Flüssigkeiten | |
| Hydrophobe Gele | Oleogele | flüssiges Paraffin mit Polyethylen, fette Öle mit kolloidalem Siliciumdioxid oder mit Aluminium- bzw. Zinkseifen |
| Hydrophile Gele | Hydrogele | Wasser, Glycerol oder Propylenglycol mit Traganth, Stärke, Cellulosederivaten, Polyacrylaten oder Bentonit |
| **Pasten** | **enthalten in der Salbengrundlage große Anteile von fein dispergierten Pulvern** | Grundlage plus z. B. Zinkoxid |

Halbfeste Zubereitungen zur kutanen Anwendung gehören wie die Puder zur Gruppe der Dermatika. In der Praxis ist die Bezeichnungsweise für streichfähige Dermatika, besonders bei Fertigarzneimitteln, uneinheitlich. Hier wird der Begriff Salbe entweder allgemein für alle halbfesten Dermatika nach der oben angegebenen Definition im übergeordneten Sinn, oder nur für solche Zubereitungen verwendet, die nicht unter die Bezeichnungen Cremes, Pasten oder Gele fallen.

Als **Cremes** werden bei Fertigarzneimitteln in der Regel nur O/W-Emulsionssalben (s. Kap. 5.3.3) bezeichnet.

Der Begriff **Pasten** steht wie im Arzneibuch für Zubereitungen mit einem hohen Puderanteil (s. Kap. 5.3.3).

**Gele** sind (bei Fertigarzneimitteln) in aller Regel Zubereitungen auf Hydrogelbasis (s. Kap. 5.3.1).

**Augensalben (Oculenta)** sind Salben zur Applikation in den Bindehautsack oder an den Lidrändern. Aufgrund der besonderen Anforderungen an Oculenta werden sie im Zusammenhang mit den sterilen Augenarzneien besprochen (s. Kap. 7.3.3).

Die Einteilung der Salben erfolgt entweder nach ihrer therapeutischen Anwendung, nach der Art der Salbengrundlage oder der Art der Arzneistoffverteilung. Zum Einstieg bietet sich das erste Einteilungsprinzip an, da es einen Einblick in die Vielzahl therapeutischer Möglichkeiten bietet. Die folgende Aufstellung soll wichtige therapeutische Möglichkeiten anführen, ohne einen Anspruch auf Vollständigkeit zu erheben.

**Schutzsalben** sollen die Haut vor aggressiven Stoffen schützen. Sie bilden auf der Haut einen wasserabstoßenden Film, der z. B. die Hände im Haushalt vor ätzenden Reinigungsmitteln schützen kann. Als Schutzsalben werden vorwiegend Silicongele verwendet.

**Lichtschutzsalben** schützen die Haut vor allen oder nur den schädigenden UV-Strahlen. Letztere enthalten Wirkstoffe, die die unerwünschten UV-B-Strahlen (ca. 300 nm) weitgehend absorbieren, die bräunenden UV-A-Strahlen (ca. 350 nm) dagegen möglichst ungehindert passieren lassen.

**Schälsalben** enthalten z. B. Salicylsäure und dienen zur Erweichung bzw. Ablösung der Hornhaut.

**Penetrationssalben** dringen in tiefere Hautschichten ein und können dort ihre Wirkung entfalten. Sie werden daher häufig als Einreibungen verwendet.

**Resorptionssalben** ermöglichen eine Aufnahme der Wirkstoffe in die Blutbahn. Die Resorptionsfähigkeit ist sowohl von der Art des Wirkstoffs als auch von der Salbengrundlage abhängig.

**Kühlsalben** besitzen durch Verdunstung von Flüssigkeit (meist Wasser) einen kühlenden Effekt auf der Haut. Dieser kommt dadurch zustande, dass der Umgebung beim Verdunsten Energie entzogen wird (Verdunstungskälte). Das Wasser kann nur dann ausreichend verdunsten, wenn es als äußere Phase vorliegt oder nur gering gebunden ist. Kühlende Eigenschaften haben daher Hydrogele, O/W-Emulsionen oder Quasiemulsionen. Auffällig kühlend sind auch andere flüchtige Substanzen wie z. B. Alkohol oder Menthol.

Als **kosmetische Salben** bezeichnet man schließlich solche, die der Pflege der gesunden Haut dienen. Je nach Hauttyp und Verwendungszweck kommen unterschiedliche Salbengrundlagen, meist jedoch Emulsionssysteme zur Anwendung.

Am Beispiel der Salben lässt sich besonders gut der Aufbau einer Arzneiform aus den verschiedenen Hilfsstoffen und Wirkstoffen zeigen. Die folgenden Abschnitte sollen den salbentypischen Stoffen gewidmet sein und einen Einblick in die Vielfalt der Zubereitungsmöglichkeiten geben.

### 5.3.1 Salbengrundlagen und ihre Bestandteile

Wirkstofffreie halbfeste Zubereitungen werden als **Salbengrundlagen** bezeichnet. Diese können neben den eigentlichen konsistenzbildenden Hilfsstoffen zusätzlich Emulgatoren enthalten. Salbengrundlagen dienen entweder als Trägerstoffe für die eingearbeiteten Arzneistoffe, tragen selbst mit zur Wirkung bei oder sind sogar allein dafür verantwortlich. Um einen bestimmten therapeutischen Effekt zu erzielen, ist die geeignete Salbengrundlage sorgfältig auszuwählen. Ihre Eigenschaften ergeben sich aus der chemischen Zusammensetzung, nach der auch eine sinnvolle Einteilung möglich ist.

Nach chemischen Gesichtspunkten findet man in Salbengrundlagen folgende Hilfsstoffe, die entweder selbst als Salbengrundlage oder Bestandteil einer solchen dienen:

- Paraffinkohlenwasserstoffe,
- Fette, Öle und Wachse,
- Siliconöle,
- Hydrogelbildner,
- Macrogole.

**Paraffinkohlenwasserstoffe**
Feste und flüssige Paraffinkohlenwasserstoffe bauen die auch als Carbogele bezeichneten **Kohlenwasserstoffgele** auf. Diese gehören daher zu den Isogelen. Seit der Einführung von Vaselin vor rund 100 Jahren haben Kohlenwasserstoffgele für die Salbenherstellung eine große Bedeutung. Der Fortschritt gegenüber den vorher verwendeten natürlichen Lipogel-Grundlagen wie Schmalz liegt vor allem in der guten Haltbarkeit, die in der chemischen Indifferenz von Paraffinen begründet ist. Aus dem gleichen Grunde sind Unverträglichkeiten mit Wirk- und Hilfsstoffen selten. Carbogele sind jedoch nicht immer als Salbengrundlage geeignet. Der auf der Haut gebildete Fettfilm behindert die Flüssigkeits- und Wärmeabgabe (Okklusionseffekt). Durch den entstehenden Wärme- und Flüssigkeitsstau wird die Hornschicht aufgelockert und dadurch für Wirkstoffe durchlässiger. Carbogele besitzen daher eine Tiefenwirkung und werden bei chronischen Dermatosen sowie trockener Haut eingesetzt. Die Wirkstofffreisetzung ist allerdings bei reinen Kohlenwasserstoffgrundlagen schlecht, die Hautverträglichkeit umstritten. Bei empfindlicher Haut können Reizungen auftreten. Bei ungenügend gereinigten Produkten ist das Vorhandensein von kanzerogenen Stoffen (z. B. polycyclischen Aromaten) nicht auszuschließen. Andererseits hinterlässt der Bleichvorgang seinerseits Stoffspuren, die Allergien hervorrufen können. In

Kombination mit geeigneten Emulgatoren entstehen wasseraufnahmefähige Absorptionsgrundlagen, bei denen die aufgeführten Nachteile teilweise aufgehoben sind. Bestandteile von Carbogel-Grundlagen sind Vaselin sowie feste und flüssige Paraffine.

**Vaselin** ist ein Gemisch gereinigter, gesättigter Kohlenwasserstoffe, von denen 10–30% fest und 70–90% flüssig sind. Die flüssige Phase besteht aus n-Alkanen und Isoalkanen. In der Feststoffphase unterscheidet man die kristalline Komponente aus n-Alkanen und die mikrokristalline Komponente aus Isoalkanen und Alicyclen. Letztere macht einen hohen Anteil aus (ca. 80%). Die mikrokristalline Komponente ist nicht nur für den Aufbau der Gelstruktur aus Fransenmizellen verantwortlich, sie bedingt auch die günstigen Eigenschaften als Salbengrundlage wie gute Streichfähigkeit, Thixotropie sowie Zügigkeit. Ein hoher Gehalt an n-Alkanen führt zu inhomogenen, körnigen Produkten, die die flüssige Komponente freigeben (bluten) und beim Erstarren feste Oberflächen ausbilden (Eiseffekt). Die Gewinnung erfolgt aus den dunklen, halbfesten Rückständen der Erdöldestillation. Dieses Rohvaselin wird durch Behandlung mit Schwefelsäure oder Bleichmitteln weiter raffiniert. Je nach Reinigungsgrad erhält man gelbes Vaselin (Vaselinum flavum) oder weißes Vaselin (Vaselinum album).

Wegen ihrer guten Haltbarkeit und Verträglichkeit ist Vaselin nach wie vor eine viel verwendete Salbengrundlage. Die weiteren Vor- und Nachteile betreffend gilt das im allgemeinen Abschnitt über Kohlenwasserstoffgele Gesagte.

Ph. Eur. enthält drei verschiedene Paraffine, und zwar Hartparaffin (Paraffinum solidum), dickflüssiges Paraffin (Paraffinum liquidum, Paraffinum subliquidum) und dünnflüssiges Paraffin (Paraffinum perliquidum). Wie Vaselin stellen alle drei Paraffine gereinigte Gemische gesättigter Kohlenwasserstoffe dar.

**Hartparaffin** (Paraffinum solidum, Paraffinum durum) ist ein Gemisch fester, gereinigter, gesättigter Kohlenwasserstoffe. Es wird zur Erhöhung der Konsistenz von Salben eingesetzt.

**Dickflüssiges Paraffin** (Paraffinum (sub)liquidum) und **dünnflüssiges Paraffin** (Paraffinum perliquidum) sind gereinigte Mischungen flüssiger, gesättigter Kohlenwasserstoffe aus Erdöl. Der Unterschied liegt in der Viskosität, die beim dickflüssigen Paraffin über 110 mPa · s, beim dünnflüssigen unter 80 mPa · s liegt. Ursache für diesen Unterschied ist die mittlere Kettenlänge der Kohlenwasserstoffe, die beim dünnflüssigen Paraffin kürzer ist. Unter flüssigem Paraffin, welches in der Therapie als Laxans verwendet wird, ist dickflüssiges Paraffin zu verstehen. Das dünnflüssige Paraffin wird dagegen für Sprühzwecke (Inhalate) eingesetzt. Außerdem können beide Paraffinöle zur Konsistenzerniedrigung von Salben verwendet werden.

**Hydrophobes Basisgel DAC** (Gelatum basalis hydrophobicum, Salbengrundlage PL®) ist eine vaselinähnliche Salbengrundlage aus 95 Teilen dickflüssigem Paraffin und 5 Teilen Hochdruck-Polyethylen. Es handelt sich um ein Polyethylen-Oleogel, wobei das Gelgerüst aus Molekülkolloiden des Polyethylens aufgebaut ist. Nach der Einteilung der Ph. Eur. also ein hydrophobes Gel. Der Zusatz von Stabilisatoren ist erlaubt, muss dann aber nach Art und Menge angegeben sein. Der Vorteil gegenüber Vaselin liegt im besseren Penetrationsvermögen dieser Salbengrundlage.

### Fette, fette Öle und Wachse

Fette, fette Öle und Wachse sind Bestandteile der Lipogelgrundlagen. Bis zum 19. Jahrhundert wurden fast ausschließlich Lipogele in Form von pflanzlichen und tierischen Fetten als Salbengrundlagen eingesetzt. Allen diesen Stoffen gemeinsam ist die Esterbindung.

Natürliche **Fette** und **Öle** sind Gemische von Triglyceriden der Fettsäuren, z. B. Stearinsäure, Palmitinsäure und Ölsäure. Synthetische Fette enthalten daneben auch Di- und Monoglyceride. Ein hoher Anteil ungesättigter Fettsäuren ergibt ein flüssiges, fettes Öl, während die festen Fette Ester gesättigter Fettsäuren darstellen. Ungesättigte Fettsäuren lassen sich durch Hydrierung in gesättigte überführen (Fetthärtung). Plastische Lipogele auf Fettbasis enthalten entweder feste Fette als Gerüstbildner oder andere gerüstbildende Hilfsstoffe, die mit fetten Ölen gelieren, z. B. Aerosil® oder Aluminiumstearat. In diesem Fall spricht man aufgrund ihrer Transparenz von Oleogelen.

**Wachse** sind Estergemische aus höheren Fettsäuren und Fettalkoholen etwa gleicher Kettenlänge. Daneben enthalten natürliche Wachse auch die freien Fettsäuren und Fettalkohole. Wachse können genau wie die Fette je nach ihrer Zusammensetzung flüssig (z. B. Cetiol®), halbflüssig (z. B. Wollwachs) oder fest (z. B. Bienenwachs) sein.

**Lipogelgrundlagen** sind besonders hautfreundlich und damit gut verträglich. Sie eignen sich als Grundlage für Penetrationssalben, da sie leicht in die Haut eindringen und die Wirkstoffe dort freisetzen. Der auf der Haut gebildete Salbenfilm ist durchlässig und behindert nicht die Hautatmung. Trotz dieser vielen Vorteile hat die Bedeutung der Lipogele gegenüber früher abgenommen. Ursache für diese Entwicklung ist die begrenzte Haltbarkeit der Lipogele, die einer Verwendung in modernen Arzneimitteln entgegensteht. Alle natürlichen Fette und Öle unterliegen der Autoxidation. Außerdem können die Esterbindungen durch Einwirkung von Wasser gespalten (verseift) werden. Das Ranzigwerden kann zwar durch Antioxidanzien verzögert, jedoch nicht verhindert werden. Lediglich halbsynthetische Fette aus Glyceriden ausschließlich gesättigter Fettsäuren sind lagerungsbeständig.

Lipogelgrundlagen sind wie die Kohlenwasserstoffgele aus einem Fransenmizellgerüst aufgebaut. Der Zusammenhalt des Gerüstes wird gegenüber Carbogelen zusätzlich durch Dipolkräfte erhöht, da die Moleküle Sauerstoff enthalten. Daher liegt auch die Fließgrenze höher als bei Carbogelen. Ebenso wie diese zeigen Lipogele eine ausgeprägte Thixotropie.

Die Hilfsstoffe sind zum Teil natürlichen Ursprungs, andere werden halb- oder vollsynthetisch hergestellt.

**Natürliche Fette.** Als typische Lipogel-Salbengrundlage ist Schweineschmalz zu nennen. **Schweineschmalz DAB** (Adeps suillus) wird aus dem Nierenfett von Schweinen durch Ausschmelzen gewonnen und von Wasser und mechanischen Verunreinigungen befreit. Es besteht aus gemischten Triglyceriden von Ölsäure, Palmitinsäure und anderen Fettsäuren. Wegen seiner Streichfähigkeit und Hautfreundlichkeit wurde Schweineschmalz früher als gute Salbengrundlage geschätzt, heute hat es keine Bedeutung mehr. Aufgrund der leichten Verderblichkeit und geringen Wasseraufnahmefähigkeit wird haltbareren Salbengrundlagen der Vorzug gegeben. Obwohl sich beide Nachteile durch Zusatz von Antioxidanzien und Emulgatoren einschränken lassen, erfüllen Zubereitungen auf Schweineschmalzbasis nicht mehr die heutigen Anforderungen an Salben, insbesondere in Bezug auf Haltbarkeit.

Zu den pflanzlichen, fetten Ölen, die als Bestandteil von Lipogelgrundlagen in Frage kommen und daher in die Arzneibücher aufgenommen sind, gehören u. a. **Avocadoöl DAC** (Avocado oleum), **Erdnußöl Ph. Eur.** (Archidis oleum), **Leinöl Ph. Eur.** (Lini oleum), **Mandelöl Ph. Eur.** (Amygdalae oleum), **Maisöl Ph. Eur.** (Maydis oleum), **Olivenöl Ph. Eur.** (Olivae oleum), **Ricinusöl Ph. Eur.** (Ricini oleum), **Sonnenblumenöl Ph. Eur.** (Helianthi oleum) und **Rüböl Ph. Eur.** (Oleum Rapae). Als Flüssigkeiten werden diese Öle zur Erniedrigung der Konsistenz von Salben und zum Dispergieren fester Arzneistoffe bei der Salbenrezeptur verwendet. Der kosmetische Wert der einzelnen Öle wird aufgrund der Zusammensetzung sehr unterschiedlich beurteilt. Dabei wird vor allem der Gehalt an Vitaminen und ungesättigten Fettsäuren bewertet. Mit Aerosil® lassen sich plastische Oleogele herstellen. Die Haltbarkeit fetter Öle ist wegen des hohen Anteils an ungesättigten Fettsäuren begrenzt.

Durch partielles Hydrieren fetter Öle lassen sich feste Fette gewinnen. Dieser Vorgang wird bei der Margarineherstellung in großem Maßstab durchgeführt. **Hydriertes Rizinusöl** (Ricini oleum hydrogenatum) ist zur Verwendung als Salbenhilfsstoff geeignet. Aufgrund des hohen Schmelzbereichs wird eine Konsistenzerhöhung erreicht.

**Halbsynthetische Fette.** Halbsynthetische Fette werden durch Verestern von Glycerol mit Fettsäuren hergestellt. Letztere werden durch Verseifung aus natürlichen Fetten gewonnen. Zur Veresterung setzt man ausschließlich gesättigte Fettsäuren ein, da diese zu lagerungsbeständigen Produkten führen. Je nachdem, wie das Verhältnis zwischen niedrig- und höhermolekularen Fettsäuren gewählt wird, lassen sich feste, plastische oder flüssige Fette gewinnen. Auch der Gehalt an emulgierenden Mono- und Diglyceriden lässt sich bei der Veresterung steuern, so dass wasseraufnahmefähige Fettgrundlagen entstehen. **Softisan® 378** ist ein halbsynthetisches Fett, das als Salbengrundlage geeignet ist. Unter der Bezeichnung **mittelkettige Triglyceride** ist im Europäischen Arzneibuch ein Gemisch aus Triglyceriden gesättigter Fettsäuren pflanzlichen Ursprungs beschrieben, das auch als Neutralöl bezeichnet wird. Neutralöl (z. B. Miglyol® 812) zeichnet sich durch gute Haltbarkeit und physiologische Verträglichkeit aus und ist daher ein beliebter Ersatz für natürliche fette Öle.

**Natürliche Wachse.** Natürliche Wachse von pharmazeutischer Bedeutung sind Bienenwachs, Walrat und Wollwachs.

**Bienenwachs** wird aus den entleerten Waben der Bienen durch Ausschmelzen und Reinigen gewonnen. Dieses Wachs ist durch Pollenfarbstoffe und Harzbestandteile gelb gefärbt und wird als **gelbes Wachs Ph. Eur.** (Cera flava) bezeichnet. Daneben wird auch das **gebleichte Wachs Ph. Eur.** (Cera alba) gehandelt. Früher wurde dieses durch Sonnenbleiche, heute durch chemische Bleiche oder Adsorptionsmittel aus gelbem Wachs hergestellt. Bei dieser Prozedur geht der charakteristische Geruch des Bienenwachses verloren. Bienenwachse werden Salben zur Konsistenzerhöhung zugesetzt und dienen als Hilfsstoffe zur Herstellung von Wachssalben (z. B. Ungt. cereum).

Aufgrund der hohen Preise und begrenzter Mengen an Naturprodukten gewinnen heute mehr und mehr halbsynthetische und synthetische Austauschstoffe an Bedeutung. **Künstliches Wachs** (Cera arteficiale, Cutina® BT) besteht aus Partialglyceriden und Estern langkettiger Fettsäuren und entspricht in den wichtigsten Kennzahlen den Anforderungen der Arzneibücher an natürliches Bienenwachs.

**Walrat** (Cetaceum) ist ein festes, gereinigtes Wachs aus dem flüssigen Inhalt bestimmter Hohlräume des Pottwales. Es wurde zur Konsistenzerhöhung von Salbengrundlagen verwendet. Heute wird statt dessen ausschließlich **Cetylpalmitat Ph. Eur.** (Cetylpalmitas, Cutina®-CP-A) eingesetzt.

**Wollwachs Ph. Eur.** (Adeps lanae) ist ein aus den Wollhaaren des Schafes durch Auswaschen erhaltener und gereinigter Salbenhilfsstoff. Es ist ein Gemisch von Carbonsäureestern mit Fett- und Sterinalkoholen. Den größten Anteil unter den Alkoholen bildet das Cholesterin. Neben Estern kommen auch die freien Carbonsäuren und Alkohole vor. Letztere sind für die gute Wasseraufnahmefähigkeit von Wollwachs verantwortlich. Die Substanz selbst ist wegen ihrer Zähigkeit und Klebrigkeit als Salbengrundlage ungeeignet. Sie wird jedoch in Kombination mit konsistenzverbessernden Hilfsstoffen zu Emulsionssalben (z. B. Lanolin) verarbeitet. Durch Anlagerung von Wasserstoff erhält man **Hydriertes Wollwachs Ph. Eur.** (Adeps Lanae hydrogenatus), ein Produkt mit verbesserter Haltbarkeit.

**Synthetische Wachse. Oleyloleat DAB** (Cetiol®) ist ein flüssiges Wachs. Als Lösungsmittel für lipophile Arzneistoffe mit gutem Penetrationsvermögen wird es als Vehikel und Spreitmittel in Salbengrundlagen verarbeitet. Cetiol ist wesentlicher Bestandteil vieler Lanette®-Emulsionssalben.

Weitere flüssige Wachse sind **Isopropylmyristat Ph. Eur.** und **Isopropylpalmitat Ph. Eur.** Diese Flüssigkeiten verteilen sich besonders gut auf der Haut (Spreitvermögen) und werden daher in der Kosmetikindustrie (z. B. Sonnenschutzmittel) eingesetzt. Sie werden auch gerne als rückfettende Komponente in hydrophilen Emulsionssalben eingesetzt, um das Austrocknen der Haut zu verhindern.

**Cera perliquida DAC** entspricht chemisch 2-Ethylhexyllauromyristat und ist in verschiedenen SR-Vorschriften (Standardrezepturen der ehemaligen DDR) enthalten.

### Siliconöle

Siliconöle sind chemisch Methylpolysiloxane:

**Methylpolysiloxan**

$$H_3C-\underset{\underset{CH_3}{|}}{\overset{\overset{CH_3}{|}}{Si}}-O-\left[\underset{\underset{CH_3}{|}}{\overset{\overset{CH_3}{|}}{Si}}-O\right]_n-\underset{\underset{CH_3}{|}}{\overset{\overset{CH_3}{|}}{Si}}-CH_3$$

Silicongele sind Heterogele, deren flüssige Phase aus Siliconöl besteht. Als Gerüstbildner wird häufig Aerosil® in Konzentrationen zwischen 5 und 7% eingesetzt.

Aufgrund der teils anorganischen, teils organischen Struktur ergeben sich besondere Eigenschaften. Siliconöle sind chemisch stabil, ausgeprägt hydrophob, temperaturbeständig sowie geruch- und geschmacklos. Sie werden in Ph. Eur. unter der Monographie **Dimeticon** beschrieben. Die hinter der Bezeichnung stehende Zahl steht für die kinematische Viskosität, die zwischen 20 und 1000 mm$^2 \cdot$ s$^{-1}$ liegen kann. Sogar bei der Verarbeitung mit lipophilen Stoffen entstehen Emulsionssysteme. Siliconöle haben als Schaumzerstörer in Medizin und Technik Bedeutung und werden in Ölbädern als hochtemperierbare Flüssigkeiten eingesetzt.

Silicongele sind gut hautverträglich und lassen sich sehr gut verteilen. Die auf der Haut entstehenden Siliconfilme sind wasser-, staub- und schmutzabweisend und auch gegen organische Lösungsmittel widerstandsfähig. Sie behindern die Hautatmung nicht. Silicongele werden daher als Hautschutzsalben in Labor und Haushalt verwendet.

### Hydrogelbildner

Im Gegensatz zu den besprochenen Kohlenwasserstoff- und Lipogelen, die beide in der Regel Isogele darstellen, sind alle Hydrogele Heterogele. Während die flüssige Phase von Wasser, wässrigen Lösungen oder verdünntem Ethanol (bzw. Isopropanol) gebildet wird, kommen für die Feststoffphase anorganische oder organische Quellstoffe in Frage.

Die Herstellung erfolgt hier durch Quellung und Verteilung des Gelbildners in der wässrigen Phase. Je nach Konzentrationsverhältnis entstehen bei diesem Vorgang halbfeste elastische bzw. plastische oder zähflüssige Systeme. Für halbfeste Systeme mit Salbenkonsistenz sind in der Regel 80–90% flüssige Phase notwendig, bei manchen Hydrogelbildnern sogar mehr. Das Wasser und insbesondere der Alkohol können aus der Zubereitung leicht verdunsten. Sie muss daher in dicht verschlossenen Behältern aufbewahrt werden. Auf der Haut ist wegen der Verdunstungskälte ein Kühleffekt zu erreichen. Daneben haben solche Zubereitungen eine antiphlogistische, aber auch austrocknende Wirkung auf der Haut, so dass sich die Anwendung bei akuten, entzündlichen Hauterscheinungen (z. B. Sonnenbrand) und bei fettiger Haut empfiehlt. Nach dem Antrocknen bildet sich häufig ein elastischer, nicht klebender Film, der die Hautatmung nicht behindert und einen zusätzlichen Wundverband überflüssig machen kann.

Zur Erhöhung der Elastizität dieses Films werden Weichmacher (z. B. Sorbit, Glycerol, Propylenglycol) in Konzentrationen zwischen 10 und 20% zugesetzt. Sie verbessern gleichzeitig die Streichfähigkeit der Zubereitung, sorgen für verminderten Keimbefall und verzögern das Austrocknen. Wegen ihrer Anfälligkeit gegen mikrobiellen Befall müssen Hydrogelzubereitungen, die keine Alkohole in ausreichender Konzentration (d. h. unter 15%) enthalten, konserviert werden. Wirkstoffe werden aus Hydrogelgrundlagen gut freigesetzt. Da die Salben abwaschbar sind, eignen sie sich auch zur Anwendung an behaarten Körperstellen.

**Anorganische Quellstoffe.** Als anorganische Quellstoffe besitzen hochdisperses Siliciumdioxid (Aerosil®) und Quelltone (Bentonit) eine praktische Bedeutung.

**Hochdisperses Siliciumdioxid Ph. Eur.** (Silica colloidalis anhydrica) wird auch als kolloidale Kieselsäure bezeichnet. Es wird durch Flammenhydrolyse von Siliciumtetrachlorid in der Gasphase hergestellt. Die entstehenden Primärteilchen sind kugelförmig und lagern sich zu kettenförmigen Aggregaten kolloidaler Dimension zusammen. Das sehr lockere und voluminöse, bläulich schimmernde Pulver hat recht ausgefallene Eigenschaften.

Durch seine große Oberfläche (ca. 200 $m^2 \cdot g^{-1}$) ist die Adsorptionsfähigkeit ausgeprägt. Das Schüttgewicht beträgt ca. 60 $g \cdot l^{-1}$. Aerosil® kann 40% (m/m) Wasser aufnehmen, ohne seine Fließfähigkeit einzubüßen. Verantwortlich für die gute Wasserbindungsfähigkeit sowie den Aufbau der Gelgerüststruktur sind die Silanol- (SiOH) und Siloxan- (-Si-O-Si-) Gruppen an der Partikeloberfläche. Diese ermöglichen die Ausbildung von Wasserstoff-Brückenbindungen. Solche Bindungen können sowohl direkt zwischen Aerosil®-Teilchen als auch über Wassermoleküle zur Verknüpfung führen. Es entsteht auf diese Weise ein netzartiges Sphärokolloidgerüst.

Zur Herstellung von Hydrogelen salbenartiger Konsistenz sind Konzentrationen von 15–20% notwendig. Im Gegensatz zu anderen Hydrogelbildnern kann Aerosil® auch mit unpolaren Flüssigkeiten wie Fetten und ätherischen Ölen salbenartige Gele (Oleogele) bilden. Hierfür genügen bereits Konzentrationen von 5–15%. Aerosil®-Gele besitzen thixotrope Eigenschaften, reizen die Haut nicht und wirken bei höheren Konzentrationen austrocknend. Das Gelbildungsvermögen wird durch die Bestimmung der Auslaufzeit aus einem genormten Auslaufbecher bestimmt.

Neben der Verwendung als Hilfsstoff für Hydrogele kommt Aerosil® auch in anderen Bereichen der pharmazeutischen Technologie vielfältig zum Einsatz, beispielsweise zur Viskositätserhöhung bei der Herstellung von Salben, Pasten, Suspensionen und Zäpfchenmassen oder zur Verbesserung der Fließfähigkeit bei Pulvern, Pudern, Granulaten u. ä.

**Bentonit Ph. Eur.** (Bentonitum) ist ein natürlich vorkommendes Aluminiumsilikat mit einem dreischichtigen Aufbau. Durch Wasserstoff-Brückenbindung kann zwischen den einzelnen Schichten Wasser unter Quellung aufgenommen werden, daher die Bezeichnung Quellton. Die einzelnen Bentonitkristalle sind dünne Plättchen (Laminarkolloidteilchen), die in Wasser eine kartenhausähnliche Gerüststruktur aufbauen können. Für die Bereitung salbenartiger Gele ist eine Konzentration von 5–20% notwendig. Zur Beschleunigung der Quellung wird der Ansatz mit heißem Wasser bereitet. Bei Bentonitgelen ist die Thixotropie besonders ausgeprägt. Durch Schütteln tritt eine Verflüssigung ein, die im Ruhezustand reversibel ist. Bentonitgele besitzen in Bezug auf Streichfähigkeit und Hautverträglichkeit gute dermatologische Eigenschaften. Quelltone werden auch als viskositätserhöhende Hilfsstoffe in Suspensionen verwendet. Ein besonders gereinigtes Bentonit ist Veegum®.

**Organische Quellstoffe.** Als organische Quellstoffe kommen verzweigte Makromoleküle (Linearkolloide) in Frage, die in Wasser kolloidal löslich sind. Dazu gehören sowohl natürliche als auch partialsynthetische und vollsynthetische Hydrokolloide.

Zu den **natürlichen Quellstoffen**, die sich zur Verwendung als Salbenhilfsstoff eignen, gehören Stärke, Traganth, Pektine und Alginate.

**Stärke** (Amylum) ist aus den beiden Komponenten Amylose und Amylopektin aufgebaut. Die Amylose ist ein unverzweigtes Kettenmolekül aus Glucose-Bausteinen und wasserlöslich. Amylopektin besitzt dagegen einen verzweigtkettigen Aufbau mit mindestens der zehnfachen relativen Molekülmasse. Es ist befähigt, mit Wasser zu quellen. Die Quellung erfolgt erst oberhalb der sogenannten Verkleisterungstemperatur von ca. 60 °C, die bei verschiedenen Stärkesorten unterschiedlich ist. Zur Herstellung von Hydrogelen können Reis-, Mais-, Weizen- und vor allem Kartoffelstärke in Konzentrationen um 10% verwendet werden.

Die bekannteste Stärkegelsalbe ist Glycerinsalbe. Das Glycerol hat hierbei nicht nur die Funktion eines Weichmachers, sondern ist selbst an der Gelbildung beteiligt. Nachteile von Stärkegelsalben sind ihre klebrige Beschaffenheit und schlechte Haltbarkeit (Nährboden für Mikroorganismen). Eine Konservierung ist daher auf jeden Fall notwendig.

**Tragant Ph. Eur.** (Tragacantha) ist ein natürliches Gummi, welches aus der Rinde von Astragalus-Arten gewonnen wird. Das quellfähige, polymere Kohlenhydrat Bassorin ist für die Gelbildung verantwortlich. Konzentrationen von 2,5 – 5% Tragant führen zu streichfähigen Gelen, deren Konsistenz pH-abhängig ist. Zur Herstellung wird Tragant mit Ethanol oder Glycerol angerieben und das Wasser in Anteilen zugesetzt.

Auf die gleiche Art und Weise werden Pektingele hergestellt. **Pektine** sind hochmolekulare Kohlenhydrate, die aus Früchten gewonnen werden. Die elastischen Gele bei 5–10% Pektingehalt sind für die Salbenbereitung weniger geeignet.

**Alginate** werden durch Extraktion aus Braunalgen gewonnen. Zur Herstellung von Gelen wird meist Natriumalginat verwendet. Salbenartige Gele entstehen bei Konzentrationen von 3 – 6%. Alginatgele sind hitzeempfindlich und sollten nicht über 70 °C erwärmt werden.

Die wichtigsten **halbsynthetischen Quellstoffe** sind die Celluloseether (s. Tab. 5.2). Cellulose ist wie Stärke aus Glucose-Bausteinen aufgebaut, wobei die Verknüpfung jedoch β-glycosidisch ist. Reine Cellulose ist wasserunlöslich und daher zur Gelbildung unfähig. Bei den geeigneten Derivaten sind die Wasserstofatome an den OH-Gruppen der natürlichen Cellulose teilweise durch organische Reste ersetzt. Die gebildeten **Celluloseether** sind kolloidal wasserlöslich und hervorragende Gelbildner. Offizinell sind Methylcellulose, Hydroxyethylcellulose, Hydroxypropylcellulose, Methylhydroxyethylcellulose, Methylhydroxypropylcellulose (Hypromellose) und Carboxymethylcellulose-Natrium (Carmellose). Auf den Behältnissen muss die Viskosität einer 2-prozentigen Lösung (m/V) in Millipascal-Sekunden angegeben sein.

**Methylcellulose Ph. Eur.** (Methocel® A) ist besser kalt als warm löslich. Zur Beschleunigung des Quellvorgangs sollte die Substanz mit eiskaltem Wasser ange-

Tab. 5.2  Celluloseether

| Bezeichnung | R |
|---|---|
| Cellulose | H |
| Methylcellulose | $CH_3$ neben H |
| Hydroxyethylcellulose | $CH_2\text{-}CH_2OH$ neben H |
| Hydroxypropylcellulose | $CH_2\text{-}CH(OH)\text{-}CH_3$ neben H |
| Methylhydroxyethylcellulose | $CH_3$ und $CH_2\text{-}CH_2OH$ neben H |
| Methylhydroxypropylcellulose | $CH_3$ und $CH_2\text{-}CH(OH)\text{-}CH_3$ neben H |
| Carboxymethylcellulose-Natrium | $CH_2\text{-}COO^-Na^+$ neben H |

setzt werden. Methylcellulose setzt die Oberflächenspannung von Wasser herab, was an der leichten Schaumbildung zu erkennen ist. Bei Temperaturen über 45 °C fällt der Gelbildner aus. Durch Einführung von Hydroxyethyl-Gruppen, **Methylhydroxyethylcellulose Ph. Eur.** (Tylose® MH), kann diese Fällung verhindert werden. Beide Methylcellulosen bilden mit Wasser bei Konzentrationen zwischen 5 und 10% plastische, thixotrope Gele. In geringeren Konzentrationen werden sie zur Viskositätserhöhung von Suspensionen, Emulsionen und Augentropfen verwendet.

**Carboxymethylcellulose-Natrium** (Carmellose, Tylopur® C, Blanose®) fällt auch bei höheren Temperaturen nicht aus. Zur Hydrogelherstellung sind Konzentrationen von 7–10% erforderlich. Nachteil sind die zahlreichen Unverträglichkeiten, die auf die Anionenstruktur zurückzuführen sind.

Die wichtigsten **vollsynthetischen Quellstoffe** sind die **Carbomere Ph. Eur.** (Carbopol® 980), die durch Polymerisation aus Acrylsäure hergestellt werden. Die freie Polyacrylsäure ist nur wenig in Wasser löslich und bildet eine dünnflüssige Suspension. Durch Neutralisation mit anorganischen oder organischen Basen kommt es zur Gelbildung. Streichbare Gele erhält man bei einer Polyacrylsäurekonzentration von ca. 1%. Polyacrylatgele sind glasklar und hinterlassen auf der Haut keinen fühlbaren Rückstand. Der hohe Wassergehalt bedingt einen starken Kühleffekt. Es können auch wässrig-alkoholische Gele hergestellt werden, wodurch selbst Wirkstoffe mit geringer Wasserlöslichkeit molekulardispers verteilt werden. Konservierte Polyacrylatgele haben eine gute Haltbarkeit. Freie Säuren sind mit der Gelgrundlage inkompatibel. Durch den ionogenen Charakter der Substanz ist auch mit Unverträglichkeiten bei Elektrolyten und pH-Verschiebungen zu rechnen. Das DAB enthält ein **wasserhaltiges Carbomergel** (Carbomeri mucilago aquosa) sowie ein **isopropylalkoholhaltiges Carbomergel** (Carbomeri mucilago cum isopropanolo) mit jeweils 0,5% Gelbildner. Während das wasserhaltige Gel ohne Konservierung nur sehr kurzfristig haltbar ist, reicht der 25%ige Alkoholgehalt des isopropylalkoholhaltigen Gels, um auf weitere Konservierungsstoffe zu verzichten.

Weitere synthetische Quellstoffe sind **Polyvinylalkohol (PVA)** und **Povidon (Polyvinylpyrrolidon, PVP)**, die in Konzentrationen von 10–15% zu plastischen Hydrogelen führen, meist aber nur zur Viskositätserhöhung eingesetzt werden.

### Macrogole

Macrogole Ph. Eur. (Polyethylenglycole, Polyoxyethylene) werden durch Polymerisation von Ethylenoxid hergestellt und daher auch als Polyethylenoxide bezeichnet:

**Macrogole**

Macrogol

Die dabei entstehenden Produkte besitzen unterschiedliche relative Molekülmassen, die als Zahl angegeben werden (z. B. Macrogol 300). Macrogole mit einer mittleren relativen Molekülmasse bis etwa 600 g · mol$^{-1}$ sind viskose Flüssigkeiten, zwischen 600 und 1000 g · mol$^{-1}$ sind Macrogol-Mischungen von salbenartiger und bei über 1000 g · mol$^{-1}$ von wachsartiger Konsistenz. Flüssige Macrogole ähneln in ihren Eigenschaften Glycerol und Propylenglycol.

Macrogolgele sind Isogele aus flüssigen und festen Macrogolen.

**Macrogolsalbe** wird nach DAC-Vorschrift aus gleichen Teilen Macrogol 300 und Macrogol 1500 durch Zusammenschmelzen hergestellt. Nach der Systematik von Ph. Eur. gehört sie zu den hydrophilen Salben (s. Tab. 5.1) und wird nicht selten in abgewandelter Form in Fertigarzneimitteln gefunden.

Da Macrogole wasserlöslich sind, lässt sich Macrogolsalbe mit Wasser verdünnen und leicht abwaschen. Viele Wirkstoffe sind in den Macrogolen löslich und werden daher molekulardispers verteilt. Macrogolgele haben günstige rheologische Eigenschaften, sind wegen ihrer guten Wasserlöslichkeit jedoch stark osmotisch wirksam. Dadurch werden einerseits Keime abgetötet (keine Konservierung erforderlich), andererseits wird auch der Haut Wasser entzogen, was der Wirkstofffreisetzung entgegenwirkt. Chemisch sind Macrogole nicht völlig indifferent. Es kann zu Unverträglichkeiten mit Wirkstoffen, Kunststoffgeräten und -Behältnissen sowie Lacken kommen.

### Poloxamere

Poloxamere sind Polymere mit einem zentralen Polypropylenglycol-Teil, der an beiden Kettenenden mit jeweils einem Macrogol-Anteil verknüpft ist. Sie haben Tensidcharakter und werden durch eine zwei oder dreistellige Ziffernfolge charakterisiert. Die letzte Ziffer mit dem Faktor 10 multipliziert gibt etwa den relativen Massenanteil der Ethylenoxideinheiten in Prozent an, die voranstehenden Ziffern stehen für die relative Molekülmasse des Polypropylenglycol-Blockes. Die Handelsformen Poloxamer 407 und Poloxamer 188 sind als Grundstoff fest.

Poloxamere bilden mit Wasser und Polyolen glasklare, sehr gut haut- und schleimhautverträgliche Tensidgele. Diese werden pharmazeutisch vielseitig verwendet, können viele Stoffe lösen und beschleunigen die Wirkstoffpenetration. Wässrige Poloxamergele sind mikrobiell anfällig und müssen daher konserviert werden.

### 5.3.2 Weitere Salbenhilfsstoffe

Die im vorausgegangenen Abschnitt besprochenen Stoffe können in vielen Fällen ohne zusätzliche Hilfsstoffe als Salbengrundlage eingesetzt werden. Zur Verbesserung ihrer Eigenschaften werden sie jedoch häufig mit weiteren geeigneten Hilfsstoffen versetzt. Diese Salbenhilfsstoffe sollen die technologischen Eigenschaften, z. B. die Wasseraufnahmefähigkeit, verbessern, die Freigabe und Penetration der Wirkstoffe positiv beeinflussen oder die Haltbarkeit erhöhen. Zu diesem Zwecke werden

- Emulgatoren,
- Antioxidanzien und
- Konservierungsstoffe zugesetzt.

Da die Konservierungsmittel in einem späteren Kapitel ausführlich behandelt werden (s. Kap. 7.1.3), sollen an dieser Stelle nur die salbenspezifischen Emulgatoren und Antioxidanzien Berücksichtigung finden.

**Emulgatoren für Salben**

Die Wasseraufnahmefähigkeit der verschiedenen besprochenen Salbengrundlagen ist sehr unterschiedlich. Macrogolgele und Hydrogele sind hydrophil und können theoretisch unbegrenzt Wasser aufnehmen. In der Praxis ist allerdings nur ein sehr begrenzter Wasserzusatz möglich, da eine stärkere Verdünnung zur Verflüssigung der Salbe führt.

Die hydrophoben Grundlagen (Kohlenwasserstoffgele, Lipogele, Silicongele) bilden dagegen mit Wasser Emulsionssalben, die auch bei größerem Wasseranteil streichfähig bleiben. Die meisten der hierzu gehörenden Salbengrundlagen nehmen ohne Emulgatorzusatz jedoch fast kein Wasser auf. Lediglich Wollwachs besitzt dank der vorhandenen natürlichen Emulgatoren eine gute Wasseraufnahmefähigkeit. Durch den Zusatz von geeigneten Emulgatoren lassen sich aus allen hydrophoben Grundlagen wasseraufnahmefähige Salben (Absorptionsgrundlagen) machen, die auch in der Wirkstofffreisetzung den reinen Grundlagen überlegen sind. Die Phasenverteilung der Emulsionssalben hängt wie bei den flüssigen Emulsionen hauptsächlich vom Emulgatortyp, daneben auch vom Mischungsverhältnis der beiden Phasen ab. Emulgatorhaltige Salbengrundlagen führen entweder zu W/O- oder O/W-Emulsionssalben. Als Emulgatoren kommen prinzipiell die gleichen Stoffe in Betracht, die auch bei flüssigen Emulsionen eingesetzt werden (s. Kap. 3.6.4).

Als W/O-Emulgatoren für Salben eignen sich nichtionogene Emulgatoren mit kleinem HLB-Wert. Besonders emulgierfähig ist das im Wollwachs enthaltene Emulgatorengemisch, die Wollwachsalkohole.

**Wollwachsalkohole Ph. Eur.** (Alcoholes adipis lanae) werden durch Esterspaltung und katalytische Hydrierung von Wollwachs hergestellt. Es handelt sich um ein Gemisch aliphatischer und alicyclischer Alkohole mit hohem Anteil (mind. 30%) an Cholesterin. Wollwachsalkohole besitzen ein besseres Emulgiervermögen als Wollwachs selbst und können Kohlenwasserstoffgelen, Lipogelen und Silicongelen zugesetzt werden. Die auf diese Weise verbesserten Salbengrundlagen besitzen bessere Verarbeitungseigenschaften als Wollwachs und sind in der Lage, größere Wassermengen aufzunehmen. Die Emulgierfähigkeit der im Handel befindlichen Wollwachsalkohole hat durch bessere Reinigungsverfahren gegenüber früher leider deutlich nachgelassen. Dies führt seit Jahren dazu, dass wasserreiche Zubereitungen mit daraus hergestellter Wollwachsalkoholsalbe keine lagerstabilen Emulsionssalben mehr sind.

Auch reine Fettalkohole sowie deren Gemische werden als W/O-Emulgatoren und Coemulgatoren in Komplexemulgatoren eingesetzt. Die bekanntesten Vertreter sind **Cetylalkohol Ph. Eur.** (Lanette® 16), **Stearylalkohol Ph. Eur.** (Lanette® 18) und deren Gemisch **Cetylstearylalkohol Ph. Eur.** (Lanette®O). Da Cetylalkohol gegenüber Stearylalkohol seltener zu Allergien führt, wird er heute bevorzugt. **Octyldodecanol Ph. Eur.** (Eutanol® G) hat im Gegensatz zu den genannten Fettalkoholen keine emulgierenden Eigenschaften, sondern dient als rückfettende Komponente und lipophiles Lösungsmittel.

Halbsynthetische Fette enthalten von der Herstellung her Mono- und Diglyceride als W/O-Emulgatoren.

Für O/W-Emulsionssalben sind Emulgatoren mit höheren HLB-Werten erforderlich. Da die äußere Phase nicht wie bei den W/O-Emulsionssalben hochviskos ist, muss der Emulgator stabilisierend auf das System wirken. Diese Anforderung erfüllen die sogenannten Misch- oder Komplexemulgatoren. **Mischemulgatoren** sind Hilfsstoffkombinationen aus einem hydrophilen Emulgator und einem lipophilen Coemulgator. Als hydrophile Komponente werden häufig Fettalkoholsulfate, Tweens® oder andere Macrogolester, als Coemulgatoren Fettalkohole sowie Sorbitan- und Glycerinfettsäureester eingesetzt. Eine zusätzliche lipophile Phase ist nicht unbedingt notwendig, da der Coemulgator selbst als Fettphase angesehen werden kann. Man spricht daher von selbstemulgierenden Mischemulgatoren. Als Beispiel ist der **emulgierende Cetylstearylalkohol (Typ A) Ph. Eur.** (Lanette® N) zu nennen, der in der hydrophilen Salbe des DAB enthalten ist. Dieser Komplexemulgator besteht aus 9 Teilen Cetylstearylalkohol und 1 Teil cetylstearylschwefelsaurem Natrium und wird sowohl mit Kohlenwasserstoff- als auch Lipogelgrundlagen kombiniert. **Emulgierender Cetylstearylalkohol (Typ B) Ph. Eur.** enthält dagegen als O/W-Komponente Natriumdodecylsulfat. Als weitere O/W-Emulgatoren für Salben sind die Stearate und Polysorbate sowie andere Macrogolester (z. B. Tagat® S2) erwähnenswert, wobei meist viskositätserhöhende Zusätze oder Coemulgatoren zur Stabilisierung erforderlich sind.

## Absorptionsgrundlagen

Emulgatorhaltige, jedoch wasserfreie Salbengrundlagen werden als Absorptionsgrundlagen bezeichnet.

Je nach Emulsionstyp, der bei der Wasseraufnahme entsteht, ist zwischen lipophilen (W/O-Emulsionsbildner) und hydrophilen (O/W-Emulsionsbildner) Absorptionsgrundlagen zu unterscheiden.

**Lipophile Absorptionsgrundlagen.** Lipophile Absorptionsgrundlagen haben eine begrenzte Wasseraufnahmefähigkeit. Diese wird durch die **Wasserzahl** ausgedrückt. Sie gibt an, wieviel g Wasser 100 g der betreffenden Grundlage bei Raumtemperatur dauerhaft aufnehmen können. Die lipophilen Absorptionsgrundlagen liegen in ihren therapeutischen Eigenschaften zwischen den hydrophoben Kohlenwasserstoff- und Lipogelen und den hydrophilen Hydro- und Macrogol-Gelen. Sie dringen gut in die Haut ein, behindern die Hautatmung nur wenig und lassen die Wirkstoffe penetrieren. Andererseits sind diese Salben auf der Haut fettend und schlecht abwaschbar. Der wichtigste Vertreter der lipophilen Absorptionsgrundlagen ist die **Wollwachsalkoholsalbe DAB** (Lanae alcoholum unguentum). Wollwachsalkoholsalbe enthält neben weißem Vaselin 6% Wollwachsalkohole und 0,5% Cetylstearylalkohol als Emulgatoren. Zur Konsistenzverbesserung dürfen bis zu 12 Teile Vaselin durch dickflüssiges Paraffin ersetzt werden. Wollwachsalkoholsalbe ist als Standardgrundlage des DAB immer dann zu verwenden, wenn keine andere Grundlage angegeben ist. Sie kann etwa die doppelte Menge Wasser in Form einer W/O-Emulsion aufnehmen und bereitet daher bei der rezepturmäßigen Salbenanfertigung kaum Schwierigkeiten. Bei Herstellungsschwierigkeiten darf eine andere zweckentsprechende Salbengrundlage des Arzneibuchs verwendet werden. Eine in der Rezeptur besonders geschätzte Salbengrundlage mit ähnlicher Zusammensetzung ist Eucerinum anhydricum®. Als weitere lipophile Absorptionsgrundlage ist **Wollwachs** zu nennen, das schon im Rahmen der Lipogele besprochen wurde.

Ein Beispiel für eine moderne lipophile Absorptionsgrundlage ist das **emulgierende hydrophobe Basisgel DAC,** welches auf der Grundlage des hydrophoben Basisgels neben 8% Isopropylpalmitat 10% des Emulgators Triglyceroldiisostearat enthält.

**Hydrophile Absorptionsgrundlagen.** Hydrophile Absorptionsgrundlagen sind unbegrenzt wasseraufnahmefähig und leicht abwaschbar. Daher werden sie beispielsweise als Kopfsalben eingesetzt. Wegen der unbefriedigenden Konsistenz haben sie ansonsten keine große therapeutische Bedeutung und sind eher als Zwischenprodukte für O/W-Emulsionssalben anzusehen. Der wichtigste Vertreter ist die **Hydrophile Salbe DAB** (Unguentum emulsificans). Sie wird aus 30 Teilen emulgierendem Cetylstearylalkohol, 35 Teilen dickflüssigem Paraffin und 35 Teilen weißem Vaselin hergestellt. Zur Konsistenzverbesserung dürfen 10% Vaselin und Paraffin gegeneinander ausgetauscht werden. Eine in der Rezeptur beliebte abwaschbare Grundlage ist Unguentum Cordes. Als Emulgatoren sind neben Wollwachs auch Partialglyceride und Macrogolfettsäureester enthalten.

**Antioxidanzien**
Ein wesentlicher Nachteil der verschiedenen Lipogele ist ihre schlechte Haltbarkeit. Zur Erhöhung der Lagerfähigkeit von Lipogelzubereitungen ist daher der Zusatz von geeigneten Antioxidanzien erforderlich. Pflanzliche und tierische Fette (Triglyceride) können leicht autoxidativ verändert werden, besonders, wenn sie einen hohen Anteil an ungesättigten Fettsäuren enthalten. Es handelt sich hierbei um chemische Veränderungen durch Luftsauerstoff, die durch Licht, Wärme, Wasser und Schwermetalle katalysiert werden. Veränderungen durch mikrobiellen Befall sind dagegen nur bei Anwesenheit von Wasser möglich.

Die **Autoxidation** der ungesättigten Fette und Öle ist eine Kettenreaktion, die über freie Radikale verläuft. Dabei entstehen zunächst Hydroperoxide, die weiter zu Aldehyden, Ketonen, Carbonsäuren usw. abgebaut werden. Diese Endprodukte sind am unangenehmen, ranzigen Geruch und Geschmack zu erkennen. Zur Verhinderung dieser Reaktionen werden Stoffe zugesetzt, die schon in geringer Konzentration die oxidative Zersetzung verhindern und so die Haltbarkeit der Fette beträchtlich (um das 10- bis 20-Fache) erhöhen. Diese Antioxidanzien verhindern entweder die Bildung der Radikale (präventive Antioxidanzien) oder sie binden die entstandenen Radikale und führen dadurch zur Unterbrechung der Kettenreaktion (kettenabbrechende Antioxidanzien). Da die Hilfsstoffe dabei selbst verbraucht werden, ist ihre Wirkung zeitlich begrenzt. Pflanzliche Fette und Öle enthalten im Gegensatz zu tierischen von Natur aus Antioxidanzien und werden daher nicht so schnell ranzig. Künstlich zugesetzte Antioxidanzien sollten chemisch und physiologisch indifferent und in Fetten und Ölen gut löslich sein. Nach ihrer Herkunft ist zwischen natürlichen und synthetischen Stoffen zu unterscheiden. Die wichtigsten natürlichen Antioxidanzien sind die **Tocopherole (Vitamin E)** ($\alpha$-, $\beta$-, $\gamma$-Tocopherol) und die **Nordihydroguajaretsäure (NDGA)**, wobei die Tocopherole physiologisch unbedenklicher sind. Zu den synthetischen Antioxidanzien zählen **Ascorbinsäure-** und **Gallussäureester, Butylhydroxyanisol (BHA)** und **Butylhydroxytoluol (BHT)**. Von diesen gelten die Ascorbin- und Gallussäureester als physiologisch unbedenklich. Für wässrige Zubereitungen eignet sich insbesondere die **Ascorbinsäure (Vitamin C)**, die auch vielfach in Lebensmitteln eingesetzt wird.

Zur Verstärkung der antioxidativen Wirkung werden den genannten Antioxidanzien sogenannte **Synergisten** zugegeben, die selbst keine oxidationshemmende Eigenschaft besitzen. Die meist verwendeten Synergisten sind Komplexbildner wie Natriumedetat, Zitronensäure, Weinsäure u. Ä. sowie Phosphorsäure und Phosphate.

Die notwendigen Hilfsstoffkonzentrationen zur Stabilisierung von Lipogelen liegen für Antioxidanzien und Synergisten unter 0,1%.

### 5.3.3 Herstellung von wirkstoffhaltigen Salben

Da schon die bisher bekannten Salbengrundlagen als Gele und damit disperse Systeme aufzufassen sind, entstehen durch Einarbeitung weiterer flüssiger oder fester Komponenten mehrfachdisperse Systeme. Je nach Art der Verteilung in der Salbengrundlage ist dabei zwischen Lösungs-, Suspensions- und Emulsionssalben zu unterscheiden. Welches der drei möglichen Systeme gebildet wird, hängt von der Löslichkeit oder Mischbarkeit der einzuarbeitenden Stoffe in Bezug auf die Salbengrundlage ab. Die Verteilung mehrerer Komponenten kann auch zu gemischten Systemen wie z. B. Suspensions-Emulsions-Salben führen. Da die Herstellungsart der Salbe sehr wesentlich davon abhängt, welcher Verteilungstyp entstehen soll, ist diese Frage vor der Salbenbereitung zu klären.

**Lösungssalben**

Bei Lösungssalben ist der Arzneistoff in der Salbengrundlage gelöst. Durch die molekulardisperse Verteilung wird die Freisetzung und Penetration desselben jedoch nicht begünstigt, da sich die hohe Affinität zur Grundlage auf die Diffusion hinderlich auswirkt. In den hydrophilen Gelen (Hydrogelen, Macrogolgelen) lassen sich viele Arzneistoffe auflösen, so dass hier in den meisten Fällen Lösungsgele entstehen. In Kohlenwasserstoff- und Lipogelgrundlagen ist die Löslichkeit der meisten Wirkstoffe gering. In Vaselin sind zum Beispiel von den vielen gängigen festen Arzneistoffen lediglich Menthol und Campher in gebräuchlicher Konzentration löslich. Das Auflösen des Wirkstoffs erfolgt in der auf dem Wasserbad bei möglichst niedriger Temperatur geschmolzenen Salbengrundlage oder in einem schnell verdunstenden Hilfslösungsmittel (Ether). Durch Erwärmen verflüssigte Salben sind immer bis zum Erkalten zu rühren, um eine gleichmäßige Beschaffenheit zu gewährleisten.

Alle Arzneistoffe mit einer geringeren Löslichkeit sollten nicht in dieser Weise verarbeitet werden. Auch wenn sie sich durch Erwärmen oder Verwendung von Ether in Lösung bringen lassen, können sie beim Abkühlen oder während der Lagerung kristallisieren. Die durch diesen Vorgang entstehenden Wirkstoffkristalle sind besonders groß und häufig scharfkantig, was zur Wirkungsminderung und Hautreizung führen kann. In solchen Fällen ist daher die Herstellung als Suspensionssalbe vorzuziehen, da sie zu einer besseren Wirkstoffverteilung führt. Bei Verwendung von Absorptionsgrundlagen besteht schließlich die Möglichkeit, wasserlösliche Wirkstoffe in wässriger Lösung zu emulgieren, d. h. eine Emulsionssalbe herzustellen.

Hohe Wirkstoffkonzentrationen in Lösungssalben (über 10%) führen zu einer Schmelzpunkterniedrigung und Konsistenzminderung. Zum Ausgleich sind gegebenenfalls konsistenzerhöhende Zusätze erforderlich.

**Suspensionssalben**

In den meisten Fällen lassen sich feste Arzneistoffe in der Salbengrundlage nur grobdispers verteilen, so dass eine Suspensionssalbe entsteht. Die Qualität von Suspensionssalben lässt sich an einer möglichst geringen und gleichmäßigen Partikelgröße erkennen. Diese ist zum einen in therapeutischer Hinsicht wegen bes-

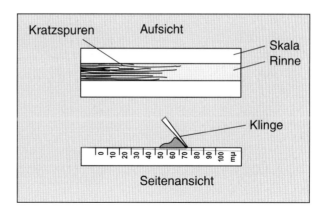

Abb. 5.11 Grindometer

serer Wirkstofffreigabe und damit intensiverer Wirkung zu fordern. Andererseits lässt sich auf diese Weise die Stabilität erhöhen. Bei teilweise löslichen Arzneistoffen gehen die kleineren Teilchen in Lösung und kristallisieren wiederum an größeren Partikeln. Dies führt automatisch zur unerwünschten Teilchenvergrößerung. Ph. Eur. schreibt vor, dass die Größe dispergierter Teilchen in geeigneter Weise im Hinblick auf die beabsichtigte Anwendung kontrolliert werden muss (AB-DDR forderte eine Partikelgröße unter 60 µm). Es ist daher fast immer eine Vorzerkleinerung der Feststoffe und eventuell anschließendes Klassieren (bei Agglomeratbildung) erforderlich. Die Teilchengrößenkontrolle kann mit dem Mikroskop oder dem Grindometer erfolgen. Beim **Grindometer** wird die Suspensionssalbe mit einer Klinge durch eine kontinuierlich flacher werdende Rinne in einem Stahlblock abgezogen. Sobald ein Feststoffteilchen größer ist, als es der Tiefe der Rinne entspricht, hinterlässt es eine Kratzspur in der Salbe. An der daneben angebrachten Skala lässt sich die Teilchengröße ablesen, wo die Kratzspuren in der Salbe beginnen (s. Abb. 5.11).

Bei den sogenannten **Pultiformsalben** wird frisch gefällter Arzneistoff verarbeitet, der eine besonders feine Verteilung gewährleistet. Dabei muss der noch feuchte, breiige Niederschlag sogleich in eine geeignete Absorptionsgrundlage eingearbeitet werden. Wegen der vorhandenen Restfeuchtigkeit entsteht eine Suspensions-Emulsions-Salbe, die nach Gehaltsbestimmung auf den geforderten Wirkstoffanteil eingestellt wird: Beispiele für Pultiformsalben aus dem DAB 9 sind die gelbe Quecksilberoxidsalbe (Hydrargyri oxidi flavi unguentum) und die Quecksilberpräzipitatsalbe (Hydrargyri amidochloridi unguentum). Sie sind nicht mehr im Arzneibuch enthalten.

Zur Herstellung der einfachen Suspensionssalben werden die sehr fein pulverisierten Arzneistoffe mit etwa gleicher Menge Salbengrundlage zu einer homogenen Masse angerieben. Zum Anreiben kann auch ein flüssiger Bestandteil der Salbengrundlage (z. B. Paraffinöl) verwendet werden. Bei völlig unlöslichen Arzneistoffen besteht die Möglichkeit, mit geschmolzener Salbengrundlage oder mit Hilfsflüssigkeiten (z. B. Ölen) anzureiben. Bei schwerlöslichen Wirkstoffen (z. B. Salicylsäure) ist wegen der Gefahr der Rekristallisation ein solches Vorgehen jedoch abzulehnen. Durch die Konzentratverreibung ist eine weitere Zerkleine-

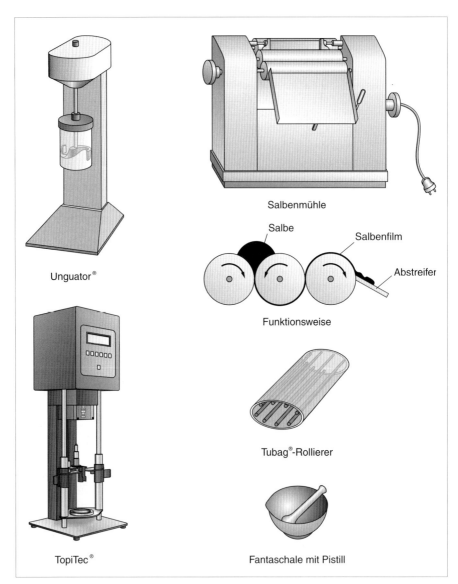

**Abb. 5.12** Geräte zur Salbenherstellung

rung der Feststoffpartikeln möglich, da hierbei eine Art Nassmahlung durchgeführt wird. Neben der manuellen Verreibung mit Fantaschale und Pistill empfiehlt sich bei größeren Ansätzen der Einsatz von Salbenmühlen (Dreiwalzenmühle) (s. Abb. 5.12). Bei Dreiwalzenmühlen wird ein dünner Salbenfilm durch die gegeneinander laufenden Walzen intensiv geschert und weiter transportiert, wodurch Wirkstoffnester zerstört und die Homogenität verbessert werden. Einen großen Fortschritt bei der Salbenherstellung hat der Einsatz von elektrisch angetriebenen Flügelrührsystemen (Unguator®) gebracht. Hierbei geschieht das Dispergieren direkt im Abgabebehältnis, einer speziellen Kruke, durch Auf- und Abbewegung des sich drehenden Flügelrührers. Vorteil ist nicht nur die Zeitersparnis durch die intensivere Scherung, sondern auch die hygienische Zubereitung im geschlossenen System. Letzeres Ziel wird auch beim Tubag®-Rolliersystem angestrebt, bei dem die Salbenbestandteile in einem Schlauchbeutel mit Hilfe von Rollierstäben auf einer rutschfesten Unterlage ineinander dispergiert werden. Die Salbe wird schließlich mitsamt Schlauch in die Tube gefüllt, bevor er am Tubengewinde abgeschnitten wird.

Bei der herkömmlichen Verarbeitung mit Fantaschale und Pistill wird die homogene Arzneistoffverreibung nun anteilweise mit der restlichen Grundlage versetzt und so lange bearbeitet (Pistill, Salbenmühle), bis eine gleichmäßige Beschaffenheit erreicht ist. Zur Erleichterung der Herstellung von Salbenrezepturen werden häufiger vorkommende Arzneistoffe als Verreibung (z. B. Salicylsäure-Stammverreibung NRF) vorrätig gehalten. Diese Konzentrate sollten besonders sorgfältig hergestellt und in regelmäßigen Abständen mit der Salbenmühle homogenisiert werden. Als Salbengrundlage dient Vaselin.

Als reine Suspensionssalbe ist die **Zinksalbe** (Zinci unguentum) offizinell. Zinksalbe ist eine 10%ige Verreibung von Zinkoxid in Wollwachsalkoholsalbe. Salben, die sich von den im DAB angegebenen nur durch die Konzentration an Arzneistoffen unterscheiden, sind, sofern nichts anderes vorgeschrieben ist, mit den gleichen Salbengrundlagen oder in gleicher Weise wie die im DAB angegebenen Salben herzustellen.

Suspensionssalben mit hoher Feststoffkonzentration werden ebenso wie hochkonzentrierte Suspensionen als **Pasten** bezeichnet. Die Feststoffkonzentration in Pasten liegt zwischen 30 und 70%. Obwohl als Dispersionsmittel außer Gelen auch Flüssigkeiten eingesetzt werden, verhalten sich Pasten strukturviskos, da die Feststoffteilchen nicht mehr frei beweglich sind. Der Feststoffanteil ist neben der Fettgrundlage für die dermatologischen Eigenschaften von Pasten verantwortlich. Pasten mit einem hohen Feststoffanteil haben auf der Haut einen austrocknenden Effekt, während weiche Pasten in ihren Eigenschaften stärker der Fettgrundlage entsprechen. Dieser Unterschied wird auch an den beiden offizinellen Zinkpasten deutlich. Während die feste **Zinkpaste** (Zinci pasta) 50% Puderanteil aus Zinkoxid und Weizenstärke in Vaselin enthält, sind in der **weichen Zinkpaste** (Zinci pasta mollis) nur 30% Zinkoxid in einem Gemisch von mittelkettigen Triglyceriden und Wollwachsalkoholsalbe suspendiert. Die Zusammensetzung der weichen Zinkpaste erlaubt die Einarbeitung von Wasser, während die feste Zinkpaste ausgeprägt hydrophob ist.

Hydrophile Pasten sind Suspensionen auf der Basis wässriger Zubereitungen wie Hydrogele. Beispiele hierfür sind die Zahnpasten und Umschlagpasten.

**Emulsionssalben**
Emulsionssalben entstehen durch Einarbeitung von Wasser oder wässrigen Lösungen in Absorptionsgrundlagen.

Das Wasser sollte vor der Einarbeitung frisch aufgekocht und mindestens 5 Min. lang im Sieden gehalten werden, um mikrobielle Reinheit zu gewährleisten. Wasser wird entweder in kleinen Mengen als Hilfsstoff zum Lösen oder in größerer Menge zur Herstellung einer Emulsionssalbengrundlage eingearbeitet. Emulsionssalben mit größerem Wasseranteil werden als **Cremes** bezeichnet. Bei der Verwendung von lipophilen Absorptionsgrundlagen entstehen W/O-Emulsionen, die als **lipophile** oder **hydrophobe Cremes (Ph. Eur.)** zu bezeichnen sind. **Hydrophile Cremes** stellen O/W-Emulsionen dar und werden durch Einarbeitung von Wasser in hydrophile Absorptionsgrundlagen hergestellt.

**Hydrophobe Cremes.** Hydrophobe Cremes bilden aufgrund ihrer Phasenverteilung einen Fettfilm auf der Haut, so dass sie sich besonders für die Pflege und Behandlung trockener Haut eignen (Nachtcremes). Der abdeckende Effekt ist nicht so ausgeprägt wie bei reinen Fettgrundlagen. Die Stabilität der Zubereitungen ist im Allgemeinen zufriedenstellend. Ein Verdunsten oder mikrobieller Befall ist wegen der Phasenverteilung kaum zu befürchten. Auch eine Phasentrennung wird durch die Viskosität der äußeren Phase wirksam verhindert. Die Herstellung lipophiler Cremes geschieht entweder auf kaltem Wege durch Einarbeitung kleiner Wasserportionen oder durch Emulgieren der auf 60 °C erwärmten Phasen und anschließendes Kaltrühren. Herstellungsschwierigkeiten und Phasentrennungen können bei Zugabe phenolischer Wirkstoffe auftreten. Solche Unverträglichkeiten lassen sich in manchen Fällen durch stabilisierende Hilfsstoffe (Aerosil®) verhindern.

Die wichtigsten lipophilen Absorptionsgrundlagen für Emulsionssalben sind Wollwachs und Wollwachsalkoholsalbe. Die Arzneibücher haben 2 mit Wollwachs hergestellte Cremes als Monographie aufgenommen. Das **wasserhaltige Wollwachs Ph. Eur.** (Adeps lanae cum aqua) enthält 25% Wasser. **Lanolin DAB** (Lanolinum) wird aus 65 Teilen geschmolzenem Wollwachs, 15 Teilen dickflüssigem Paraffin und 20 Teilen Wasser warm emulgiert und kaltgerührt. Die gelblichweiße, weiche, salbenartige Masse kann noch die doppelte Menge ihres Gewichts an Wasser aufnehmen. Neben Lanolin war früher auch eine Mischung mit gelbem Vaselin (1:1) unter der Bezeichnung **Unguentum molle** offizinell. Sie wurde vom DAB 6 als Standardsalbengrundlage vorgeschrieben.

Eine lipophile Creme auf der Basis von Wollwachsalkoholsalbe ist als **wasserhaltige Wollwachsalkoholsalbe** (Lanae alcoholum unguentum aquosum) offizinell. Sie wird aus 1 Teil Wollwachsalkoholsalbe und 1 Teil frisch abgekochtem Wasser unter Erwärmen auf 60 °C hergestellt und kaltgerührt. Es entsteht eine weiche, weiße Creme. Das in der Rezeptur häufig verwendete Eucerin® cum aqua hat eine ähnliche Zusammensetzung. Eine modifizierte Rezeptur wurde in die NRF-Vorschriften des Deutschen Arzneimittel-Codex (DAC) aufgenommen. **Wasserhaltige Wollwachsalkoholsalbe pH 5** (Lanae alcoholum unguentum aquosum pH 5) enthält einen Ammoniumcitratpuffer, der die wässrige Phase der Emulsionssalbe dem sauren pH-Wert der Hautoberfläche angleichen soll. Das analoge Handelsprodukt ist pH 5-Eucerin®.

Eine lipophile Emulsionssalbe ohne Emulgator ist die **Kühlsalbe DAB** (Unguentum leniens). In einer Lipogelgrundlage aus 7 Teilen gelbem Wachs, 8 Teilen Cetylpalmitat und 60 Teilen Erdnussöl sind 25 Teile Wasser eingearbeitet. Wegen des fehlenden Emulgators handelt es sich um eine „Quasiemulsion", in der das

Wasser aufgrund der hohen Viskosität der Außenphase dispergiert bleibt. Beim Auftragen auf die Haut verdunstet das nun freiwerdende Wasser und entzieht der Umgebung Wärme. Kühlsalbe ist nach Möglichkeit frisch herzustellen und ohne Antioxidans nur 3 Monate lagerfähig.

Die **hydrophobe Basiscreme DAC** ist eine wasserreiche, sehr geschmeidige, hydrophobe Creme auf der Grundlage von hydrophobem Basisgel, frei von Wollwachsalkoholen.

**Ambiphile Cremes.** Ambiphile Cremes (Mischemulsionen) sind bikohärente Systeme, bei denen keine Phasenzuordnung (innen/außen) möglich ist. Fett- und Wasserphase sind ungefähr gleich groß. Der Emulgatorenanteil, bestehend aus O/W- und W/O-Emulgatoren, ist relativ hoch und ihr Verhältnis genau berechnet. In den Eigenschaften liegen ambiphile Cremes zwischen O/W- und W/O-Emulsionssalben, sind aber meist den hydrophilen Cremes näherstehend. Beispiel: **Basiscreme DAC**. Bei der Basiscreme besteht der Mischemulgator aus Glycerolmonostearat, Cetylalkohol (als Coemulgator) und Tagat® S2. Durch den hohen Anteil an Propylenglycol (10%) ist ein zusätzliches Konservierungsmittel innerhalb der Aufbrauchsfrist von 6 Monaten nicht erforderlich.

**Hydrophile Cremes.** Man muss sich von der Vorstellung freimachen, es handele sich hierbei wie bei flüssigen Emulsionen um ein 2-Phasensystem vom Typ O/W. Eine streichfähige Zubereitung kann bei einer wässrigen Außenphase nur dann entstehen, wenn diese Gelcharakter besitzt. Das Geheimnis der Mischemulgatoren ist also die Fähigkeit, sowohl in der wässrigen als auch in der öligen Phase eine kohärente Struktur aufzubauen, die sich beim Abkühlen verfestigt. Daher ist auch immer eine bestimmte Mindesttemperatur beim Mischvorgang erforderlich, um eine schöne, homogene Creme zu bekommen.

Emulsionssalben vom Typ O/W lassen sich gut auf der Haut verteilen und geben die Wirkstoffe leicht frei. Da kein geschlossener Fettfilm gebildet werden kann, ist die Hautatmung nicht behindert. Hydrophile Cremes lassen sich mit Wasser verdünnen und sind leicht abwaschbar. Daher ist eine Verwendung an behaarten Körperstellen möglich. Durch Verdunsten der äußeren, wässrigen Phase besitzen hydrophile Cremes einen Kühleffekt auf der Haut. Aus dem gleichen Grunde können O/W-Emulsionssalben an der Oberfläche austrocknen, was eine Abfüllung in Tuben notwendig macht. Gegen mikrobielle Zersetzung ist der Einsatz von Konservierungsmitteln erforderlich. Wichtige Beispiele für hydrophile Cremes sind die Lanette®-Cremes und die Stearatcremes.

Lanette®-Cremes enthalten als Emulgator den emulgierenden Cetylstearylalkohol (Lanette® N). Ihre Herstellung kann im Gegensatz zu den W/O-Emulsionen nicht auf kaltem Wege erfolgen. Die Fettbestandteile müssen auf ca. 70 °C erwärmt und dann das frisch abgekochte, noch heiße Wasser einemulgiert werden. Aufgrund der Löslichkeitsverhältnisse (Bancroftsche Regel) entsteht zunächst eine W/O-Emulsion. Nach dem Abkühlen auf ca. 40 °C ist ein Phasenwechsel zu beobachten, der zum Entstehen einer O/W-Emulsion führt. Daher ist die Creme bis zum Erkalten intensiv zu rühren. Anschließend muss das verdampfte Wasser ergänzt werden, um ein Zusammenfließen der Fettphase zu vermeiden.

Lanette®-Cremes haben in der dermatologischen Praxis große Bedeutung. Offizinell ist die **wasserhaltige hydrophile Salbe DAB** (Unguentum emulsificans aquosum), die aus 30 Teilen hydrophiler Salbe und 70 Teilen Wasser hergestellt wird. Das DAB gestattet einen Konservierungsmittelzusatz von 0,1% Sorbinsäure und lässt die Creme bei Bedarf frisch herstellen. Unverträglichkeiten mit kationischen Wirkstoffen sind auf die anionische Emulgatorkomponente zurückzuführen. Im DAB ist daher eine hydrophile Creme mit nichtionogenen Emulgatoren, die **nichtionische hydrophile Creme** (Unguentum emulsificans nonionicum aquosum) als Monographie enthalten. Als Emulgatoren dienen Polysorbat 60 und Cetylstearylalkohol. Diese hydrophile Creme enthält 50% Wasser und kann durch Zusatz von 0,1% Sorbinsäure konserviert werden.

Auch viele Stada-Emulsionssalben werden auf Lanette®-Basis hergestellt. Als Lipogelhilfsstoff wird in diesen Zubereitungen häufig Ölsäureoleylester (Cetiol®) verwendet. Gerüstbildner in der Fettphase ist in diesem Fall wieder der Coemulgator selbst.

**Stearatcremes** werden vorwiegend in der Kosmetik als sogenannte Tages- oder Mattcremes benutzt und besitzen einen charakteristischen Perlglanz. Als Fettphase wird Stearinsäure, häufig in Kombination mit Cetylpalmitat eingesetzt. Zur Bildung des Emulgators wird ein Teil der Stearinsäure (20–30%) mit einer Base (z. B. Natronlauge) neutralisiert. Die Bildung der entsprechenden Stearate führt allerdings zu Unverträglichkeiten mit alkaliempfindlichen Wirkstoffen (Stearate reagieren schwach alkalisch) und Schwermetallionen (Ausfällung). In der Pharmazie haben Stearatcremes nur geringe Bedeutung.

**Mikroemulsionsgele.** Mikroemulsionen erscheinen dem Auge einphasig und transparent. Die Besonderheit besteht darin, dass die Teilchengröße der dispersen Phase im Nanometerbereich unterhalb der Lichtwellenlänge liegt und somit ein kolloidales System ohne Grenzflächenspannung entsteht, man spricht von einer „kritischen" Lösung. Mikroemulsionen sind aufgrund dessen stabile Systeme (Molekularbewegung verhindert Phasentrennung). Eine physikalische Besonderheit ist der sog. swinging effect beim mechanischen Anstoßen an einen festen Gegenstand. Der Emulgatoranteil ist relativ hoch und besteht aus einem hydrophilen Tensid und einem hydrophoben Kotensid, die zusammen die Grenzflächenspannung gegen null verringern. Man kann sagen, das Wasser ist im Öl und auch das Öl im Wasser „gelöst". Mikroemulsionen werden einmal im kosmetischen Bereich, aber auch neuerdings als wirkstoffhaltige Dermatika eingesetzt, wobei der extrem gute Wirkstofftransport in die Haut genutzt wird. Es ist auch bereits gelungen, durch Formulierung als Mikroemulsion eine Verbesserung der Bioverfügbarkeit (s. Kap. 6.1) bei peroralen Weichkapseln zu erreichen.

Alle wichtigen Salbengrundlagen sind im nachfolgenden Schema systematisch eingeordnet.

**lipophil** ◄──────────────────────────────────► **hydrophil**

### Fettgrundlagen (F)

| Vaselin |
| hydrophobes Basisgel |

### Absorptionsgrundlagen (FE)

| Wollwachsalkoholsalbe | | Hydrophile Salbe |
| Wollwachs | | |
| emulgierendes hydrophobes Basisgel | | |

### Cremes (FEW)

| wasserhaltige Wollwachsalkoholsalbe | Basiscreme | wasserhaltige hydrophile Salbe |
| Lanolin | | nichtionische hydrophile Creme |
| hydrophobe Basiscreme | | |

### Quasiemulsionen (FW)

| Kühlsalbe |

### Hydrogele (W)

| | Carbomergele |
| | Hydroxyethylcellulosegel |
| | Carboxymethylcellulosegel |

### fettfreie hydrophile Grundlagen

| | Macrogolsalbe |

F = Fettphase  W = wässrige Phase  E = Emulgator

### 5.3.4 Behältnisse für streichfähige Dermatika

Die Behältnisse für streichfähige Dermatika sollten die Qualität der Zubereitung möglichst lange erhalten und seine saubere und bequeme Anwendung ermöglichen (s. Abb. 5.13). Diese Forderungen können nicht von den gerade in der Apothekenrezeptur noch vielfach verwendeten Kruken erfüllt werden. Ursprünglich verwendete man Porzellankruken, welche heute durch die wesentlich leichteren und weniger zerbrechlichen Kunststoffkruken verdrängt worden sind.

**Kruken** haben den Vorteil, dass sie sich bequem abfüllen lassen und eine visuelle Kontrolle der Zubereitung erlauben. Gegenüber Tuben mit gleicher Füllmenge sind Kruken platzsparender unterzubringen. Für die Salben bieten Kruken einen schlechten Oxidationsschutz, da die Berührungsfläche mit Luft groß ist. Außerdem ist der Krukeninhalt nicht wirklich vor Licht geschützt. Hydrogele und O/W-Cremes trocknen an der Oberfläche leicht aus und sollten generell in Tuben abgefüllt werden. Vor allem spricht gegen Kruken die unpraktische und unhygienische Salbenentnahme für den Patienten. Ein Schritt in die richtige Richtung sind die Unguator-Kruken, bei denen der Boden als Kolben zum Herausdrücken der Salbe dient. Da der Krukendeckel verschlossen bleibt und nur der Schraubverschluss zur Entnahme geöffnet wird, ist die Keimkontamination gering. Es ist damit zu rechnen und wünschenswert, dass sich die Verwendung dieser Behältnisse bzw. der Tuben auch in der Salbenrezeptur durchsetzt.

**Tuben** werden aus Aluminium hergestellt und von beiden Seiten zum Korrosionsschutz lackiert. Trotzdem können manche Wirkstoffe das Tubenmaterial angreifen. Besondere Vorsicht ist angebracht, wenn die Zubereitung Quecksilberverbindungen und Steinkohlenteerlösung enthält. Ansonsten überwiegen die Vorteile. So ermöglichen Tuben nicht nur eine bequeme und saubere Anwendung, sondern sind für die Zubereitung auch ein wirksamer Licht- und Oxidationsschutz. Einer generellen Verwendung in der Rezeptur steht lediglich die relativ umständliche Abfüllung im Wege. Diese erfolgt nur selten durch den Gewindeaufsatz (s. Abb. 5.14), der mit einer Schraubkappe aus Kunststoff verschlossen wird, sondern meistens von der Rückseite her (s. Abb. 5.15). Nach der Abfüllung wird das Ende des zylindrischen Teils durch Einfalzen mit einer Spezialzange verschlossen. Verschiedene Ausführungen von Tubenfüllgeräten lassen sich in der Apothekenrezeptur und -defektur einsetzen.

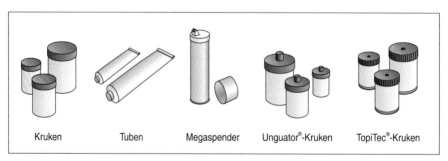

**Abb. 5.13** Behältnisse für streichfähige Dermatika

## Halbfeste Zubereitungen zur kutanen Anwendung 161

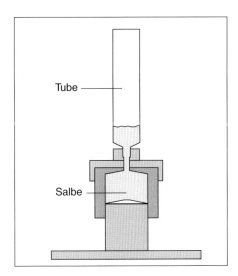

**Abb. 5.14** Tubenfüllgerät für Rezeptur

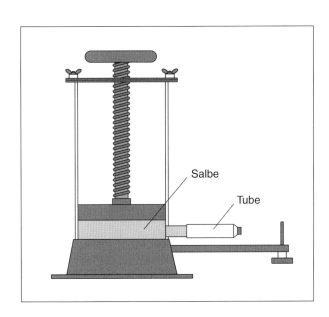

**Abb. 5.15** Tubenfüllgerät für Defektur

Die sogenannten Membrantuben bieten bis zum erstmaligen Gebrauch einen absolut dichten Verschluss. Sie werden mit Hilfe eines Dorns an der Verschlusskappe geöffnet.

Für spezielle Anwendungen besitzen Tuben Kanülen (z. B. Augen-, Nasensalben) oder Applikatoren (z. B. Rektal-, Vaginalsalben).

Kunststofftuben haben sich in der Pharmazie bisher noch nicht recht durchsetzen können, obwohl sie im kosmetischen Bereich schon weit verbreitet sind. Der

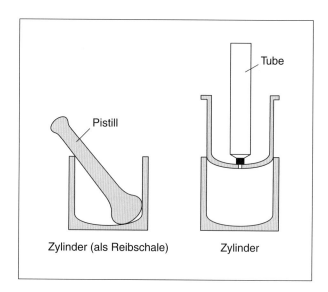

**Abb. 5.16** Confectopharm®-Tubenfüller

entscheidende Nachteil gegenüber Metalltuben ist ihre Elastizität. Die Tube hat das Bestreben, nach jeder Entnahme ihre ursprüngliche Form wiederzugewinnen, und füllt sich daher mehr und mehr mit Luft. Durch diesen Vorgang werden Oxidationsprozesse und mikrobielle Zersetzung der Salbe gefördert.

Eine alternative Möglichkeit bei der Anfertigung und Abfüllung von Dermatika ist der Confectopharm®-Tubenfüller. Das Gerät ist gleichzeitig Reibschale zum Anfertigen der Rezeptur und Abfüllstation für Tuben. Dadurch entfallen Verluste beim Umfüllen. Die Funktionsweise ist aus Abb. 5.16 ersichtlich.

Ein weiteres Behältnis für streichfähige Dermatika ist der MEGA-Spender. Er basiert auf einem einfachen, pneumatischen Pumpsystem, bestehend aus einem Faltenbalg und 2 Ventilen. Durch Druck auf das Kopfoberteil wird Inhalt entnommen und gleichzeitig im Zylinder ein Vakuum aufgebaut, welches den Kolben hochzieht. Durch diese pfiffige Konstruktion bleibt der Inhalt praktisch luftfrei und hygienisch verpackt. Die Abfüllung ist kaum schwieriger als bei einer Kruke. Bleibt abzuwarten, ob sich die in der Kosmetik und Zahnpflege bereits bewährten Gefäße auch in der Apothekenrezeptur einmal durchsetzen können.

## 5.3.5 Grundlagen für eine sachgerechte Dermatikarezeptur

Über die Hälfte der in den Apotheken hergestellten Arzneimittel sind Dermatika. Dabei handelt es sich sehr oft um Individualrezepturen, für die keine standardisierte Herstellungsvorschrift vorliegt. Nicht selten werden dabei Rezepturen verordnet, die unverträgliche Wirk-/Hilfsstoffkombinationen enthalten, chemisch oder mikrobiell nicht haltbar sind oder sogar ein Risiko für den Patienten darstellen. Dies zu erkennen und entsprechende Schritte einzuleiten, erfordert ein hohes

Maß an Sachkompetenz. Der folgende Abschnitt hat zum Ziel, einige wesentliche Grundlagen zu schaffen, um folgende Fragen beantworten zu können:

- Welche Dermatikagrundlagen sind miteinander verträglich?
- Welche Unverträglichkeiten sind zwischen Wirkstoffen und Grundlagen zu erwarten?
- Welche Unverträglichkeiten können bei Wirkstoffkombinationen auftreten?

Dermatikagrundlagen haben einen nicht zu unterschätzenden Einfluss auf die Wirkung der mit ihnen hergestellten Rezepturen. Zunächst ist es naheliegend, eine dem **Hauttyp** angepasste Salbengrundlage zu verwenden. Hierbei spielen der Anteil an Fettkomponenten und der Wasser- und Puderanteil sowie die Phasenverteilung in der Zubereitung eine wesentliche Rolle. Je trockener die zu behandelnde Haut, umso fettiger die zu verwendende Grundlage. Auch die Art der Hauterkrankung hat eine Bedeutung für die Auswahl der Grundlage. Bei akuten Dermatosen sind die kühlenden und antiphlogistischen Eigenschaften der wässrigen Zubereitungen vorteilhaft, während Fettgrundlagen mit ihren okklusiven Tiefenwirkungen bei chronischen Hauterkrankungen bevorzugt werden. Hier ist also die **Akuität** der Dermatose wesentliches Kriterium für die Auswahl der Grundlage. Die Wirkung von Fettgrundlagen wird durch einen Okklusionsverband noch verstärkt, die Wirkung wässriger Zubereitungen durch einen feuchten Umschlag.

| Grundlage | Hauttyp | Akuität | Eigenschaften |
|---|---|---|---|
| Feuchter Umschlag | fettig ▲ | akut ▲ | kühlend, austrocknend, antiphlogistisch |
| Schüttelmixtur | | | |
| Hydrogel | | | |
| Hydrophile Creme | | | |
| Ambiphile Creme | normal | | |
| Lipophile Creme | | | |
| Absorptionsgrundlage | | | |
| Fettgrundlage | | | feucht- und warmhaltend Tiefenwirkung |
| Okklusionsverband | trocken ▼ | chronisch ▼ | |

Das voranstehende Schema soll verdeutlichen, dass Dermatikagrundlagen nicht beliebig ausgetauscht werden können, wenn die gewünschte Wirkung erhalten bleiben soll. Eine erforderliche Ersatzgrundlage sollte also möglichst vom gleichen Typ sein oder zumindest eine ähnliche Wirkung haben. Dazu folgende Beispiele:

1. In eine Rezeptur, die Vaselin als Salbengrundlage enthält, soll eine wässrige Wirkstofflösung eingearbeitet werden. Da Vaselin kein Wasser aufnimmt, muss es durch eine andere Grundlage ersetzt werden. Aus galenischer Sicht kämen zwar Basiscreme oder wasserhaltige hydrophile Salbe in Frage, aus therapeutischer Sicht wäre jedoch Wollwachsalkoholsalbe vorzuziehen.
2. Wasserhaltige hydrophile Salbe verträgt sich nicht mit dem verschriebenen Wirkstoff, die Emulsion bricht. Als Alternative wäre in diesem Fall die nicht-

ionische hydrophile Creme oder die Basiscreme der wasserhaltigen Wollwachsalkoholsalbe vorzuziehen.

Bei der Verordnung von Individualrezepturen kommt es gelegentlich vor, dass unterschiedliche Salbengrundlagen zu mischen sind, um beispielsweise ein Fertigarzneimittel zu „verdünnen". Auch hier ist der sicherste Weg, Grundlagen vom gleichen Typ zu verwenden, da diese am ehesten kompatibel sind (s. Tab. 5.3).

Die größte Bedeutung in der Dermatologie haben Emulsionssalben, da sie für die meisten Hauttypen und Indikationen in Frage kommen. Auch hier gibt es deutliche Unterschiede in der Wirkung, was auf den Emulsionstyp und den unterschiedlichen Wassergehalt zurückzuführen ist.

Tabelle 5.4 macht deutlich, dass es sowohl bei lipophilen als auch bei hydrophilen Cremes große Unterschiede im Wassergehalt gibt. Mit dem Wassergehalt steigt aber nicht nur die kühlende, austrocknende Wirkung, sondern auch das Verkeimungsrisiko. Daher werden hydrophile Cremes grundsätzlich, lipophile Cremes nur bei höherem Wasseranteil oder bei längerer Lagerung konserviert. Enthält eine Rezeptur eine bereits vorkonservierte Salbengrundlage, muss gegebenenfalls weiteres Konservierungsmittel zugefügt werden, um ausreichende Haltbarkeit zu gewährleisten. In diesem Fall sollte unbedingt der gleiche Konservierungsstoff Verwendung finden und die Wirkkonzentration auf die neue Menge

**Tab. 5.3** Kompatibilität von Salbengrundlagen

| | Fettgrundlagen | lipophile Absorptionsgrundlagen | hydrophile Absorptionsgrundlagen | lipophile Cremes | amphiphile Cremes | hydrophile Cremes | Macrogolsalben | Hydrogele |
|---|---|---|---|---|---|---|---|---|
| Fettgrundlagen | x | x | o | o | o | – | – | – |
| lipophile Absorptionsgrundlagen | x | x | o | x | o | – | – | – |
| hydrophile Absorptionsgrundlagen | o | o | x | o | o | o | – | o |
| lipophile Cremes | o | x | o | x | – | – | – | – |
| amphiphile Cremes | o | o | o | – | x | o | – | o |
| hydrophile Cremes | – | – | o | – | o | x | – | o |
| Macrogolsalben | – | – | – | – | – | – | x | – |
| Hydrogele | – | – | o | – | o | o | – | x |

x = kompatibel, o = teilweise kompatibel, – = inkompatibel

Tab. 5.4 Wassergehalt wichtiger Emulsionsgrundlagen

| Emulsionsgrundlage | Wassergehalt (%) | Typ |
|---|---|---|
| Weiche Salbe | 10 | W/O |
| Lanolin | 20 | W/O |
| Kühlsalbe | 25 | W/O |
| Wasserhaltige Wollwachsalkoholsalbe | 50 | W/O |
| Hydrophobe Basiscreme | 65 | W/O |
| Basiscreme | 40 | amphiphil |
| Nichtionische hydrophile Creme | 50 | O/W |
| Wasserhaltige hydrophile Salbe | 70 | O/W |
| Hydrophile Hautemulsionsgrundlage NRF | 85 | O/W |

eingestellt werden. Bei Propylenglycol wird die wirksame Konzentration ausnahmsweise nur auf die Wasserphase bezogen, da es sich praktisch ausschließlich dort befindet.

**Unverträglichkeiten (Inkompatibilitäten)** bei Dermatikarezepturen sind nicht immer erkennbar, man unterscheidet **manifeste** (erkennbare) und **larvierte** (verborgene) Unverträglichkeiten. Leicht erkennbar ist beispielsweise eine Änderung der Farbe, der Konsistenz oder ein Brechen der Emulsion. Meist nicht ohne Weiteres erkennbar sind hingegen Veränderungen des Wirkstoffs, des pH-Wertes oder der Haltbarkeit. Zur Vermeidung von Unverträglichkeiten müssen die chemischen und physikalischen Eigenschaften von Wirk- und Hilfsstoffen bekannt sein und berücksichtigt werden. Es sind dies insbesondere die Ionenart (Anion/Kation), bestimmte chemische Gruppen (phenolische Stoffe), Grenzflächenaktivität und Säure-Base-Verhalten.

**Ionenreaktionen** sind immer dann zu befürchten, wenn anionische und kationische Stoffe aufeinandertreffen, wobei es unerheblich ist, ob es sich um Wirkstoffe oder Hilfsstoffe handelt. Unter Anionen sind bekanntlich negativ geladene Säurerestionen zu verstehen, die zunächst in den Salzen der betreffenden Säure anzutreffen sind. Insofern enthalten alle Salze Anionen, bei Natriumsalicylat ist es das Salicylat-Ion, bei Ethacridinlactat das Lactat-Ion. Zwischen beiden Beispielen besteht jedoch ein gravierender Unterschied: Das Salicylat-Ion ist die wirksame Komponente im Natriumsalicylat, während bei Ethacridinlactat das Kation für die Wirkung steht. Beim Natriumsalicylat spricht man von einem **anionischen** Wirkstoff, Ethacridinlactat ist dagegen ein **kationischer** Wirkstoff. Auch die Salicylsäure selbst ist als anionischer Wirkstoff anzusehen, die Ethacridinbase dagegen als kationischer Wirkstoff.

Gleiches gilt für die Hilfsstoffe. Der Emulgator Natriumcetylstearylsulfat, der als Bestandteil im emulgierenden Cetylstearylalkohol vorkommt, ist ein anionischer Hilfsstoff, daher bezeichnet man Lanette®-Cremes und auch die wasserhaltige hydrophile Salbe als anionische Cremes. Aus dem gleichen Grund sind Carbomergele anionische Gele, da sie aus Polyacrylat-Anionen aufgebaut sind. Neben Emulgatoren und Gelbildnern sind auch Konservierungsstoffe meist ionogen. Zu den anionischen Konservierungsmitteln gehören Sorbinsäure bzw. Kaliumsorbat, zu den kationischen das Benzalkoniumchlorid. Letzteres kommt in Dermatikazubereitungen allerdings kaum vor.

Der sicherste Weg, Ionenwechselwirkungen zu vermeiden, ist die Verwendung nichtionischer Grundlagen wie Basiscreme, nichtionischer hydrophiler Creme oder nichtionischer Celluloseether als Gelbildner.

Außer den Ionenreaktionen können bei Emulsionssystemen auch andere Inkompatibilitäten auftreten.

Viele nichtionogene Emulgatoren sind Macrogolverbindungen, wie Macrogol-Glycerolester oder Macrogol-Sorbitanester (Polysorbate). Diese reagieren mit phenolischen Wirkstoffen wie Tannin, Salicylsäure, Triclosan oder Chlorokresol und verlieren dadurch ihre Emulgatoreigenschaft. Soll eine hydrophile Creme mit phenolischem Wirkstoff hergestellt werden, ist die wasserhaltige, hydrophile Salbe die bestgeeignete Grundlage.

**Grenzflächenaktive Wirkstoffe** wie Polidocanol 600 wirken aufgrund ihrer amphiphilen Eigenschaften selbst wie ein Emulgatorzusatz und verändern den HLB-Wert des Emulsionssystems. Häufig bilden sie auch Mischmizellen mit anderen Tensiden. Diese Unverträglichkeit wirkt sich besonders bei lipophilen Cremes aus.

Zur Stabilisierung von W/O-Emulsionssystemen, die oft Zusätzen von Wirkstoffen gegenüber labiler sind als hydrophile Cremes, kann der Wassergehalt verringert bzw. der Emulgatorgehalt erhöht werden. Unter Umständen muss hier der Wirkstoff sogar in die wasserfreie Absorptionsgrundlage eingearbeitet werden.

Eine besondere Problematik liegt in der **chemischen Stabilität** von Wirkstoffen in der Rezeptur. Sie ist unter anderem vom Licht- und Lufteinfluss, von der Temperatur, vom Wassergehalt und vom pH-Wert abhängig.

Licht- und oxidationsempfindliche Wirkstoffe wie beispielsweise Dithranol sind vorzugsweise in geschlossenen Systemen zu verarbeiten und in lichtdichte Tuben abzufüllen. Die Einwirkung von Wärme sollte insbesondere bei Wirkstoffen, die sich in wässrigem Milieu zersetzen (Harnstoff), vermieden werden. Der Harnstoff wird hierbei erst nach dem Abkühlen der Grundlage hinzugefügt.

Viele Wirkstoffe sind nur innerhalb eines bestimmten pH-Bereiches stabil. Das **pH-Optimum** ist der Wert, bei dem die höchste Wirkstoffstabilität vorliegt, innerhalb des **rezeptierbaren pH-Bereiches** reicht die Stabilität im Rahmen der Aufbrauchsfrist aus.

Aus der Tabelle 5.5 wird ersichtlich, dass die meisten Wirkstoffe im schwach sauren Bereich stabil sind, was sich auch mit dem Wirkbereich gängiger Konservierungsstoffe und den Anforderungen unserer Haut deckt. Einige Antibiotika, insbesondere das Erythromycin sind dagegen nur im alkalischen pH-Bereich stabil und können mit den meisten Wirkstoffen nicht kombiniert werden. Eine Konservierung im alkalischen Milieu ist mit Propylenglycol möglich. In manchen Fällen ist der Einsatz von Puffern zur pH-Stabilisierung empfehlenswert. Durch einen Lactatpuffer aus 4 Teilen Natriumlactatlösung 50% und 1 Teil Milchsäure 90% kann die Stabilität von wasserhaltigen Harnstoffzubereitungen verbessert werden, da das bei der Zersetzung entstehende Ammoniak den pH-Wert ständig erhöht und aufgrund dessen die Zersetzung weiter beschleunigt wird.

Tab. 5.5  Wichtige Dermatikawirkstoffe, ihr rezeptierbarer pH-Bereich (pH-Optimum) und chemische Eigenschaften.

| Wirkstoff | pH-Bereich (Optimum) | Eigenschaften |
| --- | --- | --- |
| Aluminiumchlorid × 6 $H_2O$ | < 4 (2,5–3,5) | kationisch |
| Betamethasonvalerat | 1,5–5,5 (3,5) | nichtionisch (Ester) |
| Chloramphenicol | 2–6*(7,4) | nichtionisch |
| Clioquinol | < 8 (6–7) | nichtionisch/Phenol |
| Clobetasolpropionat | 3–5 (4–6) | nichtionisch (Ester) |
| Clotrimazol | 5–10 (7–8) | kationisch/Base |
| Dexamethason | –(3,5) | nichtionisch |
| Dexpanthenol | 3–7 | nichtionisch |
| Dithranol | nur wasserfrei! | nichtionisch/Phenol |
| Erythromycin | 8–10 (8,5) | kationisch/Base |
| Ethacridinlactat × 1 $H_2O$ | – | kationisch |
| Gentamycinsulfat | 7,8 (7–8) | kationisch |
| Harnstoff | 4–8 (6,2) | nichtionisch |
| Hexachlorophen | 5–6 | nichtionisch/Phenol |
| Hydrocortison | 4–8 (6–7) | nichtionisch |
| Hydrocortisonacetat | 4–5 (4,5) | nichtionisch/Ester |
| Metronidazol | 4–6 (5) | kationisch/Base |
| Nystatin | 5–7 | nichtionisch |
| Polidocanol 600 | pH–unabhängig | nichtionisch/Tensid |
| Prednisolon | 4–8 (6–7) | nichtionisch |
| Prednisolonacetat | 4–5 | nichtionisch/Ester |
| Tetracainhydrochlorid | 3–6 | kationisch |
| Tretinoin | < 5 (5) | anionisch/Säure |
| Triamcinolonacetonid | 3–7 (7) | nichtionisch/Ester |
| Triclosan | 4–8 (5) | nichtionisch/Phenol |
| Vitamin-A-palmitat | 4–6 | nichtionisch/Ester |
| Zinkoxid | > 6 | kationisch/Base |

* Haltbarkeit 30 Tage

## Vertiefende Fragen:

1. Begründen Sie, warum viele Salben beim Rühren weicher werden, sich aber im Ruhezustand verfestigen!
2. Ordnen Sie folgende Salbengrundlagen in die Salbensystematik ein: a) Wollwachsalkoholsalbe b) Wasserhaltige hydrophile Salbe c) Kühlsalbe d) Vaselin.
3. Welche der folgenden Salben kann Wasser aufnehmen? a) Zinkpaste b) Zinksalbe c) Polyethylenglycolsalbe d) Hydrophobes Basisgel.
4. Welcher grundsätzliche Unterschied besteht zwischen der Einarbeitung von Harnstoff und Salicylsäure in eine lipophile Creme?
5. Welchen Hilfsstoff setzen Sie ein, um Polyacrylsäure mit Wasser zu einem festen, transparenten Hydrogel zu verarbeiten?
6. Warum kann auf eine Konservierung bei Basiscreme verzichtet werden?

# 6 Einzeldosierte Arzneiformen

**Dieses Kapitel soll dem Leser vermitteln,**
- wie Dosierungsanweisungen zustande kommen.
- wie pharmakokinetische Gesetzmäßigkeiten und galenische Maßnahmen Einfluss auf die therapeutische Wirkung haben.
- was über Zusammensetzung, Herstellung und Eigenschaften der wichtigsten großindustriell hergestellten Arzneiformen wissenswert ist.
- dass viele Neuentwicklungen auf technologischem Gebiet aus den Erkenntnissen der Pharmakokinetik stammen.

Alle in den vorangegangenen Kapiteln besprochenen Arzneiformen werden als disperse Systeme bezeichnet und unter diesem Gesichtspunkt eingeteilt. Die technologische Aufgabe besteht im Wesentlichen darin, die einzelnen Bestandteile oder Phasen in geeigneter Weise ineinander zu verteilen.

Auf diesen bisher gewonnenen Erkenntnissen bauen auch die im Folgenden zu besprechenden Arzneiformen auf, wobei jedoch noch zusätzliche technologische Operationen erforderlich sind.

Bei den einzeldosierten Arzneiformen wird eine geeignete Zubereitung durch technologische Maßnahmen auf Einzeldosen verteilt, die eine festgelegte Wirkstoffmenge (Dosis) enthalten und in bestimmten Zeitabständen zur Applikation kommen.

Beispiele hierfür sind uns schon in Form der abgeteilten Pulver und der Dosier-Aerosole begegnet. Im Folgenden werden die wichtigsten einzeldosierten Arzneiformen (Kapseln, Tabletten, Dragées und Zäpfchen) und die weiterentwickelten therapeutischen Systeme behandelt. Zuvor soll die Frage erörtert werden, wie Einzeldosen ermittelt und Dosierungsanweisungen aufgestellt werden. Die Höhe der Einzeldosen und die Häufigkeit der Applikation hängen von einer ganzen Reihe von Faktoren ab, mit denen sich ein spezieller Wissenschaftszweig, die Pharmakokinetik, beschäftigt.

## 6.1 Pharmakokinetik

> Pharmakokinetik ist die Lehre von der quantitativen Auseinandersetzung zwischen Organismus und einverleibtem Pharmakon.

Für die Entwicklung optimaler einzeldosierter Arzneiformen ist die Kenntnis pharmakokinetischer Zusammenhänge unbedingt erforderlich. Aussagen über Wirkungseintritt, Wirkungsdauer und Wirkungsintensität werden durch Verfolgung des zeitlichen Verlaufs der Wirkstoffkonzentration im Blut (Blutspiegel) ermittelt. Der Verlauf einer Blutspiegelkurve hängt ab von

- der Wirkstofffreisetzung (Liberation),
- der Wirkstoffaufnahme (Resorption/Absorption),
- der Wirkstoffverteilung (Distribution),
- dem Wirkstoffabbau (Metabolismus),
- der Wirkstoffausscheidung (Elimination).

Diese fünf Vorgänge laufen jeweils mit bestimmten Geschwindigkeiten ab (daher Pharmakokinetik), die teilweise beeinflussbar, teilweise nicht beeinflussbar sind. Eine Beeinflussung ist beispielsweise durch Änderung der Formulierung der Arzneiform und/oder des Applikationsortes möglich. Dazu hat sich die **Biopharmazie** als ein spezieller pharmazeutischer Zweig gebildet, um die Abhängigkeit der Wirkung von galenischen Einflüssen, wie physikochemischen Eigenschaften von Wirk- und Hilfsstoffen, der Herstellungstechnologie und Arzneiform zu erforschen und aus den gewonnenen Erkenntnissen zukunftsweisende Darreichungsformen zu entwickeln. Zum Verständnis dieser Zusammenhänge soll der Weg eines Arzneistoffs von seiner Verabreichung an geschildert werden.

### 6.1.1 Applikation

Am Anfang des Weges steht die Applikation. Zur Auslösung einer Wirkung muss der Wirkstoff zum Wirkort (Rezeptor) gelangen. Ist der Wirkort gut zugänglich, so kann der Wirkstoff direkt dort appliziert werden. Diese Applikationsart wird als **lokale Applikation** bezeichnet. Der Vorteil lokaler Applikation ist die geringere Belastung des Organismus. Damit werden auch eventuell unerwünschte Nebenwirkungen (mit Ausnahme allergischer) auf ein Mindestmaß reduziert. Die pharmakokinetischen Verhältnisse sind relativ leicht überschaubar, da der Wirkungseintritt sofort erfolgt, während die Wirkungsdauer lediglich vom Abtransport des Arzneistoffs (Gewebedurchblutung) abhängt.

In den meisten Fällen ist der Wirkort praktisch nur auf dem Umweg über den Blutkreislauf zu erreichen, durch den alle Organe versorgt werden. Diese Applikationsart wird als **systemische Applikation** bezeichnet. Da der Wirkstoff über den Blutkreislauf alle Organe erreichen kann, wird der gesamte Organismus belastet.

Auch wenn einige Organe, wie z. B. das Gehirn, durch die sogenannte Blut-Hirn-Schranke vor dem Eindringen mancher Giftstoffe geschützt sind, sind häufig unerwünschte Nebenwirkungen in Kauf zu nehmen. Die Bestimmung der Wirkstoffkonzentration im Blut ist bei systemischer Applikation die beste Möglichkeit zur quantitativen Wirkungserfassung. Dabei wird von der Annahme ausgegangen, dass dieser sogenannte **Blutspiegel** die Wirkstoffkonzentration am Wirkort widerspiegelt.

Es bestehen zwei Möglichkeiten, den Wirkstoff in das Blut zu bringen. Wird er direkt ins Blut appliziert (z. B. intravenös), ist mit einem raschen Wirkungseintritt zu rechnen. Im anderen Fall wird der Wirkstoff so verabreicht, dass er wie Nahrungsstoffe über eine Resorption in die Blutbahn gelangt. Die Applikation geschieht hierbei z. B. peroral, rektal oder intramuskulär. Der Wirkungseintritt hängt nun davon ab, wie schnell der Arzneistoff vom Applikationsort ins Blut und zum Wirkort gelangt. Es muss daher zunächst dieser Vorgang, den man als Invasion bezeichnet, untersucht werden.

## 1.2 Invasion

> Alle Vorgänge, die der Arzneistoffzufuhr vom Applikationsort zum Wirkort dienen, fassen wir unter dem Begriff Invasion zusammen.

Dazu gehören die Wirkstofffreisetzung, die Wirkstoffaufnahme und die Wirkstoffverteilung. Da die drei Vorgänge mit unterschiedlichen Geschwindigkeiten ablaufen, ist für die Invasionsgeschwindigkeit der langsamste Vorgang bestimmend.

Die **Wirkstofffreisetzung** ist durch technologische Maßnahmen am leichtesten zu beeinflussen. Bei Applikation einer Wirkstofflösung entfällt die Liberation, da der Wirkstoff bereits in gelöster, resorptionsfähiger Form vorliegt. Bei festen Arzneiformen (z. B. Tabletten) ist die Zerfallszeit der Tablette, hauptsächlich aber die Auflösungsgeschwindigkeit des Wirkstoffs ausschlaggebend. Für die Invasionsgeschwindigkeit spielt dies allerdings nur dann eine Rolle, wenn die Auflösungsgeschwindigkeit langsamer als die Resorption erfolgt. In diesem Fall lässt sich die Freisetzung durch Wahl geeigneter Herstellungsmethoden und Hilfsstoffe so optimieren, dass Wirkungseintritt und -dauer in geeigneter Weise gesteuert werden. Beispiele für solche Zubereitungsformen sind die Retardtabletten und die therapeutischen Systeme. Muss der Arzneistoff in gelöster Form appliziert werden (z. B. i.m.-Injektion), so lässt sich die Diffusion durch ein geeignetes Lösungsmittel (ölige Depotpräparate) oder durch chemische Bindung (Depotinsuline) beeinflussen.

Die **Wirkstoffaufnahme** (Resorption/Absorption) ist eine Diffusion durch Gewebe, bei der Zellmembranen passiert werden müssen. Diese stellen für viele Pharmaka eine spürbare Barriere auf dem Weg vom Applikationsort zur Blutbahn dar. Daher ist die Resorption in den meisten Fällen für den Invasionsvorgang geschwindigkeitsbestimmend. Wie die Lösungsgeschwindigkeit ist auch die

Resorptionsgeschwindigkeit dem Konzentrationsgradienten direkt proportional, so dass sie während der Wirkstoffaufnahme laufend abnimmt. Daneben spielen Applikationsort und physikochemische Eigenschaften des Arzneistoffs eine Rolle. So weisen Alkohol oder lipophile Stoffe wie undissoziierte, unpolare Arzneimittel eine hohe Resorptionsgeschwindigkeit auf. Da sehr viele Arzneistoffe Säuren oder Basen sind, sind der Dissoziationsgrad und damit die Resorptionsgeschwindigkeit pH-abhängig.

Peroral verabreichte, saure Wirkstoffe können schon im Magen resorbiert werden und damit schnell zur Wirkung gelangen. Basen werden hingegen bevorzugt bei höheren pH-Werten aus dem Darm resorbiert. Der Dünndarm hat wegen seiner großen Oberfläche und starken Durchblutung die größte Resorptionsleistungsfähigkeit. Die Resorption im Dickdarm wurde früher wenig beachtet. Sie spielt insbesondere bei langsam freisetzenden, peroralen Arzneiformen eine Rolle und wird hier neuerdings schon gezielt genutzt. Bei schnell resorbierbaren Arzneistoffen spielt die Durchblutung am Resorptionsort (Gastro-Intestinal-Trakt) eine Rolle. Auf dieser Tatsache beruht die Resorptionsbeschleunigung durch Coffein. In den letzten Jahren wird zunehmend versucht, andere Resorptionsflächen wie beispielsweise die Haut oder die Nasenschleimhaut zu nutzen. Eine Resorption über die Haut, wie sie für die transdermalen therapeutischen Systeme zutrifft, ist allerdings nur bei guter Fettlöslichkeit des Arzneistoffs möglich. Daher können bislang nur wenige Wirkstoffe auf diesem Wege appliziert werden.

Hat der Wirkstoff die Blutbahn erreicht, so wird er schnell im gesamten Kreislauf verteilt und kann von dort aus in alle Organe und Gewebe gelangen. Man nennt die Verteilungsräume im Körper auch **Kompartimente**. Die **Verteilung** ist vornehmlich von der Durchblutung und Anwesenheit von Barrieren, z. B. Blut-Hirn-Schranke, Placenta-Schranke, aber auch von chemischen und physikalischen Eigenschaften des Arzneistoffs abhängig. Lipophile Stoffe können sich im Fettgewebe anreichern und dort gespeichert werden. Sie werden dadurch praktisch dem Stoffwechsel entzogen und sind weder für die Wirkung verfügbar noch ausscheidungsfähig. Manche Stoffe können auch selektiv von bestimmten Organen und Geweben aufgenommen bzw. gespeichert werden, z. B. Jod in der Schilddrüse. Solche Vorgänge können erheblichen Einfluss auf den Blutspiegel haben. Dasselbe gilt für alle diejenigen Arzneistoffe, welche an Plasmaproteine oder Gewebsstrukturen gebunden werden. Eine Plasmaproteinbindung konnte für einen Großteil der gebräuchlichen Pharmaka nachgewiesen werden. Da es sich um eine Gleichgewichtsreaktion handelt, gilt das Massenwirkungsgesetz. Nur der ungebundene Anteil kann zur Wirkung kommen, in andere Gewebe diffundieren, inaktiviert und eliminiert werden. Die Plasmaproteinbindung führt daher zu einer Wirkungsverlängerung, da die proteingebundenen Pharmaka nicht nierengängig sind und nicht metabolisiert werden.

## 1.3 Evasion

> Alle Vorgänge, die zu einer irreversiblen Konzentrationsabnahme des Arzneistoffs im Blut führen, werden unter dem Begriff Evasion zusammengefasst.

Dazu gehören folglich der chemische Um- und Abbau von Wirkstoffen sowie die Ausscheidung durch die Nieren und andere Organe. Metabolismus und Elimination sind in der Regel hintereinander geschaltet. In der Pharmakokinetik wird die Evasion als einheitlicher Vorgang betrachtet und ihre Größe bei der Prüfung neuer Wirkstoffe und bei Organfunktionstests bestimmt. Messbar sind z. B. die **Eliminationshalbwertszeit**, d. h. die Zeit, in der die Wirkstoffkonzentration jeweils auf die Hälfte ihres Wertes abgesunken ist, und die **Clearance**, welche zum Ausdruck bringt, wieviel Verteilungsvolumen pro Zeiteinheit (also ml/Min. oder l/h) vom Arzneistoff völlig befreit wird.

Der komplexeste Vorgang auf dem Wege des Arzneistoffs ist der **Metabolismus** (Arzneistoffwechsel, Biotransformation). Die Gesamtheit der Biotransformationsreaktionen hat eine bessere Wasserlöslichkeit und damit Ausscheidungsfähigkeit zum Ziele. Um dies zu erreichen, werden die Fremdstoffe häufig oxidiert, gespalten oder an hydrophile Komponenten (z. B. Glucuronsäure) gebunden. Dabei gehen in den meisten Fällen Wirksamkeit und Toxizität verloren, seltener ist eine Wirkungsverstärkung oder biologische Giftung (z. B. Oxidation von Methanol zu Formaldehyd und Ameisensäure). Wie bei nahezu allen biochemischen Reaktionen sind katalysierende Enzyme beteiligt. Aufgrund ihrer Lokalisierung läuft der größte Teil der Biotransformationsreaktionen in der Leber ab. Die Reaktionsgeschwindigkeit hängt von der Enzym- und Wirkstoffkonzentration ab. Bei gebräuchlicher Dosierung bestimmt die Wirkstoffkonzentration allein die Abbaugeschwindigkeit, da genügend Enzym vorhanden ist. Bei hohen Fremdstoffkonzentrationen (z. B. bei Alkoholgenuss) reicht die vorhandene Enzymkonzentration jedoch nicht aus, so dass der Abbau mit konstanter Geschwindigkeit (unabhängig von der Arzneistoffkonzentration) abläuft. Dieser Fall könnte auch bei starkem Arzneimissbrauch auftreten. Der Abbau von Arzneistoffen ist individuell unterschiedlich und kann durch verschiedene Faktoren beeinflusst werden. Arzneistoffe, die durch ein- und dasselbe Enzym abgebaut werden, können ihren Metabolismus gegenseitig hemmen. Manche Wirkstoffe stimulieren die Enzymbildung in der Leber (z. B. Phenobarbital). Solche Enzyminduktoren führen zu einem schnelleren Abbau von Fremdstoffen in der Leber. Alle im Magen oder Dünndarm absorbierten Arzneistoffe werden schneller abgebaut als solche, die über die Mundschleimhaut oder den unteren Rektumabschnitt aufgenommen werden. Letztere umgehen die erste Leberpassage vor der Verteilung im gesamten Kreislauf.

Die **Ausscheidung** der Arzneistoffe und Metabolite erfolgt überwiegend durch die Niere. Hier spielen die glomäruläre Filtration, die tubuläre Sekretion und die tubuläre Rückresorption (oder Reabsorption) eine Rolle. Alle niedermolekularen Stoffe werden abhängig von der Nierendurchblutung filtriert. Die tubuläre Sekretion ist dagegen ein aktiver Prozess, der für einige Wirkstoffe (z. B. Penicillin) zutrifft und deren Ausscheidung beschleunigt. Fettlösliche Arzneistoffe werden im Tubulus rückresorbiert und deshalb kaum unverändert eliminiert. Bei sauren und basischen Stoffen ist die Ausscheidung vom pH-Wert des Urins abhängig. Aufgrund dieser Erkenntnis wird bei Barbituratvergiftungen Natriumbicarbonat, bei Alkaloidvergiftungen Ascorbinsäure gegeben, um die Ausscheidung zu beschleunigen. Die Elimination durch die Niere geschieht konzentrationsproportional. Substanzen mit höherer relativer Molekülmasse werden bevorzugt mit der Galle in den Darm ausgeschieden. Sie können von dort rückresorbiert werden (enterohepatischer Kreislauf). Viele Wirkstoffe können auch mit dem Schweiß oder der Muttermilch eliminiert werden. Mengenmäßig sind diese Ausscheidungswege jedoch belanglos. Lediglich für gasförmige Inhalationsnarkotica und flüchtige Verbindungen (Ethanol, ätherische Öle) spielt die Elimination durch die Lunge eine Rolle. Sie ist vom Dampfdruck und damit ebenfalls von der Blutkonzentration abhängig.

### 6.1.4 Blutspiegelverlauf

Der zeitliche Verlauf der Wirkstoffkonzentration im Blut ist die wichtigste Grundlage zur Erfassung pharmakokinetischer Daten. Aus Blutspiegelkurven lassen sich die erforderliche Dosis, Wirkungseintritt, Wirkungsdauer und Wirkungsintensität ablesen. Diese Größen sind ihrerseits Grundlage für die Entwicklung optimaler Arzneiformen und die Aufstellung von Dosierungsschemata.

Der Blutspiegelverlauf nach einmaliger Applikation einer bestimmten Dosis ist von der Invasions- und Evasionsgeschwindigkeit abhängig. Diese Geschwindigkeiten sind dann direkt am Blutspiegel ablesbar, wenn jeweils der andere Vorgang ausgeschaltet wird. Es ergeben sich die abgebildeten Kurven für reine Invasion und reine Evasion.

Eine reine Invasion lässt sich praktisch nicht verwirklichen, da alle Abbau- und Ausscheidungsvorgänge unterbunden werden müssten. Die abgebildeten Blutspiegelkurven (s. Abb. 6.1) sind daher nur mathematisch zu ermitteln. Zum Ver-

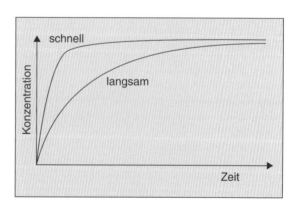

Abb. 6.1  Reine Invasion

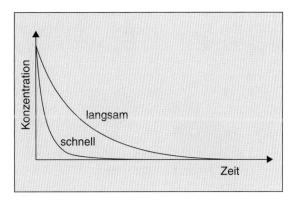

Abb. 6.2 Reine Evasion

gleich ist der Blutspiegelverlauf bei langsamer und schneller Invasion der gleichen Dosis aufgezeichnet. Diese Fälle könnten aufgrund unterschiedlicher Wirkstofffreisetzung oder Resorption (verschiedene Applikationsorte) entstehen. Die Invasionsgeschwindigkeit (Steigung der Kurve) nimmt während des Vorgangs laufend ab, da das Konzentrationsgefälle zwischen Applikationsort und Blut geringer wird. Man nennt solche Vorgänge, die durch eine kontinuierliche Geschwindigkeitsabnahme oder -zunahme charakterisiert sind, Reaktionen 1. Ordnung. Typisch hierfür ist, dass sich die Steigung der Kurve (=Maß für Geschwindigkeit) zeitproportional verändert. Bei schneller Invasion werden in kürzerer Zeit höhere Blutspiegelwerte erreicht (schneller Wirkungseintritt), obwohl die Endkonzentration in beiden Fällen gleich ist. Eine Gerade erhält man, wenn der Wirkstoff kontinuierlich mit konstanter Geschwindigkeit zufließt. Dies ist bei einer Dauerinfusion der Fall und kann heute mit therapeutischen Systemen annähernd erreicht werden. Es handelt sich in diesem Fall um eine Kinetik 0. Ordnung.

Reine Evasionskurven (s. Abb. 6.2) sind experimentell zugänglich, wenn die Invasion vollständig abgeschlossen ist. Dies lässt sich am schnellsten durch eine i. v.-Injektion erreichen. Die Wirkstoffkonzentration im Blut ist direkt nach der Applikation am größten und nimmt von da an kontinuierlich ab. Wie aus den Evasionskurven ersichtlich, nimmt die Evasionsgeschwindigkeit (Gefälle der Kurve) mit fallender Konzentration in der Regel wieder zeitproportional ab (Reaktion 1. Ordnung), bei Alkohol und Arzneimissbrauch verläuft die Evasion jedoch zunächst linear (0. Ordnung), da die Enzyme nicht ausreichen. Normalerweise ist die Evasionskurve für einen bestimmten Arzneistoff charakteristisch und nicht ohne weiteres beeinflussbar. Die beiden Kurven für eine schnelle bzw. langsame Evasion sind daher bei unterschiedlichen Wirkstoffen zu erhalten. Als Paradebeispiel für Arzneistoffe mit langsamer und schneller Ausscheidung sind Lang- bzw. Kurzzeitsulfonamide zu nennen. Besonders deutlich wird die differierende Evasion in der Wirkungsdauer.

Bei peroraler Applikation einer Einzeldosis ist der Blutspiegelverlauf durch gleichzeitigen Ablauf von Invasion und Evasion gekennzeichnet. Durch Zusammenfassung der beiden Vorgänge ergibt sich eine Kurve, die zunächst ansteigt, ein

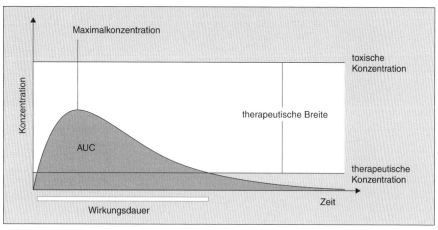

**Abb. 6.3** Bateman-Funktion

Maximum erreicht und schließlich wieder abfällt. Dieser Kurvenverlauf entspricht dem einer Bateman-Funktion (s. Abb. 6.3).

Zur Darstellung des Wirkungsverlaufs sind zwei Grenzkonzentrationen für den entsprechenden Wirkstoff eingezeichnet. Die **minimale therapeutische Konzentration** ist die zur Auslösung einer Wirkung erforderliche Mindestkonzentration. Der Wirkungseintritt erfolgt an der Stelle, wo diese Mindestkonzentration erstmals überschritten wird. Die Wirkung endet, wenn die Blutspiegelkurve wiederum unter diese Grenze fällt. Die Zeitspanne, die zwischen den beiden Schnittpunkten liegt, entspricht der **Wirkungsdauer** nach Applikation der entsprechenden Dosis. Die **toxische Konzentration** grenzt den therapeutischen Bereich nach oben hin ab. Bei Überschreiten dieser Grenze wäre mit unvertretbaren Nebenwirkungen zur rechnen. Für jeden Wirkstoff lassen sich die minimale therapeutische Konzentration und die toxische Konzentration ermitteln. Während der Therapie muss die Arzneistoffkonzentration im Blut zwischen den beiden Grenzkonzentrationen gehalten werden. Dieser Bereich wird als **therapeutische Breite** bezeichnet. Ein guter Wirkstoff besitzt eine große therapeutische Breite und damit einen großen Sicherheitsspielraum bei der Dosierung.

Auch die Fläche unter einer Blutspiegelkurve (**AUC-Wert** = *area under curve*) hat in der Pharmakokinetik große Bedeutung. Sie ist ein Maß für die im Blut auftretende Wirkstoffmenge. Bei einer intravasalen Applikation entspricht diese genau der applizierten Dosis. Wird die gleiche Dosis peroral appliziert, so ist die Fläche unter der entsprechenden Blutspiegelkurve kleiner, da ein Teil des Arzneistoffs nicht resorbiert oder bei der ersten Leberpassage schon abgebaut wird. Der prozentuale Anteil der im Blut auftretenden Wirkstoffmenge im Vergleich zur applizierten Dosis wird als **absolute Bioverfügbarkeit** bezeichnet und in Prozent angegeben. Sie ergibt sich aus dem Verhältnis der Flächen unter den Blutspiegelkurven bei z. B. peroraler Applikation und intravenöser Applikation. Letztere ist definitionsgemäß 100%ig. Die **relative Bioverfügbarkeit** bezieht sich hingegen auf die Fläche unter der Blutspiegelkurve, die der bereits freigesetzte Wirkstoff

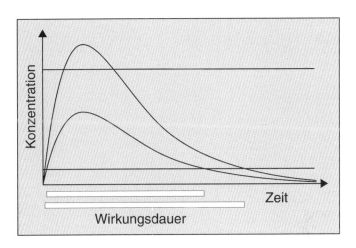

Abb. 6.4  Doppelte Dosis

(z. B. als Lösung peroral appliziert) ergibt. Sie ist also ein Maß für galenische Qualität.

Eine wichtige Rolle spielen auch die **Maximalkonzentration** und die **Zeit**, die benötigt wird, bis diese erreicht wird. Alle diese Größen helfen dabei, die Qualität von Präparaten mit gleicher Wirkstoff-Zusammensetzung zu vergleichen. **Bioäquivalenz** bedeutet in diesem Zusammenhang, dass diese pharmakokinetischen Parameter übereinstimmen und daher von einer gleichwertigen Wirkung ausgegangen werden kann.

Es ist ein wichtiges therapeutisches Anliegen, eine möglichst gleichmäßige Wirkung über einen längeren Zeitraum aufrechtzuerhalten. Es wäre deshalb zu überlegen, wie es möglich ist, den Blutspiegel über längere Zeit innerhalb der therapeutischen Breite zu halten.

Die einfachste Überlegung ist, die **Wirkungsdauer** durch Dosiserhöhung zu verlängern (s. Abb. 6.4). Bei einer Verdoppelung der Dosis ist die Konzentration im Blut erwartungsgemäß zu jedem Zeitpunkt nach der Applikation doppelt so hoch. Die Wirkungsdauer wird jedoch nicht im gleichen Umfang verlängert, sondern nur geringfügig erhöht. Hinzu kommt, dass bei Wirkstoffen mit kleiner therapeutischer Breite toxische Nebenwirkungen auftreten können. Eine Erhöhung der Dosis ist aus diesen Gründen kein geeignetes Mittel zur Verlängerung der Wirkung.

Verändern wir bei gleicher Dosis die Invasionsgeschwindigkeit, indem wir zum Beispiel die Wirkstofffreisetzung beschleunigen oder verzögern oder unterschiedliche Applikationsorte wählen, so wirkt sich dies auf die Wirkungsdauer aus (s. Abb. 6.5). Eine schnelle Invasion führt bei gleicher Dosis und einem beschleunigten Wirkungseintritt zu einem hohen Blutspiegelmaximum. Langsame Invasion führt dagegen zu einer flacheren Kurve mit verlängerter Wirkungsdauer. Dieser Fall wird bei den **Retardpräparaten** (s. Kap. 6.2.7) ausgenutzt. Um einen genügend hohen Blutspiegel zu erzielen, werden solche Präparate mit verzögerter Liberation höher dosiert.

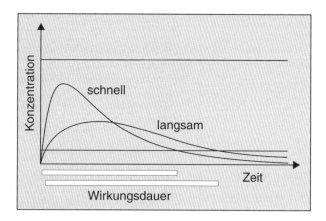

**Abb. 6.5** Unterschiedliche Invasion

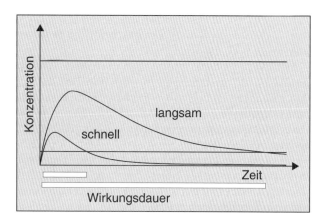

**Abb. 6.6** Unterschiedliche Evasion

Einen besonders hohen Einfluss auf die Wirkungsdauer hat eine unterschiedliche Evasion von Wirkstoffen. Bei gleicher Dosis erreichen Wirkstoffe, die langsam abgebaut und ausgeschieden werden, einen höheren Blutspiegel mit verlängerter Wirkungsdauer (s. Abb. 6.6). Arzneistoffe mit schneller Evasion müssen höher, solche mit langsamer Evasion niedriger dosiert werden, um eine gleichwertige Wirkung zu erzielen. Auch bei **Langzeitpräparaten** (s. Kap. 6.2.7) ist die Wirkung einer einzigen Dosis nach wenigen Tagen vorüber. Eine längere Therapie ist nur durch eine in geeigneten Abständen wiederholte Applikation zu erreichen.

Bei einer Mehrfachdosierung ist die Blutspiegelkurve nicht nur von der Einzeldosis, sondern auch vom Dosierungsintervall abhängig (s. Abb. 6.7). Eine erneute Applikation ist immer dann erforderlich, wenn der Blutspiegel unter die minimale therapeutische Konzentration abzusinken droht. Durch ein gleichmäßiges Dosierungsintervall lässt sich der Blutspiegel beliebig lange im therapeutischen Bereich halten.

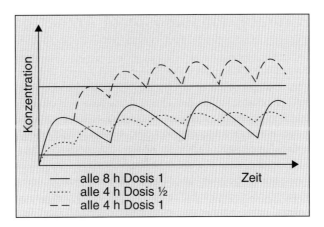

**b. 6.7** Mehrfachdosierung

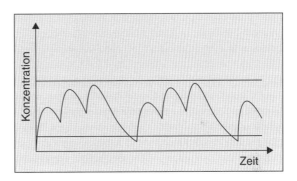

**b. 6.8** Mehrfachdosierung. Applikation: morgens, mittags, abends

Besonders gleichmäßig ist die Wirkung, wenn kleinere Dosen häufiger appliziert werden. Zu Beginn der Therapie ist in diesem Falle zwecks schnellerem Wirkungseintritt eine höhere Dosis (**Initialdosis**) erforderlich. Ein zu kurzes Dosierungsintervall oder zu hohe Einzeldosen führen zu einem unerwünscht hohen Blutspiegelverlauf. Man spricht hierbei von einer **Kumulation** (Wirkstoffanhäufung). Kumulationen und damit toxische Nebenwirkungen treten besonders häufig bei Arzneistoffen mit langsamer Evasion auf, wenn der Patient nicht genau eingestellt wird (z. B. Digitalis-Glycoside).

Eine gleichmäßige Wirkung setzt ebenso gleichmäßige Dosierungsintervalle voraus. Bei einer dreimal täglichen Applikation müsste theoretisch alle 8 Stunden appliziert werden. Wird die Applikation wie üblich morgens, mittags und abends zu den Mahlzeiten durchgeführt, ergibt sich ein ungleichmäßiger Kurvenverlauf (s. Abb. 6.8). Während des Tages ist eine leichte Kumulation, während der Nachtzeit ein starkes Absinken des Blutspiegels zu erwarten. Bei Wirkstoffen mit geringer therapeutischer Breite und in allen Fällen, wo es wichtig ist, keine Wirkungsunterbrechung zu riskieren (Antibiotika), sollte auch diese Möglichkeit berücksichtigt und entsprechende Anweisungen getroffen werden.

## 6.2 Perorale, einzeldosierte Arzneiformen

Perorale, einzeldosierte Arzneiformen sind die am häufigsten eingesetzten Medikamente. Ihre Beliebtheit ist vor allem auf die einfache und bequeme Applikation zurückzuführen. Für die Therapie ist daneben die exakte Dosierung von Vorteil, die sich durch die automatisierte Herstellung erreichen lässt.

Bei **peroraler Applikation** geht die Arznei den gleichen Weg wie ein Nahrungsmittel. In einigen Fällen (z. B. Lutschtabletten) gelangt der Wirkstoff schon im Munde zur Resorption. Meist wird die Arzneiform jedoch geschluckt, so dass die Resorption entweder im Magen oder im Dünndarm erfolgt. Der Dünndarm ist wegen seiner großen Oberfläche das Hauptresorptionsorgan. Die im Magen oder Dünndarm resorbierten Wirkstoffe gelangen über den Pfortaderkreislauf direkt zur Leber. Wirkstoffe, die schnell metabolisiert werden, können daher, bevor sie überhaupt zur Wirkung kommen, bei der ersten Leberpassage abgebaut werden (first pass effect). Dies lässt sich nur dadurch umgehen, dass die Resorption an anderer Stelle (z. B. Mundschleimhaut) erfolgt. Der überwiegende Teil peroraler, einzeldosierter Arzneiformen sind abgeteilte Feststoffzubereitungen. Man kann daher die abgeteilten Pulver als die Ursprungsform dieser Arzneiformen auffassen.

Die entsprechenden Einzeldosen können entweder in Hohlkörper eingehüllt (Kapseln), zu festen Körpern zusammengepresst (Tabletten) oder zu einer plastischen Masse verarbeitet und geformt (Pillen, Pastillen) werden. Presslinge können ihrerseits überzogen oder umhüllt werden (Dragées). Alle genannten Verfahren haben zum Ziele, eine bequeme Applikation der festen Zubereitung zu ermöglichen.

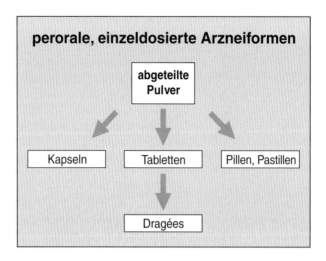

## Kapseln

> Kapseln (Capsulae) sind nach Ph. Eur. feste, einzeldosierte Arzneizubereitungen von unterschiedlicher Form und Größe mit einer harten oder weichen Hülle. Sie sind zum Einnehmen bestimmt.

Neben den oralen Kapseln sind auch Rektal- und Vaginalkapseln gebräuchlich. Sie unterscheiden sich in Form und Größe von den Peroralkapseln und werden im Arzneibuch unter den Zubereitungen zur rektalen bzw. vaginalen Anwendung behandelt.

Kapseln sind im Vergleich zu den einzeldosierten Pulvern leichter einzunehmen. Da sie unzerkaut geschluckt werden, wird ein eventuell unangenehmer Geschmack oder Geruch durch die Kapselhülle verdeckt. Kapseln können ihre Wirkstoffe schon wenige Minuten nach der Applikation freigeben. Die Kapselherstellung ist besonders wirkstoffschonend, es lassen sich auch wärme- und feuchtigkeitsempfindliche Stoffe verarbeiten. Außerdem zeichnen sich Kapseln durch eine hohe Dosierungsgenauigkeit und gute Haltbarkeit aus.

Die Kapselhüllen bestehen meist aus Gelatine, es werden aber auch schon Hüllen auf pflanzlicher Basis (z. B. Hydroxypropylmethylcellulose, HPMC) angeboten. Ihre Konsistenz kann durch Zusatz von Weichmachern wie Glycerol oder Sorbitol verändert werden. In der Kapselhülle können auch andere Hilfsstoffe, wie Tenside, Pigmente, Konservierungsmittel, Süßstoffe, Farbstoffe, und Geschmackskorrigenzien vorhanden sein. Der Kapselinhalt kann fest, flüssig oder pastös sein und aus einem oder mehreren Wirkstoffen und weiteren Hilfsstoffen wie Lösungs-, Füll-, Gleit- und Sprengmittel bestehen. Der Inhalt der Kapsel darf die Hülle nicht angreifen, dafür aber die Verdauungssäfte, um eine Freisetzung zu bewirken.

Ph. Eur. teilt die peroralen Kapseln ein in
- Hartkapseln,
- Weichkapseln,
- Kapseln mit veränderter Wirkstofffreisetzung,
- magensaftresistente Kapseln,
- Oblatenkapseln.

Nach der Art des Hüllmaterials ist zwischen Oblatenkapseln, Hart- und Weichgelatinekapseln zu unterscheiden. Die sogenannten Mikrokapseln stellen keine eigene Arzneiform dar, sondern sind als Zwischenprodukt der Arzneiformung anzusehen.

### Oblatenkapseln (Capsulae amylaceae)
Oblaten- oder Stärkekapseln werden in speziellen Oblatenbäckereien aus Weizenstärke und Weizenmehl hergestellt. Es sind zwei verschiedene Formen im Handel, die jeweils zweiteilig sind (s. Abb. 6.9).

Die erste Form besteht aus einer sogenannten Schüssel und einem Deckel mit größerem Durchmesser. Nach dem Abfüllen des Inhalts in die Schüssel wird der

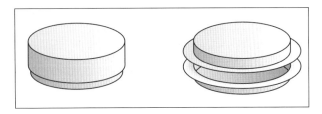

**Abb. 6.9** Oblatenkapseln

Deckel aufgesteckt. Bei der zweiten Form sind Ober- und Unterteil gleich und werden durch Anfeuchten des Randes zusammengeklebt. Das Fassungsvermögen von Stärkekapseln liegt je nach Größe zwischen 0,2 und 1,5 g Pulver. Die Füllung der Kapseln erfolgt in der Apotheke rezepturmäßig von Hand, wobei das einzufüllende Pulver nach den üblichen Regeln gemischt, die Dosis abgewogen und mit Hilfe eines Kartenblattes eingefüllt wird. Eine schnellere Herstellung ist bei volumendosierter Abfüllung möglich. Dabei wird der Wirkstoff in einem indifferenten Füllstoff so verteilt, dass eine Dosis das Volumen der Kapselhälfte voll ausfüllt. Zur Erleichterung der Einnahme sind Stärkekapseln kurz in kaltes Wasser zu tauchen, wodurch die Kapsel schlüpfrig wird und leicht geschluckt werden kann, sie zerfällt jedoch nicht.

Oblatenkapseln sind ausschließlich zur Aufnahme trockener, nicht hygroskopischer Pulver geeignet. Ihre Empfindlichkeit gegenüber Feuchtigkeit und mechanischer Beanspruchung und vor allem unbefriedigende Zerfallseigenschaften sind Gründe, warum sie heute wenig Bedeutung haben.

**Gelatinekapseln (Capsulae gelatinosae)**
Gelatine (s. Kap. 3.3.2) gehört als Protein zu den verdaulichen und physiologisch indifferenten Substanzen. Gelatinekapseln haben aufgrund ihrer günstigen Eigenschaften eine große Bedeutung als Arzneiform erlangt. Sowohl die mechanische Stabilität als auch der Schutz der Wirkstoffe gegenüber Luft und Feuchtigkeit ist besser als bei Oblatenkapseln. Die Einnahme ist auch bei großen Gelatinekapseln leicht möglich, da das Hüllmaterial bei Benetzung mit Speichel schlüpfrig wird. Ein besonderer Vorteil liegt darin, dass die Gelatinehülle mit geeigneten Farbstoffen oder Pigmenten klar oder auch lichtundurchlässig (opak) gefärbt werden kann. Dadurch wird in erster Linie die Arzneisicherheit erhöht (verringerte Verwechslungsgefahr), aber auch ein zusätzlicher Lichtschutz erreicht. Gelatinekapseln lassen sich auch mit magensaftresistenten Überzügen versehen. Dadurch werden empfindliche Wirkstoffe vor der aggressiven Magensäure geschützt und erst im neutralen bis schwach alkalischen Dünndarm freigesetzt. Umgekehrt kann auf diese Weise auch der Magen vor schwer verträglichen Wirkstoffen geschützt werden. Zur Magensaftresistenz wird entweder die Gelatinehülle selbst mit einem Überzug (Celluloseacetatphthalat) versehen oder meist der Inhalt der Kapsel behandelt. Nach der Zusammensetzung und den Eigenschaften des Kapselmaterials ist zwischen Hart- und Weichgelatinekapseln zu unterscheiden.

**Hartgelatinekapseln.** Hartgelatinekapseln oder Steckkapseln werden aus einer Gelatinemasse ohne Weichmacher hergestellt. Die Kapselhülle besteht aus zwei ineinander steckbaren Kapselhälften, die in acht verschiedenen zueinander passenden Größen lieferbar sind (s. Abb. 6.10).

Die Herstellung der Kapselhüllen geschieht nach dem Tauchverfahren, indem der Größe entsprechende Matrizen in heiße Gelatinelösung getaucht werden. Durch Trocknen bei 30–40 °C lässt man die Masse erstarren (Bildung eines Xerogels) und kann sie anschließend von den Formen abziehen. Zur Erhaltung der notwendigen Festigkeit und Elastizität dürfen die Kapseln weder zu feucht noch zu trocken gelagert werden. Steckkapseln dienen fast ausschließlich der Aufnahme fester Zubereitungen wie Pulver, Granulate (Pellets) oder Mikrokapseln. Voraussetzung für gleichmäßige Dosierung ist eine möglichst einheitliche Korngröße und ein gutes Fließvermögen der Zubereitung. Bei der Abfüllung werden die unteren Kapselhälften mit einem Wirkstoff-Füllstoff-Gemisch bis zum Rande gefüllt. Die erforderliche Füllstoffmenge hängt von der Dosis und vom Schüttvolumen der Arzneistoffe ab und muss experimentell ermittelt werden. In der Rezeptur lassen sich zu diesem Zweck für bestimmte Kapselmengen und -größen geeichte Messzylinder verwenden. Nach DAC (Anlage G) kann die Eichung eines geeigneten Messzylinders auch selbst vorgenommen werden, indem man die entsprechende Anzahl Kapselunterteile mit Füllstoff füllt und in den Messzylinder vollständig entleert. Es darf dabei nicht gerüttelt werden. Dann wird bei Methode A die zur Herstellung der vorgesehenen Anzahl Kapseln erforderliche Menge Wirkstoff mit 0,5% (m/m) hochdispersem Siliciumdioxid versetzt, die Mischung verrieben und locker in den Messzylinder eingefüllt. Anschließend wird mit einem indifferenten Füllstoff bis zur entsprechenden Eichmarke aufgefüllt, das Pulver in eine Reibschale überführt und gründlich durchgemischt. Als Füllstoff wird vorzugsweise eine Mischung von 99,5 Teilen Mannitol und 0,5 Teilen hochdispersem Siliciumdioxid (Fließregulierungsmittel) eingesetzt. Schließlich wird die Mischung auf die vorgesehene Anzahl Kapseln gleichmäßig verteilt. Ist die Wirkstoffmenge sehr gering, wird nach Methode B vorgegangen. Dabei wird die zum Mischen vorgesehene Reibschale zunächst mit 1 g Füllstoff ausgerieben, sorgfältig abgeschabt und vollständig entleert. Dadurch wird verhindert, dass der

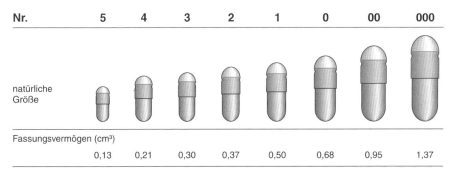

**Abb. 6.10** Bezeichnung, Größe und Füllvermögen handelsüblicher Gelatine-Steckkapseln

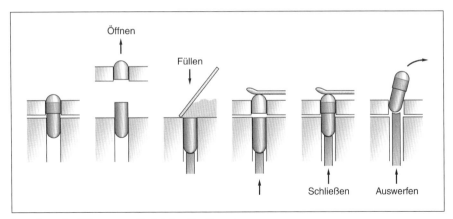

**Abb. 6.11**   Darstellung des Füllvorganges für Gelatine-Steckkapseln

Wirkstoff in den Poren der Reibschale hängen bleibt. Nun wird der Arzneistoff mit einer unzureichenden Menge Füllstoff (ca. 80% des Eichvolumens) verrieben, diese Mischung in den Eichzylinder überführt und mit weiterem Füllstoff aufgefüllt. Nach einem weiteren Mischvorgang werden die Kapseln gefüllt.

Zum Abfüllen sind für die Apothekenrezeptur geeignete Kapselfüllgeräte im Handel, deren Funktionsweise in Abbildung 6.11 dargestellt ist. Nach DAB 10 waren in der Apothekenrezeptur bei Hartgelatinesteckkapseln weißopak eingefärbte Kapseln zu verwenden, Ph. Eur. macht keine diesbezügliche Aussage.

Beim Kapselfüllgerät werden die Kapseln in passende Bohrungen gesteckt und durch Abheben des Oberteils geöffnet (s. Abb. 6.12). Das Gerät wird so eingestellt, dass die Kapselunterteile oberflächenbündig in den Bohrungen des Fülltisches sitzen. Die abgemessene Füllmenge wird aufgegeben und durch Glattstreichen auf alle Kapselunterteile gleichmäßig verteilt. Dabei ist besonders darauf zu achten, dass die Kapseln am Rande die gleiche Dosierung bekommen wie die in der Mitte. Dies lässt sich leicht durch die Bestimmung der Gleichförmigkeit der Masse überprüfen. Zuletzt setzt man die Kapseloberteile auf und nimmt die verschlossenen Kapseln aus dem Gerät. Die industrielle Herstellung erfolgt in großem Maßstab in ähnlicher Weise. Durch das Zusammenstecken der beiden passenden Hälften ist in der Regel ein ausreichender Verschluss gewährleistet. Bei den sogenannten Snap-fit® Kapseln (s. Abb. 6.13) befindet sich an Kapselober- und -unterteil je eine Rille. Beim Verschluss der Kapseln rastet die Rille des Oberteils in die des Unterteils spürbar ein, sodass eine besondere mechanische Stabilität resultiert. Das Einrasten gelingt mit Rezeptur-Kapselfüllgeräten nicht immer auf Anhieb, daher muss u. U. manuell nachgeholfen werden. Eine Weiterentwicklung sind die Coni-Snap®-Kapseln, die für die schnelle maschinelle Füllung mit 2 Einrastpositionen sowie Entlüftungsventilen ausgestattet sind. Um die mikrobiologischen Qualitätsanforderungen zu gewährleisten, sind hygienische Maßnahmen (z. B. Verwendung von Einmalhandschuhen) zu ergreifen.

Sind die Inhaltsstoffe besonders feuchtigkeitsempfindlich, können die beiden Kapselhälften an der Nahtstelle auch zugeklebt, zugeschweißt oder mit Bandero-

Perorale, einzeldosierte Arzneiformen 185

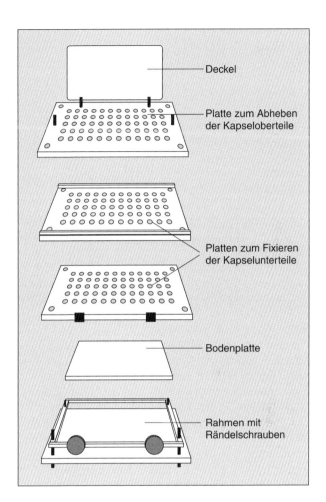

6.12 Aufbau eines Kapselfüllgerätes

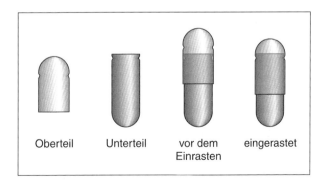

6.13 Sicherheitsverschluss Snap-fit® (Capsugel) vereinfacht

len versehen werden. Die Übernahme von alten Pillenrezepturen als Kapselrezeptur, wie sie verschiedene Arzneibücher fordern, ist nach Absprache mit dem verordnenden Arzt überlegenswert. Die Problematik eines solchen Austausches liegt in den unterschiedlichen Freisetzungseigenschaften der beiden Arzneiformen, die u. U. eine Anpassung der Dosis erfordern.

**Weichgelatinekapseln.** Weichgelatinekapseln werden in vielen unterschiedlichen Formen hergestellt (s. Abb. 6.14). Sie besitzen gegenüber den Steckkapseln eine dickere, aber elastisch weiche Hülle. Die Elastizität ist auf den Gehalt an Weichmachern (Glycerol, Sorbit) zurückzuführen.

Während die Hartgelatinekapseln zur Aufnahme fester Stoffe besonders geeignet sind, werden in die Weichgelatinekapseln bevorzugt flüssige und halbfeste Zubereitungen gefüllt. Lediglich wässrige oder hygroskopische Flüssigkeiten sind wegen der Auflösung der Gelatinehülle von der Verwendung ausgeschlossen. In der Apothekenrezeptur werden Weichgelatinekapseln nicht verwendet, da Leerkapseln nicht verfügbar sind. Dazu erforderliche Weichgelatinehüllen werden nach dem Tauchverfahren hergestellt und müssen nach der Abfüllung mit geschmolzener Gelatine-Lösung oder durch Zuschmelzen verschlossen werden.

Bei der industriellen Produktion werden Weichgelatinekapseln meist nach einem Stanzverfahren hergestellt. Das bereits jahrzehntelang bewährte Scherer-Verfahren (s. Abb. 6.15) ist besonders leistungsfähig, da in kürzester Zeit große Chargen von Kapseln mit hoher Dosierungsgenauigkeit geformt, abgefüllt und verschlossen werden können. Dabei werden zwei endlose Gelatinebänder gegen zwei nebeneinander liegende, gegenläufige Formwalzen geführt. Während die Kapselhälften in die auf den Walzen befindlichen Formen gepresst werden, wird das Füllgut in exakter Dosierung eingefüllt. Nach der Füllung werden die beiden Kapselhälften verschweißt und dabei ausgestanzt. Die frisch aus der Maschine ausgestoßenen Kapseln sind sehr weich und müssen noch abgekühlt und getrocknet werden. Alle nach dem Stanzverfahren hergestellten Kapseln haben eine umlaufende Naht. Mit dem Scherer-Verfahren können nur Flüssigkeiten, fließbare Pasten und neuerdings Granulate zu Kapseln verarbeitet werden. Feste Arzneistoffe müssen vorher granuliert, in einer geeigneten Flüssigkeit gelöst oder suspendiert

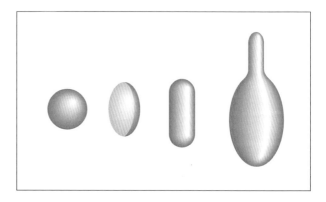

**Abb. 6.14** Weichgelatinekapseln

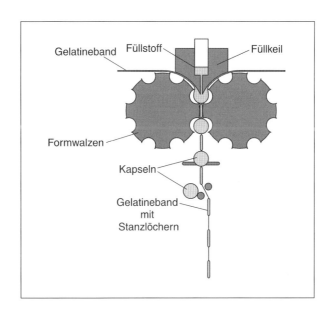

**b. 6.15** Kapselherstellung nach dem Schererverfahren

werden. Als Dispersionsmittel kommen synthetische, pflanzliche oder mineralische Öle in Frage. Haltbarkeitsprobleme und Unverträglichkeiten der Arzneistoffe sind im wasser- und luftfreien Milieu der öligen Zubereitung selten. Auch extrem temperaturempfindliche Wirkstoffe können auf diese Weise verkapselt werden. Neben Peroralkapseln werden mit der Stanzmethode auch Rektal- und Vaginalkapseln hergestellt.

Eine weitere Möglichkeit zur Herstellung von Weichgelatinekapseln ist das Tropfverfahren (s. Abb. 6.16). Aus einer doppelwandigen Tropfeinrichtung lässt

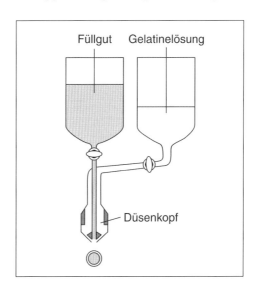

**b. 6.16** Apparatur zur Herstellung von nahtlosen Gelatinekapseln nach dem Tropfverfahren

man innen das Füllgut, außen die Gelatinelösung austreten und den von Gelatinemasse umhüllten Öltropfen in eine Kühlflüssigkeit (Paraffinöl von 4 °C) tropfen. Beim Absinken in der Flüssigkeit nimmt die Kapsel aufgrund der Grenzflächenspannung Kugelgestalt an und erstarrt. Es entstehen runde, nahtlose Weichgelatinekapseln ohne Lufteinschluss. Während die Kapselform unveränderlich ist, lässt sich die Kapselgröße durch Verstellen des Düsenkopfes in weiten Grenzen variieren. Das Tropfverfahren wird wegen der geringeren Leistungsfähigkeit relativ selten eingesetzt.

**Prüfung von Kapseln.** Kapseln eines Herstellungsganges müssen hinsichtlich Aussehen, Kapselhülle und Kapselinhalt gleichmäßig beschaffen sein. Die Reinheit wird über die *Prüfung auf Gleichförmigkeit des Gehaltes* und über *die Prüfung auf Gleichförmigkeit der Masse*, wie bei den einzeldosierten Pulvern (s. Kap. 2.4.1) beschrieben, überprüft. Die *Prüfung auf Zerfallszeit* wird nach Ph. Eur. bei Hart- und Weichkapseln sowie bei magensaftresistenten Kapseln durchgeführt. Hart- und Weichkapseln müssen innerhalb von 30 Minuten in Wasser von 37 °C zerfallen. Magensaftresistente Kapseln dürfen in 0,1N-Salzsäure innerhalb von 2 Stunden nicht zerfallen, in einer Phosphat-Pufferlösung pH 6,8 müssen sie jedoch innerhalb von 60 Minuten zerfallen.

**Mikrokapseln**
Mikrokapseln sind mit einem Mantel aus Gelatine oder anderen Polymeren eingehüllte, feste Partikel oder Flüssigkeitströpfchen, die in der Größenordnung von Mikrometern bis wenigen Millimetern liegen.

Mikroverkapselte Substanzen sind rieselfähige Pulver und werden als Zwischenprodukte in der Arzneiformung eingesetzt. Das aus Gelatine, arabischem Gummi oder anderen polymeren Substanzen bestehende Hüllmaterial kann je nach Herstellungsverfahren zwischen 2 und 30% der Gesamtmasse betragen.

Eine Mikroverkapselung von Stoffen kann aus verschiedenen Gründen von Vorteil sein. Flüssigkeiten lassen sich in ein „trockenes" Pulver überführen und ohne Schwierigkeiten in Feststoffzubereitungen verarbeiten. Unangenehmer Geruch und Geschmack wird verdeckt und flüchtige Stoffe werden fixiert. Das Hüllmaterial bietet wirksamen Schutz vor Sauerstoff, Feuchtigkeit und anderen äußeren Einflüssen. Durch entsprechende Verarbeitung lassen sich Magensaftresistenz oder verzögerte Wirkstofffreisetzung erzielen. Nach Mikroverkapselung können auch normalerweise unverträgliche Arzneistoffe miteinander kombiniert werden. Heute werden Mikrokapseln überwiegend in sofortlöslichen Tees, Peroralsuspensionen und Gelatine-Steckkapseln verwendet. Der Einsatz in parenteralen Arzneiformen ist bereits möglich, andere befinden sich noch im Entwicklungsstadium oder sind bisher umstritten. Zur Umhüllung von Arzneistoffen sind verschiedene physikalisch-chemische sowie mechanische Verfahren bekannt. Das älteste und häufig angewandte Verfahren zur Herstellung von Mikrokapseln ist die Phasentrennung (Koazervation).

Hierbei wird die zu verkapselnde Substanz in einer organischen Lösung des Polymers dispergiert (s. Abb. 6.17). Je nachdem, ob es sich um einen Feststoff oder eine Flüssigkeit handelt, entsteht als Zweiphasensystem eine Suspension

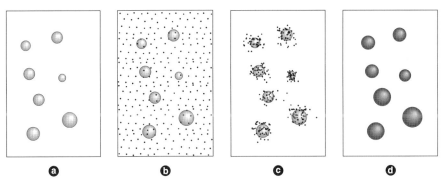

**Abb. 6.17** Mikroverkapselung durch Koazervation (schematisch, Erklärung im Text)

oder Emulsion (a). Die vorhandene Teilchen- bzw. Tröpfchengröße bedingt die spätere Kapselgröße. Im nächsten Schritt wird die Löslichkeit der Kolloids durch eine geeignete Maßnahme (pH- oder Temperaturänderung, Zugabe eines Phasenseparators) soweit herabgesetzt, dass es sich in Form kleiner Tröpfchen vom Dispersionsmittel abscheidet und eine weitere Phase bildet (Koazervat) (b). Diese Tröpfchen werden von dem zu umhüllenden Wirkstoff adsorbiert und bilden schließlich eine geschlossene Hülle um die einzelnen Partikeln (c + d). Nach dem Härten der zunächst noch flüssigen Hülle durch Abkühlen oder chemische Vernetzung (z. B. Glutaraldehyd) lassen sich die Mikrokapseln abfiltrieren oder zentrifugieren und abschließend durch Vakuumtrocknung trocknen.

Eine weitere Möglichkeit der Mikroverkapselung durch Koazervation ist die Auflösung des Wirkstoffs in Wasser und das Emulgieren der wässrigen Phase in einer organischen Polymerlösung. Wird diese dann in einem großen Volumen einer wässrigen PVA-(Polyvinylalkohol)-haltigen Lösung dispergiert, verteilt sich das Polymerlösungsmittel in dieser wässrigen Phase und das Polymer wird koazerviert. Der weitere Vorgang verläuft wie oben beschrieben (Adsorption, Härten und Trocknen).

Ähnliche Eigenschaften wie Mikrokapseln besitzen durch Sprüheinbettung hergestellte Zubereitungen. Diese werden durch Versprühen von Emulsionen bzw. Suspensionen der Wirkstoffe in Lösungen makromolekularer Stoffe auf Sprühtrocknungsanlagen hergestellt. Die Wirkstoffe sind in den einzelnen Partikeln unregelmäßig verteilt, so dass eigentlich keine Mikrokapseln, sondern Mikrosphärulen entstehen (s. Abb. 6.18). Beide Formen werden auch als **Mikropartikeln** bezeichnet. Sie sind u. a. wichtige Zwischenprodukte für Retardformen (s. Kap. 6.2.7).

Die weitere Entwicklung zu noch kleineren Körpern geht dahin, Partikeln unter 1 μm herzustellen. Diese sogenannten Nanopartikel sind kolloidal löslich und eignen sich daher u. a. zur Verarbeitung in intravenös applizierbaren Lösungen und als Wirkstoffträger mit kontrollierter Freisetzung. Hiermit lässt sich z. B. bei intravasaler Applikation eine verzögerte Wirkstofffreisetzung, d. h. Langzeitwirkung, erreichen.

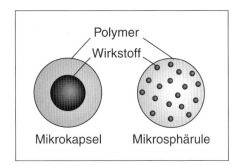

**Abb. 6.18** Aufbau von Mikrokapsel und Mikrosphärule

## 6.2.2 Tabletten

Tabletten (Compressi) sind nach Ph. Eur. feste Arzneizubereitungen, die eine Dosis eines oder mehrerer Wirkstoffe enthalten und durch Verpressen eines konstanten Volumens von Substanzteilchen hergestellt werden.

Die Bezeichnung Tablette ist aus dem Lateinischen abgeleitet (*tabuletta* = Täfelchen) und bezieht sich ursprünglich auf eine bestimmte Form. Heute wird der Begriff für alle gepressten Feststoffzubereitungen unabhängig von ihrer Form verwendet. Ph. Eur. verwendet als Untertitel die lateinische Bezeichnung Compressi, die auf die Herstellungsart hinweist. Den gleichen Sinn geben die im deutschen Sprachbereich verwendeten Begriffe Komprimate oder Presslinge. Tabletten können in den unterschiedlichsten Formen hergestellt werden (s. Abb. 6.19). Wegen

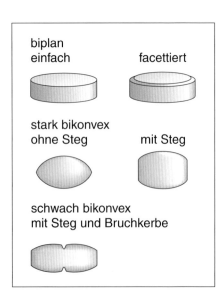

**Abb. 6.19** Tablettenformen mit unterschiedlichem Querschnitt

ihrer besonderen Festigkeit haben sich vor allem runde biplane oder bikonvexe Tabletten durchgesetzt. Die mechanische Stabilität der Presslinge wird bei biplanen Tabletten durch Facettierung erhöht. Aus dem gleichen Grunde stellt man bikonvexe Tabletten mit Steg her.

Neben den runden werden auch ovale, ei-, herz und ringförmige sowie eckige Tabletten hergestellt. Die Presslinge werden häufig zusätzlich mit einfacher oder kreuzförmiger Bruchkerbe oder Prägung versehen. Der normale Tablettendurchmesser liegt zwischen 5 und 20 mm. Für Spezialanwendungen werden auch kleinere (Augentabletten ab 2 mm) oder wesentlich größere Komprimate (Badetabletten bis 40 mm) hergestellt. Noch kleinere oder größere Presslinge sind in befriedigender Qualität technisch nicht mehr herstellbar. Die sich aus den Größen ergebenden Tablettenmassen liegen meist zwischen 0,05 und 1 g.

Die Tablette ist heute die meist gebrauchte Arzneiform überhaupt. Trotz zunehmender Konkurrenz der modernen Gelatinekapseln erfreuen sich Tabletten nach wie vor großer Beliebtheit. Gründe hierfür sind in den vielfältigen Vorteilen zu suchen, die im folgenden Schema zusammengestellt sind:

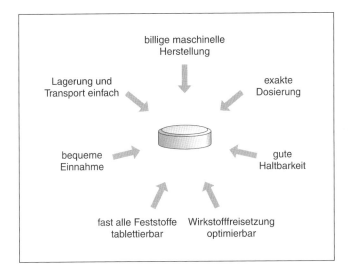

Im Hinblick auf ihre Verwendung lassen sich verschiedene Gruppen von Tabletten gegeneinander abgrenzen.

Die meisten Tabletten werden durch den Mund ( = per os) appliziert. Sie werden daher als **Peroraltabletten** bezeichnet. Bei Peroraltabletten erfolgt die Resorption des Wirkstoffs im Magen-Darm-Kanal. Diese Tabletten werden entweder unzerkaut, zerkaut oder in Flüssigkeit aufgelöst oder zerfallen geschluckt. Neben einfachen Tabletten gehören hierzu auch Presslinge mit technologischen Besonderheiten.

Ph. Eur. teilt die Tabletten in folgende Gruppen ein:
- nicht überzogene Tabletten,
- überzogene Tabletten,

- Brausetabletten,
- Tabletten zur Herstellung einer Lösung zum Einnehmen,
- Tabletten zur Herstellung einer Suspension zum Einnehmen,
- Schmelztabletten,
- magensaftresistente Tabletten,
- Tabletten mit veränderter Wirkstofffreisetzung,
- Tabletten zur Anwendung in der Mundhöhle,
- Lyophilisate zum Einnehmen.

Diese Einteilung ist im Wesentlichen in der unterschiedlichen Zerfallszeit der genannten Tablettenarten begründet.

Zu den **nicht überzogenen Tabletten** rechnet Ph. Eur. ein- und mehrschichtige Tabletten, bei denen die Schichten parallel oder konzentrisch angeordnet sein können, die aber keine freisetzungsbeeinflussenden Hilfsstoffe oder Überzüge aufweisen.

**Mehrschichttabletten** (s. Abb. 6.20) bestehen aus mehreren Schichten unterschiedlicher Zusammensetzung und werden z. B. bei unverträglichen Wirkstoffen hergestellt, um diese räumlich voneinander zu trennen.

**Manteltabletten** (s. Abb. 6.21) bestehen aus einem Kern und einem Mantel mit unterschiedlichem Inhalt. Im Mantel ist z. B. eine Initialdosis, im später zerfallenden Kern eine Folgedosis enthalten.

Zu den **überzogenen Tabletten** gehören die **Filmtabletten** und **Dragées**, die noch in einem gesonderten Abschnitt besprochen werden (s. Kap. 6.2.3).

In **Brausetabletten** sind als zusätzliche Hilfsstoffe Carbonate oder Hydrogencarbonate und saure Substanzen (Zitronensäure, Weinsäure) eingearbeitet. Brausetabletten werden vor der Applikation in Wasser aufgelöst, wobei Kohlensäure gebildet wird. Der Wirkungseintritt erfolgt relativ schnell, da einerseits die Zerfallszeit gespart wird, andererseits durch $CO_2$ die Wirkstoffresorption beschleunigt wird.

**Tabletten zur Herstellung einer Lösung zum Einnehmen (Lösungstabletten)** sind in der Regel klarlösliche Tabletten für perorale Applikation. Die Lösung darf nach Ph. Eur. aber auch aufgrund der Zusammensetzung schwach getrübt sein.

**Tabletten zur Herstellung einer Suspension zum Einnehmen** werden vor der Anwendung in Wasser dispergiert, wobei sich eine homogene Suspension bilden muss. Eine aus 2 Tabletten und 100 ml Wasser hergestellte Suspension muss sich durch das Sieb (710) gießen lassen.

**Schmelztabletten** sind nicht überzogene Tabletten, die dazu bestimmt sind, sich im Mund schnell zu lösen, bevor sie geschluckt werden. Sie werden durch

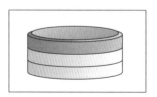
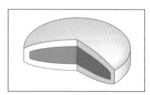

Abb. 6.20 Mehrschichttablette
Abb. 6.21 Manteltablette

Gefriertrocknung (Lyophilisation) wässriger Lösungen oder Suspensionen hergestellt.

**Magensaftresistente Tabletten** gehören zu den überzogenen Tabletten. Sie sind im Magensaft beständig und setzen den oder die Wirkstoffe im Darmsaft frei (s. Kap. 6.2.3).

**Tabletten mit veränderter Wirkstofffreisetzung (Retardtabtetten)** sind Komprimate, die den Wirkstoff retardiert (verzögert) freisetzen. Dies wird durch besondere technologische Maßnahmen und Hilfsstoffe erreicht (s. Kap. 6.2.7).

**Tabletten zur Anwendung in der Mundhöhle** werden nicht peroral geschluckt, sondern im Mund freigesetzt und gegebenenfalls resorbiert. Zu diesen gehören alle **Lutsch-** und **Kautabletten** mit lokaler Wirkung im Mund- und Rachenbereich und die Tabletten zur Resorption über die Mundschleimhaut. Letztere lassen sich je nach Absorptionsort noch in **Buccal-** (in der Backentasche) und **Sublingualtabletten** (unter der Zunge) unterteilen.

**Lyophilisate zum Einnehmen** sind feste Zubereitungen, die entweder im Mund behalten oder vor der Anwendung in Wasser dispergiert oder gelöst werden. Sie werden durch Gefriertrocknung (Lyophilisation) hergestellt. Dieser Prozess umfasst die Aufteilung in Einzeldosen, das Einfrieren, die Sublimation und Trocknung der üblicherweise wässrigen, flüssigen oder halbfesten Zubereitungen.

Weitere Tablettenarten sind für andere Applikationsorte oder Sonderanwendungen bestimmt und werden in der Monographie nicht berücksichtigt.

**Implantationstabletten** sind kleine, sterile Tabletten, die ins Gewebe eingepflanzt werden. Die gleichen Anforderungen sind an **Augentabletten** zu stellen, die in den Bindehautsack appliziert werden.

**Vaginaltabletten** sind zum Einführen in die Scheide bestimmt und meist oval geformt.

**Herstellungstechnologie**

Die Herstellung von Tabletten aus einer pulverförmigen oder granulierten Feststoffzubereitung wird als **Tablettieren** bezeichnet. Beim Tablettieren wird eine volumendosierte Menge des Tablettiergutes durch Druck komprimiert und dabei in eine feste Form mit bestimmten Anforderungen an mechanische Stabilität und Zerfallbarkeit überführt. Durch geeignete Hilfsstoffe und technologische Maßnahmen (Granulation) können die meisten Wirkstoffe in eine tablettierbare Zubereitung gebracht werden.

**Tablettenpressen.** Das Tablettieren erfolgt in Tablettenpressen, in denen das Tablettiergut mit Hilfe von Presswerkzeugen komprimiert wird. Ein Satz dieser Präzisionswerkzeuge besteht aus einer zylindrischen Matrize mit Bohrung und je einem genau in die Bohrung passenden Ober- und Unterstempel. Für die verschiedenen Tablettengrößen und Formen muss die Tablettenpresse mit unterschiedlichen Werkzeugsätzen bestückt werden. Die Matrize wird dabei in den Matrizentisch eingefügt und der Unterstempel so befestigt, dass er von unten in die Matrizenbohrung taucht. Dadurch entsteht ein Hohlraum für die Aufnahme des Tablettiergutes, der Matrizenfüllraum. Der Oberstempel wird oberhalb der Matrize montiert und taucht erst beim Pressvorgang in die Matrizenbohrung ein.

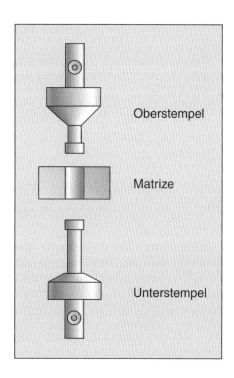

**Abb. 6.22** Werkzeug einer Exzenterpresse

Der Matrizenfüllraum wird aus einem Füllschuh mit dem Tablettiergut gefüllt, während Ober- und Unterstempel in einem bestimmten Rhythmus auf und ab bewegt werden. Prinzipiell arbeiten alle Tablettenpressen in dieser Weise. Große Unterschiede bestehen hingegen in der Leistungsfähigkeit der verwendeten Maschinen.

**Handbetriebene Pressen** sind nur zur Herstellung kleiner Stückzahlen geeignet. Der Pressdruck wird mit Hilfe eines Hebels (Hebelpressen) oder einer Spindel (Spindelpressen) auf den Oberstempel übertragen. Für die industrielle Fertigung eignen sich ausschließlich maschinell angetriebene Pressen, zu denen Exzenterpressen und Rundläuferpressen zählen.

**Exzenterpressen** arbeiten mit nur einem Satz Presswerkzeugen (s. Abb. 6.22), so dass ca. 3000 Tabletten pro Stunde hergestellt werden können. Die Matrize ist in einem starren Matrizentisch installiert, auf dem ein Füllschuh horizontal über die Matrizenöffnung bewegt wird (s. Abb. 6.23). Dabei fließt das Tablettiergut in den Matrizenfüllraum (I). Nach der Füllung fährt der Füllschuh zurück, so dass der Oberstempel in die Matrizenbohrung eintauchen kann (II). Seine Bewegung wird durch eine rotierende exzentrische Scheibe gesteuert, mit der er über eine Schubstange verbunden ist. Während des Kompressionsvorgangs bleibt der Unterstempel in Ruhe und dient lediglich als Gegenlager. Nach dem Herausfahren des Oberstempels (IV) hebt der Unterstempel die Tablette aus der Matrizenbohrung (V) und kehrt anschließend in seine Ausgangsstellung zurück, so dass der Vorgang von vorn beginnen kann (VI).

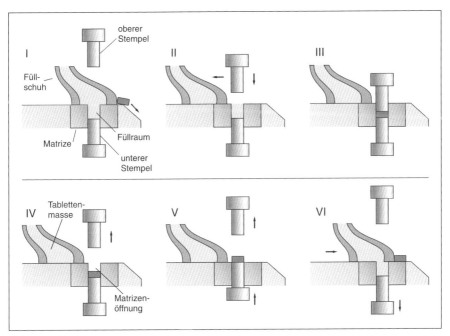

Abb. 6.23  Verlauf der Pressung einer Tablette

Da bei Exzenterpressen der Pressdruck vom Oberstempel ausgeht, sind Steghöhe und Oberflächenbeschaffenheit der Tabletten von der Pressdruckeinstellung am Exzenter abhängig. Durch die asymmetrische Krafteinwirkung ist die Tablettenunterseite härter als die Oberseite. Ein Nachteil der Exzenterpressen ist die mögliche Entmischung der Tablettenmasse durch die Rüttelbewegung der Fülleinrichtung.

**Rundläuferpressen** werden zur Herstellung großer Tablettenchargen in der Industrie eingesetzt (s. Abb. 6.24). Da in einer Maschine bis über 50 Werkzeugsätze gleichzeitig arbeiten können, ist ihre Leistungsfähigkeit sehr groß (bis 1 Mio. Tbl./h). Rundläuferpressen besitzen einen kreisförmigen, rotierenden Matrizentisch mit entsprechenden Matrizen und mit gleicher Geschwindigkeit auf Gleit- und Rollenbahnen geführten Stempeln. Die Füllung der Matrizenbohrungen erfolgt durch 1 bis 2 feststehende Füllschuhe, in denen eine Entmischung des Tabletiergutes kaum zu befürchten ist. Durch Druckrollen wird der erforderliche Pressdruck auf Ober- und Unterstempel übertragen.

Dadurch wird eine gleichmäßige Tablettenhärte erreicht. Rundläufermaschinen stellen etwas weichere und leichter zerfallbare Tabletten her als Exzenterpressen, was sich in der Praxis allerdings kaum bemerkbar macht. Zur Herstellung von Mehrschicht- bzw. Manteltabletten sind besonders ausgerüstete Rundläufer erforderlich. Bei **Mehrschichttabletten** wird zunächst die unterste Schicht vorgepresst, in einem zweiten Pressvorgang die nächste Schicht aufgepresst usw., bis alle Schichten aufgebaut sind.

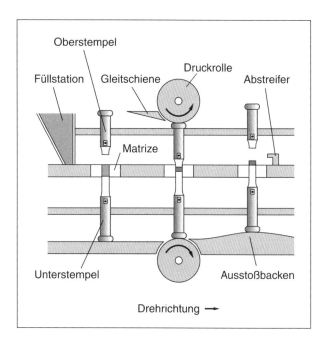

**Abb. 6.24** Rundläuferpresse

**Manteltablettenpressen** stellen zunächst einen bikonvexen Kern her, der anschließend mit dem Mantelmaterial verpresst wird.

**Herstellung des Tablettiergutes.** An das zu tablettierende Gut sind eine Reihe von Anforderungen zu stellen. Um eine gleichmäßige Füllung der Matrizenbohrung zu ermöglichen, sind eine gute Fließfähigkeit und hohe Schüttdichte Voraussetzung. Für die Kompression sind mechanische Festigkeit und Bindungsfähigkeit der Masse erforderlich, andererseits darf das Material weder an den Stempeln noch an der Matrizenwand kleben.

Um die genannten Anforderungen zu erfüllen, muss der Wirkstoff in den meisten Fällen mit Hilfsstoffen versetzt und vor der Tablettierung granuliert werden.

Eine **Direkttablettierung**, d. h. ohne Granulation, ist unter bestimmten Voraussetzungen auch möglich. Sie hat neben der Zeit- und Kostenersparnis den Vorteil, dass die Arzneistoffe weder befeuchtet noch erwärmt (getrocknet) werden müssen und daher schonend verarbeitet werden. Voraussetzungen sind eine gute Fließ- und Bindungsfähigkeit des Gutes und die Lösung des Entmischungsproblems.

Ohne Hilfsstoffe lassen sich zum Beispiel anorganische Natrium-, Kalium- und Ammoniumsalze tablettieren. Nach Zusatz eines Hilfsstoffs, z. B. 10–20% Stärke, ist eine Direkttablettierung von Acetylsalicylsäure, Aminophenazon und anderen Wirkstoffen möglich.

Bei den weitaus meisten Arzneistoffen ist hingegen eine **Granulierung** der Tablettenmasse erforderlich. Die Herstellung der Granulate kann durch Aufbau- oder Abbaugranulation erfolgen und ist ausführlich besprochen (s. Kap. 2.5).

Durch das Granulieren wird die Fließfähigkeit verbessert, was zu einer gleichmäßigeren Füllung der Matrizenbohrung führt. Es entstehen Tabletten mit guter Massen- und Gehaltseinheitlichkeit. Letztere wird zusätzlich dadurch verbessert, dass eine Entmischung von Stoffen unterschiedlicher Dichte im Granulat ausgeschlossen ist. Die Verkleinerung der Oberfläche führt zu einer gegenüber Pulvern verringerten Adhäsion und verhindert daher Agglomeratbildung. Granulate können zu einer höheren Tablettenfestigkeit führen, da sich die Granulen bei der Pressung ineinander verzahnen. Schließlich wird die Benetzbarkeit des Wirkstoffs verbessert und dadurch seine Auflösungsgeschwindigkeit erhöht.

Ein für die Tablettierung geeignetes Granulat sollte in der Farbe einheitlich sein. Je nach Tablettengröße sind Korngrößen zwischen 0,6 und 2 mm zu wählen. Da die kleineren Granulatkörner durch die Rüttelbewegung schneller nach unten sinken, würde das Tablettengewicht während der Pressung abnehmen. Aus dem gleichen Grunde ist der Pulveranteil unter 10% zu halten, jedoch nicht völlig zu entfernen, um die Fließfähigkeit der Masse optimal zu erhalten. Eine wesentliche Rolle für die Tablettierung spielt der Feuchtigkeitsgehalt, der weder zu hoch noch zu niedrig sein darf. Die relative Feuchte sollte zwischen 45 und 60% liegen. Bei zu feuchtem Granulat kann das Tablettiergut an den Presswerkzeugen festkleben, bei zu trockenem Material lässt die Festigkeit der Tabletten zu wünschen übrig. Um eine schnelle Wirkstofffreisetzung zu erzielen, sollte das Granulat und die Tablette in Wasser leicht zerfallbar sein.

**Tablettierhilfsstoffe.** Alle Substanzen, die erforderlich sind, um einen Wirkstoff oder ein Wirkstoffgemisch in eine tablettierbare Zubereitung zu überführen, werden als Tablettierhilfsstoffe bezeichnet. Von der Art der Tabletten, der Menge und den Eigenschaften der Wirkstoffe hängt es ab, welche Hilfsstoffe zugesetzt werden müssen. Nach ihrer Funktion können sie in folgende Gruppen unterteilt werden:

- Füllmittel,
- Bindemittel,
- Gleitmittel,
- Zerfallsbeschleuniger,
- Farb- und Aromastoffe.

**Füllmittel** sind bei Tabletten mit kleinen Wirkstoffmengen zur Bildung des Tablettenkörpers erforderlich. Da der Füllmittelanteil in einer Tablette relativ groß sein kann, muss der Hilfsstoff indifferent und nach Möglichkeit verdaulich sein. Außerdem sollte er gute Tablettiereigenschaften aufweisen. Diese Anforderungen erfüllen die pharmazeutisch verwendeten Stärken sowie Mono- und Disaccharide. Vor allen Dingen werden Maisstärke und Milchzucker (Lactose) und deren Gemische häufig eingesetzt, wobei die Stärke gleichzeitig als Zerfallsbeschleuniger fungiert. Für Lösungstabletten eignet sich Natriumchlorid, das nicht granuliert werden muss. Bei Brausetabletten ist kein Füllstoff erforderlich.

**Bindemittel** sind für die Festigkeit der Tabletten verantwortlich. Sie werden als Feuchtbindemittel zur Verkittung der Pulverpartikeln bei der Granulierung oder als Trockenbindemittel (meist bei der Direkttablettierung) verwendet. Als **Feuchtbindemittel** werden hauptsächlich Polyvinylpyrrolidon (PVP), Stärkekleister, Gelatine und Cellulose-Derivate eingesetzt. Zur Herstellung von Krustengranulaten eignet sich Zuckersirup schlecht, da die Tabletten zu stark verkleben und nicht zerfallen. In vielen Fällen genügt der Einsatz von Stärke, Milchzucker und Wasser.

**Trockenbindemittel** für die Direkttablettierung sind mikrokristalline Cellulose, Faser-Cellulose und Cellulose-Derivate. Für die Herstellung von Lutschtabletten eignen sich besonders die beiden Hexite Mannitol und Sorbitol. Der Tablettenzerfall wird durch Bindemittel meist verzögert. Um die Wirkstofffreisetzung nicht zu beeinträchtigen, muss sich der Hilfsstoffzusatz in Grenzen halten. In einigen Fällen, bei denen ein verzögerter Tablettenzerfall erwünscht ist, werden Bindemittel gezielt in höherer Konzentration verwendet.

**Gleitmittel** werden dem Tablettiergut aus rein technologischen Gründen zugesetzt. Schlechte Fließeigenschaften und eine hohe Gleitreibung erschweren die Tablettierung vieler Zubereitungen, so dass der Einsatz von Gleitmitteln meist unumgänglich ist. Je nach ihren Eigenschaften lassen sich Gleitmittel einteilen in

- Fließregulierungsmittel,
- Schmiermittel,
- (Formen-)Trennmittel.

Sie werden in Form einer geeigneten Mischung der pulverförmigen Komponenten als sogenannter **FST-Komplex** auf der Oberfläche der Granulatkörner verteilt.

**Fließregulierungsmittel** bewirken eine vollständige Füllung der Matrizenbohrung und damit eine höhere Masseneinheitlichkeit. Außerdem fließt das Granulat auch innerhalb des Fülltrichters gleichmäßiger nach. Als Fließregulierungsmittel eignen sich hochdisperses Siliciumdioxid (Aerosil®), Talk, Magnesium- und Calciumstearat.

**Schmiermittel** dienen dazu, die Gleitreibung zwischen dem Tablettiergut und der Matrizenwandung herabzusetzen. Diese Eigenschaft ermöglicht einen problemlosen Ausstoß der Tabletten aus der Matrize. Hierzu eignen sich Substanzen, die einen Aufbau aus gegeneinander verschiebbaren Schichten aufweisen. An anorganischen Substanzen wird für pharmazeutische Zwecke Talk eingesetzt, als organische Hilfsstoffe kommen Metallseifen (Calcium- und Magnesiumsalze höherer Fettsäuren) sowie Fettalkohole und Macrogole in Frage.

**Formentrennmittel** haben die Aufgabe, das Kleben der Tabletten an den Stempeln zu verhindern. Als Hilfsstoffe sind fettige Substanzen wie die oben erwähnten Schmiermittel geeignet. Talk wird zur Verbesserung seiner Eigenschaften mit höheren Alkoholen oder Siliconölen imprägniert. Alle hydrophoben Gleitmittel beeinflussen die Zerfallbarkeit der Tabletten negativ, daher sollten sie möglichst sparsam eingesetzt werden.

Zur Beschleunigung des Tablettenzerfalls im Magen-Darm-Kanal werden ebenfalls Hilfsstoffe verwendet. Die **Zerfallsbeschleuniger** lassen sich nach ihrer Wirkungsweise in drei Gruppen unterteilen:

- Quellstoffe,
- gasbildende Hilfsstoffe,
- Hydrophilisierungsmittel.

Alle diese Hilfsstoffe führen durch die Zerfallsbeschleunigung zu einem schnelleren Wirkungseintritt und einer größeren Bioverfügbarkeit der Wirkstoffe.

Bei den **Quellstoffen** wird der Tablettenzerfall durch Volumenzunahme (Quellung) in Gegenwart von Wasser eingeleitet. Es erfolgt dadurch eine Sprengung der Tablette, weshalb die verwendeten Hilfsstoffe als **Sprengmittel** bezeichnet werden. Als erstes Sprengmittel ist Stärke zu nennen, deren Quellvermögen sich durch Vortrocknen noch erhöhen lässt. Weitere geeignete Quellstoffe sind Pektin, Pektin-Derivate (Ultraamylopektin), Alginate, Cellulose und Cellulose-Derivate.

**Gasbildende Hilfsstoffe** setzen mit Wasser oder Säure Gase (Kohlendioxid oder Sauerstoff) frei. Durch die Gasbildung wird der Tablettenzerfall erheblich beschleunigt. Als Hilfsstoffe eignen sich Natriumhydrogencarbonat, das mit der Magensäure unter Kohlendioxid-Bildung reagiert, und Magnesiumperoxid, das in Gegenwart von Wasser Sauerstoff entwickelt.

**Hydrophilisierungsmittel** erhöhen die Benetzbarkeit der Tabletten und erleichtern damit das Eindringen von Wasser in die Poren. Die Wirkung der Sprengmittel wird durch diesen Vorgang ergänzt. Als Hydrophilisierungsmittel kommen oberflächenaktive Substanzen und hochdisperses Siliciumdioxid in Frage.

Für bestimmte Zubereitungen sind weitere spezielle Hilfsstoffe erforderlich. So lassen sich z. B. flüssige Bestandteile leicht in die Tablettenmasse einarbeiten, wenn sie vorher mit einem **Adsorptionsmittel** (z. B. Aerosil®) aufgenommen worden sind. In anderen Fällen müssen **Feuchthaltemittel** zugesetzt werden, um ein Zerbröckeln der Tabletten zu vermeiden. **Farbstoffe** und **Aromastoffe** sind Hilfsstoffe, die der Verbesserung des Aussehens bzw. Geschmacks dienen. Die Verwendung von Farbstoffen kann zusätzlich aus Gründen der Arzneimittelsicherheit erfolgen, um Verwechslungen vorzubeugen. Wie bei allen Hilfsstoffen ist physiologische Unbedenklichkeit zu fordern, so dass nur zugelassene Lebensmittelfarbstoffe geeignet sind. Aromastoffe werden vorwiegend zur Herstellung von Lutschtabletten als Geschmacksverbesserer zugesetzt. Es kann sich hierbei sowohl um Feststoffe, z. B. Menthol, Vanillin, als auch um Flüssigkeiten, z. B. ätherische Öle, handeln. Eine besonders gute Verteilung ist durch Lösen in einem leichtflüchtigen Lösungsmittel und Aufsprühen dieser Lösung auf das Tablettiergut möglich.

**Komplikationen beim Tablettieren.** Treten beim Tablettieren Komplikationen auf, so kann die Ursache in der Zusammensetzung und Beschaffenheit des Tablettiergutes oder in der Einstellung der Tablettenmaschine begründet sein.

Größere **Masseabweichungen** und damit eine schlechte Gehaltseinheitlichkeit sind fast immer auf eine ungleichmäßige Matrizenfüllung zurückzuführen. Besitzt das Granulat eine ungenügende Fließfähigkeit, so ist ein Gleitmittelzusatz erforderlich. Ist die Korngröße sehr unterschiedlich, kann es zu einer Entmischung im Fülltrichter kommen. Durch Sieben kann in diesem Fall Abhilfe geschaffen werden.

Eine ungenügende **Tablettenfestigkeit** kann ebenfalls auf die Granulatbeschaffenheit zurückzuführen sein. Entweder enthält das Tablettiergut zu wenig Bindemittel, oder es ist zu trocken. Ein entsprechender Bindemittel- bzw. Feuchthaltemittelzusatz kann die auftretenden Schwierigkeiten beheben. Im einfachsten Fall lässt sich die Tablettenfestigkeit durch Pressdruckerhöhung verbessern.

Das **Kleben** der Tablettenmasse **an den Stempeln** führt zu unansehnlichen Presslingen mit Masseabweichung. Es tritt immer dann auf, wenn das Tablettiergut zu feucht ist oder zu wenig Schmiermittel enthält. Durch Nachtrocknen bzw. Schmiermittelzusatz lässt sich diese Komplikation meist beheben. Als weitere Ursache kommen ein schlecht polierter Werkzeugsatz oder ein zu geringer Pressdruck in Frage. In manchen Fällen klebt die Tablettenmasse **in der Matrize** so fest, dass die Beweglichkeit des Unterstempels stark behindert wird. Folgen davon sind knarrende und schlagende Geräusche, die ein Abschalten der Maschine erforderlich machen. Die Ursachen sind ähnliche wie beim Kleben der Masse an den Stempeln. Durch Nachtrocknen oder Hilfsstoffzusatz (Schmiermittel) lässt sich Abhilfe schaffen.

Ist die **Wirkstofffreisetzung** aus den Tabletten unzureichend, könnte dies auf zu hohen Pressdruck oder auf einer falschen Hilfsstoffzusammensetzung beruhen. Im zweiten Fall ist der Sprengmittelzusatz zu erhöhen oder der Bindemittelzusatz herabzusetzen.

Eine häufig auftretende Komplikation ist das sogenannte **Deckeln** der Tabletten, bei dem unmittelbar nach dem Pressvorgang ein Teil der Tablette (Deckel) horizontal absplittert. Das Deckeln hängt häufig mit der Form der Presswerkzeuge zusammen. Besonders bikonvexe Presslinge neigen dazu. Eine Behebung der Schwierigkeit ist in manchen Fällen durch Erniedrigung des Pressdrucks möglich. Außerdem lässt sich eine höhere mechanische Stabilität durch Anfeuchten des Granulates oder Bindemittelzusatz erreichen. Auch eine Trockengranulierung (Brikettierung) kann zum Erfolg führen.

**Prüfung von Tabletten**
Die Prüfung von Tabletten lässt sich in die folgenden fünf Punkte unterteilen:

- Bestimmung der Gleichförmigkeit des Gehaltes,
- Bestimmung der Gleichförmigkeit der Masse,
- Bestimmung der Zerfallszeit,
- Bestimmung der Wirkstofffreisetzung,
- Bestimmung der mechanischen Stabilität (Bruchfestigkeit, Friabilität).

Die **Prüfung auf Gleichförmigkeit des Gehaltes** wird wie bei den einzeldosierten Pulvern durchgeführt (s.Kap. 2.4.1). Bei Tabletten sind die Anforderungen jedoch strenger als bei Pulvern und Kapseln. Hier darf nur ein Einzelgehalt der insgesamt 30 Stichproben außerhalb der Grenzen von 85 und 115 Prozent liegen, bei Pulvern und Kapseln sind es drei.

Zur **Prüfung auf Gleichförmigkeit der Masse** wird nach Ph. Eur. eine Stichprobe von 20 Tabletten willkürlich entnommen und die einzelnen Massen sowie die durchschnittliche Masse ermittelt. Bei einer durchschnittlichen Masse bis 80 mg ist die zulässige Abweichung ± 10%, zwischen 80 und 250 mg ± 7,5% und ab 250 mg ± 5%. Höchstens 2 der 20 Tabletten dürfen die zulässigen Abweichungen überschreiten, keine darf jedoch außerhalb der doppelten zulässigen Abweichung liegen.

Der Zerfall einer Tablette nach der Applikation ist eine wesentliche Voraussetzung für eine rasche Invasion und einen schnellen Wirkungseintritt. Tabletten, die nur sehr langsam oder unvollständig zerfallen, führen zu einer geringen Bioverfügbarkeit des Wirkstoffs und sind daher therapeutisch minderwertig. Ausnahmen bilden nur solche Presslinge, die als Lutsch- oder Kautabletten konzipiert sind bzw. aus therapeutischen Gründen eine verzögerte Wirkstoffliberation besitzen sollen. Zur **Bestimmung der Zerfallszeit** lässt man sechs Tabletten in einer vorgeschriebenen Prüfflüssigkeit zerfallen. Der Zerfall gilt als beendet, wenn sich die Tabletten gelöst haben oder in so kleine Partikeln zerfallen sind, dass sie durch ein Sieb mit 2 mm Maschenweite hindurchfallen. Eine geeignete Apparatur, in der auch die mechanische Beanspruchung durch die Magen-Darm-Peristaltik simuliert wird, ist in der Ph. Eur. beschrieben. Von begründeten Ausnahmen abgesehen, sollten nicht überzogene Tabletten innerhalb von 15 Minuten in Wasser zerfallen. Für Brausetabletten ist die in Wasser erforderliche Zerfallszeit auf 5 Minuten, bei Tabletten zur Herstellung von Lösungen und Suspensionen sowie bei Schmelztabletten und Lyophilisaten auf 3 Minuten begrenzt. Überzogene Tabletten sollten innerhalb von 60 Minuten (Filmtabletten 30 Minuten) in Wasser oder 0,1N-Salzsäure (künstlicher Magensaft) zerfallen. Presslinge mit magensaftresistentem Überzug dürfen im künstlichen Magensaft innerhalb von zwei Stunden nicht zerfallen. Der Zerfall muss dagegen im künstlichen Darmsaft (Phosphat-Pufferlösung pH 6,8) innerhalb einer Stunde erfolgen.

Die **Bestimmung der Wirkstofffreisetzung aus festen Arzneiformen** wird nach Ph. Eur. je nach Eigenschaft der Arzneiform mit 4 verschiedenen Apparaturen durchgeführt:

- Drehkörbchen-Apparatur,
- Blattrührer-Apparatur,
- eintauchender Zylinder,
- Durchflusszellen-Apparatur.

Nachdem die zu prüfende Arzneiform mit der Prüfflüssigkeit in die Apparatur gegeben wurde, werden nach festgelegten Zeiten Proben entnommen und analysiert. Die Menge des in der vorgeschriebenen Zeit gelösten Wirkstoffs wird in Prozent des in der Beschriftung angegebenen Gehalts ausgedrückt. Ist die Prüfung auf Wirkstofffreisetzung vorgeschrieben, kann auf die Bestimmung der Zerfallszeit verzichtet werden.

Die **mechanische Stabilität** von Tabletten wird in der Ph. Eur. durch 2 Prüfungen ermittelt, wobei die Bruchfestigkeit und die Friabilität untersucht werden. Mechanische Stabilität ist ein wesentliches Qualitätsmerkmal. Tabletten werden bei Herstellung, Verpackung, Transport und Lagerung verschiedensten mechanischen Beanspruchungen unterworfen. Diese können bei unzureichender Festigkeit zum Brechen der Presslinge oder zum Abrieb (Massenverlust durch Roll- und Schüttelverschleiß) führen. Ph. Eur. fordert für Tabletten eine genügend große Festigkeit. Bei normaler Handhabung dürfen sie weder bröckeln noch zerbrechen. Prüfungen auf mechanische Festigkeit simulieren die verschiedensten Belastungen, wobei Druckfestigkeit, Biegefestigkeit, Härte und Abrieb (Friabilität) gemessen werden (s. Abb. 6.25).

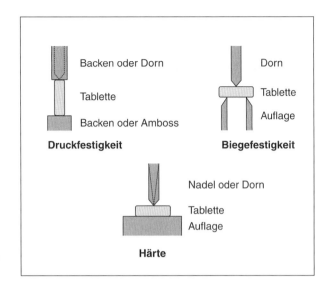

**Abb. 6.25** Belastungsprinzipien bei der Tablettenprüfung

Die **Druckfestigkeit** ist die Widerstandsfähigkeit einer Tablette gegenüber einer diametral einwirkenden Kraft. Unter der **Biegefestigkeit** versteht man den Widerstand der Tabletten gegen eine axial einwirkende Kraft, wie sie etwa beim Halbieren durch den Patienten aufgewendet werden muss. Die **Härte** ist der Widerstand der Oberfläche gegen das Eindringen spitzer Gegenstände. Bei der Prüfung auf **Bruchfestigkeit von Tabletten Ph. Eur.** wird die Kraft in Newton gemessen, die notwendig ist, um die Tabletten durch Druck zu zerbrechen. Es handelt sich hierbei um eine Druckfestigkeitsprüfung.

Unter **Friabilität (Abrieb)** von Tabletten wird die Beschädigung an ihrer Oberfläche, das Deckeln oder Brechen unter Stoßeinwirkung oder mechanischer Beanspruchung verstanden. Sie wird ausgedrückt als Masseverlust und in Prozent angegeben, bezogen auf die Ausgangsmasse. Eine solche Belastung wird durch eine rotierende Trommel simuliert, in der die Tabletten Roll-, Gleit- und Fallbewegungen durchführen (Friabilator) (s. Abb. 6.26).

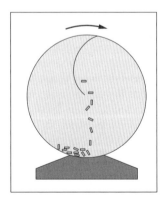

**Abb. 6.26** Friabilator

## 6.2.3 Überzogene Tabletten

Überzogene Tabletten sind nach Ph. Eur. Tabletten, die mit einer oder mehreren Schichten von Mischungen verschiedener Substanzen überzogen sind.

Der Überzug kann natürliche oder synthetische Harze, Gummen, Gelatine, inaktive und unlösliche Füllmittel, Zucker, Weichmacher, Polyole, Wachse, zugelassene Farbmittel, Geschmackskorrigenzien und Wirkstoffe enthalten. Die Substanzen, die als Überzug dienen, werden normalerweise in Lösung oder als Suspension unter Bedingungen, bei denen das Lösungs- oder Dispersionsmittel verdunstet, aufgebracht. Überzogene Tabletten haben eine glatte, in bestimmten Fällen glänzende und oft gefärbte Oberfläche. Ein Bruch zeigt bei Lupenbetrachtung einen Kern, der von einer oder mehreren, nicht unterbrochenen Schichten anderer Struktur umgeben ist.

Je nach Dicke und Material des Überzugs unterscheidet man Dragées und Filmtabletten.

**Dragées**
Ein Teil der überzogenen Tabletten sind als Dragées zu bezeichnen. Sie besitzen aufgrund der Dicke ihrer Hülle eine gegenüber dem Kern abgerundete Form (s. Abb. 6.27).

Das Auftragen der Hülle wird als Dragieren bezeichnet. Es können im Prinzip alle mehr oder weniger rund geformten und mechanisch genügend stabilen Kerne, wie z. B. stark bikonvexe Tabletten, Pillen, Granulatkörner usw., dragiert werden.

Obwohl das Dragieren einen erheblichen Zeit- und Kostenaufwand erfordert, stellen Dragées eine häufig gebrauchte Arzneiform dar. Die Gründe für eine Dragierung sind teils therapeutischer, teils technischer und teils psychologischer Natur. Ein wesentlicher Gesichtspunkt ist die Schutzwirkung der Dragéehülle. Sie verdeckt den unangenehmen Geschmack und Geruch der Arzneistoffe und schützt diese vor Licht, Luft und Feuchtigkeit. Durch ihre Härte und Widerstandsfähigkeit bietet sie auch einen guten mechanischen Schutz beim Verpacken und Transportieren, so dass eine Beschädigung nicht befürchtet werden muss. Magensaftresistente Überzüge schützen die Wirkstoffe zusätzlich vor der Magensäure und die Magenwand vor schädigenden Arzneistoffen. Die leichte Färbbarkeit der Dragéehülle ist Voraussetzung für die Produktion äußerlich leicht unterscheidbarer Präparate, die sich zusätzlich noch bedrucken lassen (Arzneisicher-

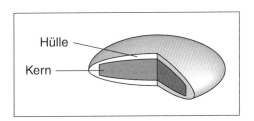

Abb. 6.27 Dragée

heit). Die Färbung und das gefällige Aussehen glänzender Dragéehüllen haben eine nicht zu unterschätzende psychologische Wirkung auf den Patienten. Gutaussehende und gut schmeckende Arzneiformen reizen geradezu zur Einnahme, was dem Patienten die Befolgung ärztlicher Anweisungen leichter macht. Der ästhetische Anreiz birgt jedoch auch eine Reihe von Gefahren, besonders für Kinder, in sich. Schließlich gehören Dragées zu den Arzneiformen, die sich besonders gut einnehmen lassen, da ihre süße Oberfläche bei der Befeuchtung schlüpfrig wird. Neben den **Peroraldragées**, die unzerkaut geschluckt werden, gibt es auch **Lutsch-** und **Kaudragées**.

Normalerweise befindet sich der Wirkstoff ausschließlich im Dragéekern, während die Hülle aus indifferenten Hilfsstoffen besteht. Es können auch Arzneistoffe zusätzlich oder ausschließlich in die Hülle inkorporiert werden. Schließlich kann der Kern aus mehreren Schichten (Mehrschichten- oder Mehrphasendragées) aufgebaut sein, die verschiedene Dosen (Initialdosis, Erhaltungsdosis) enthalten.

**Herstellungstechnologie.** Das **Dragieren** hat seinen Ursprung in der Süßwarenindustrie, wo man zuerst die Technik beherrschte, in einem Kessel rollierende Kerne mit einem gleichmäßigen Zuckerüberzug zu veredeln. So wurden auch die ersten überzogenen Tabletten aus bikonvexen Presslingen mit Steg als Zuckerdragées hergestellt. Der Aufbau der Überzugsschichten auf die Kerne geschieht bei diesen sog. Normaldragées in Dragierkesseln.

**Dragierkessel** sind meist aus Kupfer, rostfreiem Stahl oder Kunststoff und besitzen unterschiedliche Formen und Größen (s. Abb. 6.28). Sie lassen sich elektrisch über ein Getriebe mit ca. 10–50 Umdrehungen/Minute antreiben und in ihrer Neigung verstellen (s. Abb. 6.29). Während des Dragiervorgangs sollte der Kessel verschließbar und beheizbar sein.

Ziel des Dragierens ist, eine lückenlose, gleichmäßige Hülle aus vielen Einzelschichten aufzubauen. Ihre Oberfläche sollte möglichst glatt, einheitlich gefärbt und hochglänzend sein. Voraussetzung für eine gute Wirkstofffreisetzung ist eine rasche Auf- oder Ablösung des Überzugs im Magen- und Darmsaft (s. Kap. 6.2.2).

Der Vorgang der Zuckerdragierung im rotierenden Dragierkessel ist durch wiederholtes Auftragen von flüssiger Überzugsmasse mit jeweils anschließender Trocknung gekennzeichnet. Zur Erzielung eines makellosen Überzugs ist eine bestimmte Rollbewegung der Kerne erforderlich, die sich durch Neigen des Dragierkessels verändern lässt. Jede Auftragsmenge muss genau dosiert werden, um einerseits eine lückenlose Schicht bilden zu können, andererseits ein Zusammenkleben zu verhindern. Vor der Zugabe einer weiteren Auftragsmenge sollte die vorige Schicht gut getrocknet sein. Je nach der Temperatur bei der Trocknung unterscheidet man **Warm-** und **Kaltdragierverfahren**. Da das fertige Dragée aus bis zu 50 Schichten aufgebaut sein kann, erfordert das Dragieren viele Stunden oder gar Tage. Während dieser Zeit wird die Zusammensetzung der Auftragsschichten und auch die Dragiertechnik mehrfach geändert. Dabei sind in der Regel fünf Phasen zu unterscheiden:

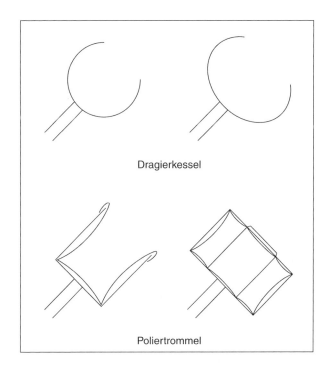

6.28 Formen von Dragierkesseln und Poliertrommeln

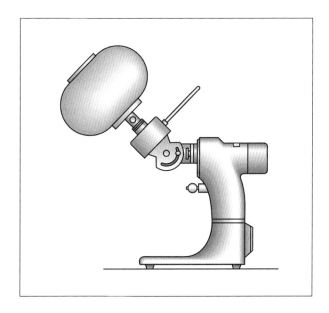

6.29 Dragierkessel

- das Andecken,
- das Auftragen,
- das Glätten,
- das Färben,
- das Polieren.

Beim Andecken werden die ersten 3–8 Überzugsschichten gebildet, wobei ein spezieller Sirup in kleinen Portionen aufgetragen wird. Nachdem eine feste Verbindung zum Kern geschaffen ist, kann nun die Dragéehülle durch Auftragen von bis zu 30 Schichten Auftragssirup gebildet werden. Im nächsten Schritt wird der Überzug geglättet, bevor die Farbstoffe in Form eines pigmenthaltigen Sirups aufgetragen werden. Schließlich werden die Zuckerdragées mit einer Wachsschicht versehen und hochglanzpoliert. Dadurch wird die Oberfläche wasserabstoßend, was allerdings die Zerfallsgeschwindigkeit verringert.

Die zeitaufwendige Technologie der Zuckerdragierung führte zur Entwicklung von **Schnelldragierverfahren**, bei denen schnelltrocknende Dragiersuspensionen mit hohem Feststoffanteil in modernen Kesseln mit Sprühanlage aufgetragen werden. Wegen der erheblichen Zeitersparnis wird heute fast ausschließlich mit diesen Verfahren gearbeitet.

**Filmtabletten (Lacktabletten)**
Bei Film- oder Lacktabletten macht der Überzug weniger als ein Zehntel der Gesamtmasse aus. Als Lacküberzüge werden Lösungen makromolekularer Stoffe (Polymere) verwendet, die nach dem Verdunsten des Lösungsmittels einen gleichmäßigen Film von 40–200 µm Stärke zurücklassen.

Eine **Filmdragierung** ist bei allen Formen von Kernen möglich, wobei auch Prägungen und Bruchkerben erhalten bleiben. Durch geeignete Hilfsstoffe können die Eigenschaften der Lackschicht variiert werden. Vorteile gegenüber der Zuckerdragierung sind vor allem der geringere Material- und Zeitaufwand.

Die Herstellung von Filmtabletten kann im Dragierkessel oder im Wirbelschichtverfahren erfolgen. Im Kessel zu überziehen und einen gleichmäßig dünnen Überzug zu erhalten, erfordert große Erfahrung. Besser eignet sich das Wirbelschicht- oder Wirbelbettverfahren, bei dem die Kerne durch einen aufwärts gerichteten Luftstrom aufgewirbelt und in der Schwebe mit der Überzugslösung besprüht werden. Im Vergleich zur Kesseldragierung berühren sich die Kerne nur wenig und bilden leicht eine gleichmäßige Hülle aus. Die Wirbelschichtdragierung ist nur mit verdünnten, niedrigviskosen Lösungen möglich, so dass auf diese Weise keine Zuckerdragées hergestellt werden können.

Besonders häufig wird die Filmdragierung zur Herstellung von magensaftresistenten, dünndarmlöslichen Überzügen benutzt. Eine **Magensaftresistenz** kann erforderlich sein, wenn die Wirkstoffe durch Magensäure zersetzt werden oder selbst die Magenschleimhaut reizen. Auch Arzneistoffe mit lokaler Dünndarmwirkung und solche, die Erbrechen hervorrufen können, werden als magensaftresistente Arzneiformen hergestellt. Als Überzugsmaterialien kommen nur Polymere in Frage, die im sauren pH-Bereich unlöslich, im schwachsauren bis neutralen Milieu dagegen löslich sind. In der Praxis werden hauptsächlich Celluloseacetatphtalat (CAP-Lack) und polymere Methacrylsäurederivate (Eudragit® S, Eudragit® L) eingesetzt.

## Pillen

> Pillen sind kugelförmige, einzeldosierte perorale Arzneiformen, die aus einer plastischen Masse hergestellt werden.

Ihre Masse liegt im Bereich zwischen 0,1 und 0,3 g. Kleinere Pillen (0,05–0,06 g) werden als Granula, größere, meist in der Tierheilkunde verwendete, als Boli bezeichnet.

Vor der Einführung der modernen, einzeldosierten peroralen Arzneiformen (Kapseln, Tabletten, Dragées) war die rezepturmäßige Herstellung von Pillen sehr häufig. Heute gelten Pillen als eine obsolete (veraltete) Arzneiform, die den Anforderungen an ein modernes Arzneimittel nicht mehr gerecht werden kann. Ursache hierfür ist die unhygienische, manuelle Herstellung durch die z. T. hygienisch bedenklichen Hilfsstoffe wie Hefeextrakte und die unzuverlässige Wirkstofffreisetzung, die auch völlig ausbleiben kann. Daraus ergibt sich als Konsequenz, dass Ph. Eur. und DAB eine Pillenmonographie nicht mehr aufgenommen haben. Andere Pharmakopöen gehen noch weiter und lassen Pillenrezepturen als Hartgelatinekapseln bereiten.

## Pastillen

> Pastillen sind einzeldosierte Arzneiformen, die zur Lokalbehandlung im Mund- und Rachenraum eingesetzt werden und ihre Wirkstoffe daher kontinuierlich über längere Zeit freisetzen sollen.

**Pastillen im engeren Sinne** werden aus einer plastischen Masse hergestellt, die nach dem Ausrollen durch Ausstechen von Täfelchen verschiedener Form abgeteilt wird. Besonders bekannt sind die rautenförmigen Salmiakpastillen. Zur Erlangung einer festeren Konsistenz werden sie an der Luft getrocknet.

**Trochisci** sind hütchenförmige Pastillen (z. B. Eukalyptushütchen), die durch Ausdrücken der plastischen Masse aus einer Spritztüte erhalten werden. Als Grundstoffe für die Pastillenherstellung werden Rohrzucker, arabisches Gummi und Traganth verwendet.

An dieser Stelle sollen auch die **Zuckerplätzchen** erwähnt werden, die durch Auftropfen einer hochkonzentrierten Zuckerlösung auf eine Glasplatte hergestellt werden (Rotulae sacchari). Durch Tränken dieser Zuckerplätzchen mit einer alkoholischen Lösung von Pfefferminzöl lassen sich die beliebten Pfefferminzplätzchen herstellen (Rotulae menthae piperitae).

Schließlich werden als **Pastillen im weiteren Sinne** auch viele Lutschtabletten bezeichnet, die ein lokale Wirkung im Mund- und Rachenraum ausüben. Diese werden wie alle Tabletten hergestellt, enthalten jedoch zerfallsverzögernde Hilfsstoffe.

## 6.2.6 Wirkstoffhaltige Kaugummis

**Wirkstoffhaltige Kaugummis (Masticabilia gummis medicata)** sind feste Einzeldosiszubereitungen mit einer Grundmasse, die vorwiegend aus Gummi besteht und die zum Kauen, jedoch nicht zum Schlucken bestimmt sind. Sie enthalten einen oder mehrere Wirkstoffe, die beim Kauen freigesetzt werden.

Wirkstoffhaltige Kaugummis werden zur lokalen Behandlung von Krankheiten der Mundhöhle und zur systemischen Behandlung nach Resorption durch die Mundschleimhaut oder aus dem Verdauungstrakt eingesetzt. In diesem Zusammenhang sind auch die Nicotin-Kaugummis zur Raucherentwöhnung zu nennen.

## 6.2.7 Perorale Arzneiformen mit veränderter Wirkstofffreisetzung

Einzeldosierte, perorale Arzneiformen besitzen nicht immer von vornherein die gewünschten pharmakokinetischen Eigenschaften. Durch galenische Maßnahmen gelingt es vielfach, einen langsamen Wirkungseintritt und geringe Bioverfügbarkeit oder eine zu kurze Wirkungsdauer positiv zu beeinflussen. Im Folgenden soll auf die Maßnahmen zur Beeinflussung der Arzneistofffreisetzung besonders eingegangen werden, die eine beschleunigte oder verzögerte Wirkung zum Ziele haben.

**Maßnahmen zur Beschleunigung des Wirkungseintritts**
Ein verzögerter Wirkungseintritt sowie eine schlechte Bioverfügbarkeit sind meist durch eine langsame Wirkstoffliberation verursacht. Durch Verbesserung der Freisetzung wird die Resorption automatisch beschleunigt, da sie konzentrationsabhängig erfolgt. Für die langsame Freisetzung des Wirkstoffs kann seine schlechte Löslichkeit und damit geringe Auflösungsgeschwindigkeit oder auch ein schlechter Zerfall der Arzneiform verantwortlich sein. Alle galenischen Maßnahmen zur Beschleunigung des Wirkungseintritts dienen daher entweder der Erhöhung der Lösungsgeschwindigkeit des Wirkstoffs oder der Zerfallsbeschleunigung der Arzneiform.

Auf die Abhängigkeit der Lösungsgeschwindigkeit von der Teilchengröße ist bereits hingewiesen worden (s. Kap. 3.2.2). Schwer lösliche Wirkstoffe sollten daher mit möglichst geringer Partikelgröße zu Tabletten u. Ä. verarbeitet werden. Eine erhebliche **Beschleunigung der Lösungsgeschwindigkeit** kann bei sehr schwer löslichen Wirkstoffen durch **Mikronisierung** erzielt werden. Die mittlere Teilchengröße mikronisierter Pulver ist kleiner als 10 µm. Mikronisieren ist das

Zerkleinern in Luftstrahlmühlen. Bewährt hat sich das Verfahren z. B. bei dem Antimykotikum Griseofulvin und einer Reihe von Sulfonamiden.

Da bei einem Lösungsvorgang die Kohäsionskräfte im Kristallgitterverband überwunden werden müssen, ist die Lösungsgeschwindigkeit von der Struktur des Kristallgitters abhängig. Aus der Chemie ist bekannt, dass bei einigen Stoffen unterschiedliche Kristallstrukturen (Modifikationen) möglich sind. Man nennt diese Erscheinung **Polymorphie**. Kohlenstoff tritt z. B. als Ruß, Graphit und Diamant auf. Graphit und Diamant sind zwar reiner Kohlenstoff, besitzen aber aufgrund ihres unterschiedlichen Gitteraufbaus auch verschiedene Eigenschaften. Das gleiche gilt natürlich auch für Wirkstoffe, die in mehreren Modifikationen auftreten. Löslichkeiten und Lösungsgeschwindigkeiten können unterschiedlich sein. Leider sind die Modifikationen mit der größten Löslichkeit (kleine Gitterenergie) die instabilsten. Für pharmazeutische Verwendung eignen sich nur genügend stabile und gut lösliche Modifikationen. Ein bekanntes Beispiel für Polymorphie ist Sulfathiazol, welches in zwei Modifikationen vorkommt, deren Wasserlöslichkeiten sich wie 1:2 verhalten. Die Herstellung bestimmter Modifikationen erfolgt durch Auskristallisieren oder Umkristallisieren unter geeigneten Bedingungen.

Beim Kohlenstoff tritt neben den beiden kristallinen noch eine amorphe Modifikation auf. **Amorphe Substanzen** haben keine definierte Kristallgitterstruktur und tendieren dazu, in einen energieärmeren (kristallinen) Zustand überzugehen. Wegen der fehlenden Gitterenergie besitzen sie jedoch eine wesentlich bessere Löslichkeit. Escin ist z. B. als amorphe Substanz (wasserlösliches Escin) 200-mal besser wasserlöslich als die kristalline Modifikation. Wegen ihrer Instabilität müssen amorphe Wirkstoffe vor ihrer Verwendung besonders behandelt werden. Die Herstellung erfolgt durch Sprühtrocknung. Wegen des schnellen Trocknungsvorgangs ist die Bildung einer definierten Kristallstruktur nicht möglich. Zur Verhinderung der späteren Bildung kristalliner Modifikationen werden hochmolekulare Hilfsstoffe wie Methylcellulose oder Polyvinylpyrrolidon (PVP) gemeinsam mit dem Wirkstoff versprüht. Das Ergebnis einer solchen Sprüheinbettung können Hohlkügelchen sein, die aus einer festen Lösung des Wirkstoffs im Polymer bestehen.

Eine neue Form von Tabletten mit erhöhter Wirkstofffreigabegeschwindigkeit sind die **Schmelztabletten (FDDF)** (fast dissolving drug formulation oder freezed dried dosage Form). Bei diesen Präparaten ist der Wirkstoff molekulardispers in einer gut löslichen amorphen und porösen Polymermatrix verteilt. Es handelt sich also um eine Art feste Lösung, die den Wirkstoff mit der Auflösung des Polymers freisetzt, so dass die Löslichkeitseigenschaften des Wirkstoffs selbst keine Rolle mehr spielen. Wie der Name bereits andeutet, geschieht die Herstellung durch Gefriertrocknung einer wässrigen Lösung von Polymer und Wirkstoff. Durch dieses Verfahren entsteht ein offener, fester „Schaum" mit extrem großer Oberfläche und ausgeprägten hydrophilen und hygroskopischen Eigenschaften. Vor der Gefriertrocknung wird die Lösung in eine wasserdampfdichte Blisterverpackung ausgegossen, die unmittelbar nach der Trocknung verschlossen wird. Solche Formlinge geben bereits im Speichel ihre Wirkstoffe in wenigen Sekunden frei, aber der Herstellungsaufwand lohnt nur dann, wenn die

Resorption ebenfalls äußerst schnell erfolgt und nicht den Freisetzungsvorteil wieder zunichte macht.

Eine Reihe von Feststoffen kommen außer in der wasserfreien Form auch als **Hydrate** oder **Solvate** (z. B. Alkoholate) vor. Letztere besitzen in der Regel eine wesentlich größere Lösungsgeschwindigkeit, können jedoch auch nur bei genügender Stabilität eingesetzt werden.

Eine weitere Möglichkeit zur Beeinflussung der Wirkstofflöslichkeit ist die Verarbeitung von **lösungsvermittelnden Hilfsstoffen** (s. Kap. 3.2.2).

Geeignete Hilfsstoffe zur **Zerfallsbeschleunigung** von Tabletten sind bereits besprochen worden (s. Kap. 6.2.2). Daneben lässt sich der Tablettenzerfall auch durch die Art des Granulationsverfahrens beeinflussen. Granulate mit hohem Bindemittelanteil zerfallen langsamer als solche mit geringem oder ohne Bindemittelzusatz, wie z. B. bei der Trockengranulierung.

**Maßnahmen zur Wirkungsverlängerung (Retardpräparate)**
In vielen Fällen sind Arzneiformen mit verlängerter Wirkung erwünscht, um die notwendige Einnahmehäufigkeit zu reduzieren. Eine längere Wirkungsdauer nach Applikation einer Einzeldosis ist prinzipiell auf zwei verschiedenen Wegen möglich:

- Verzögerung der Invasion,
- Verzögerung der Evasion.

Durch galenische Maßnahmen lassen sich Evasionsvorgänge allerdings kaum beeinflussen, da die Ausscheidungsgeschwindigkeit für jede Substanz eine biologisch festgelegte Größe darstellt. Auch die Umgehung der ersten Leberpassage durch Auswahl eines entsprechenden Applikationsortes bringt keine wesentliche Wirkungsverlängerung. Bleibt als einzige praktikable Lösung der Einsatz von Wirkstoffen, die sehr langsam ausgeschieden werden und daher eine langanhaltende Wirkung besitzen. Solche Arzneiformen werden als **Langzeitpräparate** bezeichnet. Als Beispiel hierfür sind die Langzeitsulfonamide zu nennen.

Eine verzögerte Invasion hat automatisch eine langsamere Ausscheidung und Wirkungsverlängerung zur Folge. Diese Tatsache wird bei den Depot- und Retardpräparaten ausgenutzt. Unter **Depotpräparaten** versteht man meist parenterale Arzneiformen, die aufgrund ihrer Zusammensetzung nach der Applikation im Gewebe ein Depot bilden, aus dem laufend Wirkstoff resorbiert wird (s. Kap. 7.4.4).

Perorale Arzneiformen mit verlängerter Wirkung aufgrund langsamer (retardierter) Wirkstoffliberation werden als **Retardpräparate** bezeichnet. Es sind auch andere Bezeichnungen gebräuchlich, z. B. Depot, protrahiert. Retardpräparate geben in der Regel einen Teil ihres Wirkstoffs schnell frei (**Initialdosis**), während der größere Teil erst langsam zur Wirkung kommt (**Erhaltungsdosis**). Die Erhaltungsdosis kann dabei entweder nur verzögert, gestaffelt (pulsierend), kontinuierlich oder im Idealfall mit konstanter Abgaberate freigesetzt werden (s. Abb. 6.30).

Im letzteren Fall ist eine besonders gleichmäßige Wirkung über einen längeren Zeitraum, ähnlich wie bei einer Dauerinfusion, zu erwarten.

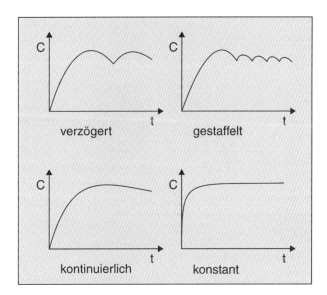

**6.30** Freisetzung der Erhaltungsdosis

Als **Maßnahmen zur Verzögerung der Wirkstofffreisetzung** bieten sich eine Behandlung des Wirkstoffs selbst bzw. eine Behandlung der Wirkstoffzubereitung oder Arzneiform an. Wird der Wirkstoff als solcher behandelt, so lässt er sich zu den verschiedensten Arzneiformen weiterverarbeiten. In den meisten Fällen wird die Wirkstofffreigabe durch Diffusionsbarrieren verlangsamt, so dass sie zum geschwindigkeitsbestimmenden Vorgang der Invasion wird. Die Möglichkeiten zur Herstellung von Retardwirkstoffen sind in folgendem Schema veranschaulicht:

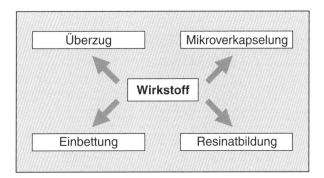

Das **Überziehen** von Wirkstoffen, Pellets und Tabletten mit Lacküberzügen wird international als **coating** bezeichnet. Als Überzugsmaterialien eignen sich polymere Stoffe mit schlechter Wasserlöslichkeit wie Ethylcellulose, Polyvinylalkohol und Schellack. Die Lacklösungen werden in der Wirbelschicht aufgesprüht

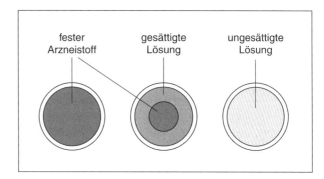

Abb. 6.31 Freisetzung nach zero order kinetik

und getrocknet. Überzogene Wirkstoffe können nur langsam durch die Lackhülle oder Poren diffundieren und auf diesem Wege freigesetzt werden. Durch Verwendung magensaftresistenter Überzüge (Celluloseacetatphtalat) wird eine pH-abhängige Freisetzung erreicht.

Durch Polymerüberzüge ist man heute in der Lage, eine nahezu konstante Abgaberate zu verwirklichen (Kinetik 0. Ordnung, **zcro order kinetik**) (s. Abb. 6.31). Dadurch wird ein Gleichgewicht zwischen Invasion und Evasion ermöglicht und der Blutspiegel konstant gehalten. Eine gleichmäßige Diffusion ist möglich, weil innerhalb der Polymermembran eine gesättigte Wirkstofflösung entsteht und erhalten bleibt, bis die gesamte Dosis aufgelöst ist. Während dieser Phase bleibt das Konzentrationsgefälle an der Polymermembran und daher auch die Diffusion praktisch konstant. Erst nach vollständiger Auflösung des Wirkstoffs innerhalb der Polymermembran sinkt die Konzentration, und damit geht die Freigabe in eine Kinetik 1. Ordnung über.

Unter der **Einbettung** von Wirkstoffen versteht man eine gleichmäßige Verteilung der festen Wirkstoffteilchen in einer wenig löslichen Hilfsstoffgrundlage (Ethylcellulose, Polyvinylalkohol, Eudragite®, Fette, hydriertes Rizinusöl). Sie wird meist auf Sprühtrocknungsanlagen durchgeführt, wobei Hohlkugeln entstehen können, aus denen der Wirkstoff langsam herausdiffundiert. Sprüheingebettete Wirkstoffe werden weitgehend kontinuierlich freigesetzt.

Zur Salzbildung befähigte Wirkstoffe lassen sich an Kunstharzionenaustauscher binden. Die gebildeten Arzneistoff-Ionenaustauscher-Verbindungen werden als **Resinate** bezeichnet. Resinate lassen sich im Gegensatz zu anderen behandelten Wirkstoffen auch in flüssigen Arzneiformen (Peroralsuspensionen mit Retardwirkung) verwenden. Nach der Applikation erfolgt ein Ionenaustausch (s. Kap. 3.2.1), der allerdings pH- und elektrolytabhängig ist. Dabei wird der Wirkstoff konzentrationsabhängig gegen gleichnamig geladene Ionen ausgetauscht und freigesetzt.

Die Herstellung von **Mikrokapseln** wurde schon in Kap. 6.2.1 besprochen. Sie besitzen den Vorteil einer gut steuerbaren Liberation durch unterschiedliche Hüllmaterialien und -stärken. Durch Kombination von Mikrokapseln mit unterschiedlichen Freisetzungseigenschaften ist eine gestaffelte Liberation erreichbar. Die nach den verschiedenen Verfahren behandelten Wirkstoffe lassen sich in alle einzeldosierten, peroralen Arzneiformen (Kapseln, Tabletten, Dragées) verarbeiten.

Daneben bestehen zusätzliche Möglichkeiten zur **Herstellung von Retardpräparaten ohne behandelten Wirkstoff**. Bei der Tablettenherstellung sind zu diesem Zwecke drei Verfahren üblich (s. untenstehendes Schema).

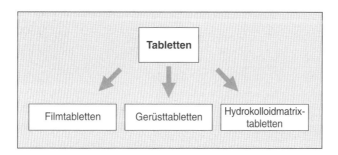

Fertige Tabletten wie auch Dragéekerne lassen sich auch selbst mit Überzügen versehen. Dieses Verfahren wird als **Lackieren (Film-coating)** bezeichnet und führt zu Film- oder Lacktabletten bzw. Film- oder Lackdragées. Durch Lackieren werden jedoch keine Retardformen, sondern magensaftresistente Tabletten und Dragées hergestellt (s. Kap. 6.2.3).

Bei **Hydrokolloidmatrix-Tabletten** verpresst man die Wirkstoffe mit größeren Mengen Hydrogelbildnern. Diese führen durch Quellung zu einer Verklebung des Tablettenkörpers und verzögern dadurch die Wirkstofffreisetzung. Als Hilfsstoffe können Celluloseether, Alginate und Galaktomannan eingesetzt werden. Das Tablettiergut lässt sich schließlich auch mit hochmolekularen Hilfsstoffen begrenzter Löslichkeit, z. B. mit Acrylharzlacken, verpressen. Aufgrund des hierbei gebildeten Kunststoffgerüstes haben die Tabletten die Bezeichnung **Gerüsttabletten**. Sie werden nach dem Herauslösen des Wirkstoffs meist unverdaut ausgeschieden. Für die Kombination von Initialdosis mit schneller Freisetzung und Erhaltungsdosis mit retardierter Freisetzung bieten sich **Manteltabletten**, **Schichttabletten** und **Dragées** an. Einige Möglichkeiten veranschaulicht Abbildung 6.32.

Bei Steckkapseln wird fast nie die Kapsel selbst, sondern immer das Füllmaterial behandelt. Es lassen sich z. B. überzogene Pellets, sprüheingebettete Wirkstoffe und Mikrokapseln verwenden. Durch Kombination von unbehandelten und verschiedenen behandelten Wirkstoffen lässt sich eine gestaffelte Freisetzung realisieren.

Eine neue Entwicklung ist die **Schwimmkapsel**. Sie ist eine Lösung für das Problem, dass Retardformen durch zu schnelle Passage des Magens und Dünndarmes ihre Wirkstoffe nur unvollständig zur Resorption bringen. Dies wird dadurch vermieden, dass der Kapselinhalt auch im Auflösungszustand stets eine geringere Dichte als der Mageninhalt hat und daher bis zur vollständigen Auflösung schwimmend im Magen verbleibt.

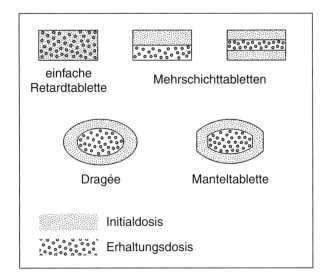

**Abb. 6.32** Möglichkeiten zur Kombination von Initial- und Erhaltungsdosis bei Tabletten

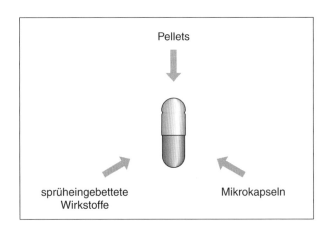

Wie das obenstehende Schema zeigt, lassen sich in Hartkapseln sehr gut verschieden behandelte Wirkstoffe abfüllen und auch kombinieren, um die gewünschten Freisetzungseigenschaften zu erhalten.

## 6.3 Rektale und vaginale, einzeldosierte Arzneiformen

Die rektalen und vaginalen Arzneiformen sind in der Ph. Eur. in folgenden Monographien beschrieben:

- Zubereitungen zur rektalen Anwendung (Rectalia),
- Zubereitungen zur vaginalen Anwendung (Vaginalia).

Zu den Rectalia gehören
- Zäpfchen (Suppositorien),
- Rektalkapseln,
- Rektallösungen, Rektalemulsionen und Rektalsuspensionen,
- Pulver und Tabletten zur Herstellung von Rektallösungen und Rektalsuspensionen,
- halbfeste Zubereitungen zur rektalen Anwendung,
- Rektalschäume,
- Rektaltampons.

Die Vaginalia sind unterteilt in
- Vaginalzäpfchen,
- Vaginaltabletten,
- Vaginalkapseln,
- Vaginallösungen, Vaginalemulsionen und Vaginalsuspensionen,
- Tabletten zur Herstellung von Vaginallösungen und Vaginalsuspensionen,
- halbfeste Zubereitungen zur vaginalen Anwendung,
- Vaginalschäume,
- Vaginaltampons.

Von den genannten Darreichungsformen ergeben sich neue galenische Aspekte für die Zäpfchen und Vaginalzäpfchen.

Rektal- und Vaginalzäpfchen unterscheiden sich in Form und Größe, der verwendeten Grundmasse und im therapeutischen Ziel. Die wesentlichen Unterschiede und Bezeichnungen sind in Tabelle 6.1 zusammengefasst.

Die rektale Arzneimittelapplikation hat eine lange Geschichte. Schon im Altertum wurden mit Arzneistoffen getränkte Holzstäbchen rektal appliziert, später entsprechend geformter Talg oder Wachs verwendet. Zäpfchen im heutigen Sinne werden seit Einführung der Kakaobutter gegen Ende des 18. Jahrhunderts hergestellt. Seitdem gehören Rektalzäpfchen in Deutschland zu den wichtigsten Arzneiformen. Im angelsächsischen Bereich hat sich die rektale Applikation aus ästhetischen Gründen weniger durchsetzen können.

Das Rektum umfasst den letzten Dickdarmabschnitt und ist ca. 15 bis 20 cm lang. Es ist mit einer gut durchbluteten Schleimhaut ausgekleidet, enthält jedoch nur wenige Milliliter Schleim. Eine Auflösung oder ein Zerfall von hier applizierten festen Arzneiformen ist schwierig. Bei den meisten Zäpfchen werden die Wirkstoffe daher durch Schmelzen der festen Masse freigesetzt. In Bezug auf die

**Tab. 6.1** Zäpfchen

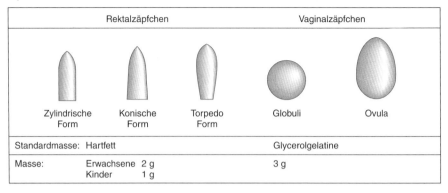

Resorption muss zwischen dem unteren und dem oberen Rektumabschnitt unterschieden werden. Wirkstoffe, die im oberen Abschnitt absorbiert werden, gelangen über die Pfortader direkt zur Leber, bevor sie im Körper verteilt werden. Im unteren Rektumabschnitt absorbierte Arzneistoffe umgehen dagegen die erste Leberpassage und kommen rascher zur Wirkung.

**Zäpfchen zur rektalen Anwendung** sind nach Ph. Eur. einzeldosierte Arzneizubereitungen von fester Konsistenz. Form, Größe und Konsistenz sind der rektalen Verabreichung angepasst. Sie enthalten einen oder mehrere Wirkstoffe, dispergiert oder gelöst in einer geeigneten Grundmasse, die in Wasser löslich oder dispergierbar ist oder bei Körpertemperatur schmilzt. Falls erforderlich, können weitere Hilfsstoffe zugesetzt sein. Die Erweichungszeit von lipophilen Suppositorien wird bei Körpertemperatur gemessen, wobei ein in Wasser befindliches Zäpfchen einer festgelegten einwirkenden Kraft nachgibt. Das Arzneibuch beschreibt 2 für diese Bestimmung geeignete Apparaturen. Die Rektalzäpfchen werden nicht nur zur lokalen Therapie (bei Hämorrhoiden, Obstipation) eingesetzt. Viele Analgetika, Spasmolytika, Sedativa, Antirheumatika u. a. Wirkstoffe lassen sich in Form von Suppositorien applizieren. Fieberzäpfchen sind aus der Kinderheilkunde nicht wegzudenken. Für Säuglinge und Kleinkinder, die noch nicht in der Lage sind, perorale, einzeldosierte Arzneiformen einzunehmen, bleiben Zäpfchen die geeignetste Alternative. Auch bei Schluckbeschwerden und Bewusstlosigkeit muss auf perorale Arzneiformen verzichtet werden. Wirkstoffe, die die Magenschleimhaut angreifen oder solche, die von der Magensäure zerstört werden, lassen sich vorteilhaft applizieren.

**Vaginalzäpfchen** sind nach Ph. Eur. feste Einzeldosiszubereitungen, die verschieden, im Allgemeinen eiförmig geformt sind. Die Zubereitungen haben ein Volumen und eine Konsistenz, die für die vaginale Anwendung geeignet sind. Entsprechend ihrer Form werden Vaginalzäpfchen als Vaginalkugeln, Globuli oder Ovula bezeichnet. Sie werden hauptsächlich zur lokalen Therapie eingesetzt, obwohl auch in der Scheide eine Wirkstoffresorption möglich ist.

Da sich die technologischen Vorgänge bei Rektal- und Vaginalzäpfchen entsprechen, gelten die folgenden Betrachtungen für beide Arzneiformen.

## 5.3.1 Zäpfchengrundmassen

Alle Zäpfchen stellen eine Verteilung von Wirkstoffen in einem geeigneten Arzneiträgerstoff, der Zäpfchengrundmasse, dar. Diese Grundmasse ist gleichzeitig Dispersionsmittel für die Arzneistoffe und formbare Masse. Daher muss sie sowohl aus technologischer als auch aus therapeutischer Sicht geeignete Eigenschaften besitzen. Aus technologischer Sicht sind folgende Voraussetzungen an Zäpfchengrundmassen zu stellen:

- chemische Indifferenz gegenüber Wirk- und Hilfsstoffen,
- geringes Intervall zwischen Schmelz- und Erstarrungspunkt,
- hohe Viskosität der Schmelze,
- genügende Härte und Festigkeit nach dem Erstarren,
- Aufnahmefähigkeit für hydrophile und lipophile Flüssigkeiten.

Aus therapeutischer Sicht kommen noch folgende Anforderungen hinzu:

- physiologisch gute Verträglichkeit,
- gute Haltbarkeit und Lagerfähigkeit,
- schnelle und vollständige Wirkstoffabgabe,
- schnelles Schmelzen oder Auflösen bei Körpertemperatur.

Eine Einteilung der gebräuchlichen Zäpfchengrundmassen ist auf folgende Weise möglich:

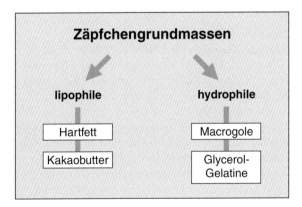

Alle **lipophilen Zäpfchengrundmassen** müssen ihre Wirkstoffe durch **Schmelzen** bei Körpertemperatur (37 °C) freigeben, da sie sich im Rektalschleim nicht auflösen können. Natürliche und halbsynthetische Fette sind chemisch nicht einheitlich. Es handelt sich vielmehr um Gemische von Glyceriden, die keinen festen Schmelzpunkt besitzen, sondern über einen größeren Temperaturbereich schmelzen. Das **Schmelzintervall** ist je nach Zusammensetzung unterschiedlich groß. Es lässt sich durch vier Punkte charakterisieren, die auf der Temperaturskala (T) mehr oder weniger auseinander liegen und folgende Reihenfolge besitzen:

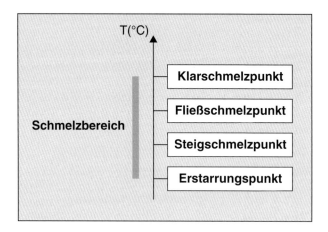

Beim **Klarschmelzpunkt** ist das Fett vollständig geschmolzen, d. h., es sind keine Kristallstrukturen (feste Partikeln) mehr vorhanden. Daher ist die Schmelze völlig klar. Als **Fließschmelzpunkt** wird die Temperatur bezeichnet, ab der die Schmelze zu fließen beginnt. Aufgrund ihrer Konsistenz lässt sich eine solche Schmelze als **Cremeschmelze** bezeichnen. Da Klar- und Fließschmelzpunkt nur sehr ungenau zu bestimmen sind, wird in den Arzneibüchern meist eine Bestimmung des **Steigschmelzpunktes** vorgeschrieben. Zu diesem Zweck wird das Fett in eine beidseitig offene Kapillare gefüllt und zum Erstarren gebracht. Taucht man die Kapillare in ein Wasserbad und erwärmt dieses, steigt das Fettsäulchen plötzlich nach oben, wenn durch oberflächliches Schmelzen die Adhäsion überwunden wird. Dieser Punkt wird als Steigschmelzpunkt bezeichnet und liegt etwas unterhalb der beiden genannten Punkte. Als **Erstarrungspunkt** wird die Temperatur bezeichnet, bei der das geschmolzene Fett erstarrt. Sie wird am rotierenden Thermometer bestimmt und ist bei der Zäpfchenherstellung nach dem Gießverfahren von Bedeutung. Die Erstarrungstemperatur liegt bei Fetten meist deutlich unter den Schmelzpunkten, besonders, wenn verschiedene Modifikationen entstehen können. Bei den lipophilen Zäpfchengrundmassen ist ein Schmelzbereich knapp unterhalb der Körpertemperatur erwünscht. Der Bereich selbst sollte möglichst eng sein, da sonst Herstellungs- oder Lagerungsprobleme auftreten können.

Die Konsistenz von Fettgrundmassen liegt bei Raumtemperatur zwischen plastisch und fest. Sie können daher als Lipogele mit hoher Fließgrenze aufgefasst werden, die eine genügende Formstabilität für Lagerung, Transport und Anwendung besitzen. Prinzipiell kommen für die Verwendung als Zäpfchengrundlage natürliche, halbsynthetische oder synthetische Fettmassen in Frage. Für die Praxis haben jedoch nur zwei Produkte Bedeutung erlangt, Kakaobutter und Hartfett.

**Kakaobutter** (Cacao oleum) ist ein natürliches Fett, welches als Nebenprodukt der Trinkkakaobereitung durch Pressen aus Kakaokernen gewonnen wird. Vor der Einführung der halbsynthetischen Fette galt Oleum cacao als die Zäpfchenmasse schlechthin, heute ist es dagegen als obsolet zu betrachten. Voraussetzung für die Verwendung als Zäpfchengrundmasse ist bei Kakaobutter der relativ scharfe und günstige Schmelzbereich zwischen 32 und 35 °C. Als natürliches Fett ist es physiologisch gut verträglich, schmilzt bei Körpertemperatur in kurzer Zeit und bietet daher gute Voraussetzungen für einen schnellen Wirkungseintritt. Diesen guten Eigenschaften stehen allerdings eine Reihe von schwerwiegenden Nachteilen entgegen. Natürliche Fette werden aufgrund ihres Gehaltes an ungesättigten Fettsäuren leicht ranzig. Zur Vorbeugung ist eine trockene, kühle und vor Licht geschützte Lagerung erforderlich. Geraspelte Ware wird wegen der größeren Oberfläche leichter ranzig, so dass sie sich schlecht zur Aufbewahrung eignet. Als besonders ungünstig für die Herstellungstechnologie erweist sich das Auftreten von verschiedenen Modifikationen (Polymorphie). Die physikalischen Eigenschaften, insbesondere Schmelz- und Erstarrungstemperatur, weichen bei den sechs möglichen Kristallstrukturen der Kakaobutter sehr stark voneinander ab. Für den angegebenen Schmelzpunkt bei ca. 34 °C ist die stabile β-Modifikation verantwortlich. Nach Erwärmen über 36 °C entstehen beim Abkühlen leicht instabile Modifikationen, deren Schmelzpunkte um 20 °C liegen, und die ein Erstarren bei Zimmertemperatur für einige Zeit verhindern. Einer solchen Schwierigkeit kann man nur durch vorsichtiges Erwärmen (Cremeschmelze) vorbeugen, wobei genügend Impfkristalle der stabilen β-Modifikation erhalten bleiben. Nach einer Überhitzung kann der Zusatz von fester Kakaobutter (als Impfkristall) den Ansatz häufig noch retten. Die Aufnahmefähigkeit für Wasser ist mangels natürlicher Emulgatoren bei Kakaofett gering, so dass allenfalls Quasiemulsionen mit geringem Wasseranteil möglich sind. Ein weiterer Nachteil von Oleum cacao ist seine geringe Kontraktibilität (Volumenverringerung) beim Abkühlen. Sie führt dazu, dass die Zäpfchen nach dem Erstarren fest in der Form sitzen und beim Herausnehmen leicht beschädigt werden können. Zur Vermeidung dieser Schwierigkeit ist die Behandlung der Gießform mit Antihaftmittel (flüssiges Paraffin) unumgänglich.

Als gute Alternative zur Kakaobutter hat sich das halbsynthetische **Hartfett (Adeps solidus)** erwiesen. Da es fast alle Vorteile von Oleum cacao in sich vereint, ohne aber dessen Nachteile zu besitzen, ist es längst zur Standardgrundmasse für Rektalzäpfchen geworden.

Die Herstellung erfolgt durch Veresterung gesättigter Fettsäuren mit einer berechneten Menge Glycerol, wobei neben Triglyceriden auch die Entstehung von Di- und Monoglyceriden beabsichtigt ist. Letztere tragen als Emulgatoren zur Verbesserung der Wasseraufnahmefähigkeit und Beschleunigung der Wirkstoffresorption bei und werden durch die Hydroxylzahl bestimmt. Der Einsatz ausschließlich gesättigter Fettsäuren verringert die Gefahr des Fettverderbs, so dass eine gute Lagerfähigkeit resultiert. Das geringe Intervall zwischen Schmelz- und Erstarrungspunkt ermöglicht ein rasches Erstarren der Schmelze zur Verhinderung von Sedimentationsvorgängen. Hartfette mit geeigneten Eigenschaften werden unter den Handelsbezeichnungen Witepsol®, Stadimol® und Novata® vertrieben (s. Tab. 6.2).

Rein synthetische lipophile Zäpfchengrundmassen wie Cetylphthalat konnten sich gegenüber den halbsynthetischen Produkten bisher nicht durchsetzen und seien nur der Vollständigkeit halber erwähnt.

Tab. 6.2 Zäpfchengrundmassen

| Name | Steigschmelzpunkt | Erstarrungspunkt | Hydroxylzahl |
|---|---|---|---|
| Kakaobutter | 32–35 °C | 28–30 °C | 0 |
| Witepsol E 76 | 37–39 °C | 31–35 °C | 30–40 |
| Witepsol H 12 | 32,5–33,5 °C | 29–33 °C | bis 15 |
| Witepsol H 15 | 33,5–35,5 °C | 32,5–34,5 °C | bis 15 |
| Witepsol H 32 | 31–33 °C | 30–32,5 °C | bis 3 |
| Witepsol H 42 | 41–43 °C | 40–42,5 °C | bis 3 |
| Witepsol W 35 | 33,5–35,5 °C | 27–32 °C | 40–50 |
| Novata AB | 29–31 °C | 26,5–28,5 °C | 25–40 |
| Novata B | 33,5–35,5 °C | 31–33 °C | 20–30 |
| Novata BC | 33,5–35 °C | 30,5–32,5 °C | 30–40 |
| Novata E | 34–36 °C | 29–31 °C | 45–60 |
| Novata 299 | 33,5–35,5 °C | 31,5–33,5 °C | bis 5 |

Die **hydrophilen Zäpfchengrundmassen** lassen sich in die hochschmelzenden wasserlöslichen Macrogole und die elastischen Glycerol-Gelatine-Massen unterteilen.

Die für die erforderliche Zäpfchenfestigkeit geeigneten **Macrogole** schmelzen weit über der Körpertemperatur. Dadurch ist zwar einerseits eine Lagerung bei höheren Temperaturen (Tropen) möglich, andererseits eine Wirkstofffreisetzung durch Schmelzen im Körper unmöglich. Die Liberation kann daher nur durch Auflösen der Masse im wässrigen Milieu erfolgen, was aufgrund der Löslichkeit von 1 zu 10 bei rektaler Anwendung längere Zeit in Anspruch nehmen dürfte. Durch Zugabe von Emulgatoren (Polysorbate) lassen sich Wirkstofffreisetzung und Resorption wesentlich verbessern. Viele Unverträglichkeiten mit Arzneistoffen setzen der Verwendung von Macrogolen Grenzen.

**Glycerol-Gelatine-Massen** sind eigentlich Standardgrundmasse für Vaginalkugeln, lassen sich jedoch auch zur rektalen Applikation verwenden. Die elastischen Gele werden bei Körpertemperatur weich und lösen sich in wässriger Flüssigkeit auf. Ein hoher Glycerol-Anteil ist für die Geschmeidigkeit und Festigkeit des Gels verantwortlich und verhindert auf osmotischem Wege den Mikroorganismenbefall. Die früher im DAB 10 beschriebene Zusammensetzung enthielt Gelatine, Wasser und Glycerol im Verhältnis 1:2:5. Diese Zäpfchen sind bis über 40 °C formstabil und somit auch in den Tropen verwendbar. Ph. Eur. gibt zzt. keine konkrete Zusammensetzung an.

Bei Glycerolzäpfchen ist keine spezielle Grundmasse erforderlich, wenn das Glycerol mit Seifen (z. B. Natriumstearat) verfestigt wird. Die Masse muss allerdings zur Auflösung der Seife auf über 100 °C erhitzt werden.

## 5.3.2 Zäpfchenhilfsstoffe

Zur Behebung von Schwierigkeiten bei der Zäpfchenherstellung sind neben der Auswahl der geeigneten Zäpfchengrundmasse häufig auch Hilfsstoffe notwendig. Diese müssen den Anforderungen an physiologische und chemische Indifferenz entsprechen und dürfen die Wirkung nicht nachteilig beeinflussen. Ziel des Einsatzes von Hilfsstoffen ist bei Zäpfchen eine

- Verbesserung der Konsistenz,
- Erhöhung der Viskosität der Schmelze,
- Erleichterung der Einarbeitung von Wirkstoffen,
- Verbesserung der Wirkstofffreisetzung und Absorption.

Eine **Verbesserung der Konsistenz** ist immer dann erforderlich, wenn aufgrund der Zusammensetzung zu weiche oder zu harte Zäpfchen entstehen, die Lagerungs- und Anwendungsprobleme mit sich bringen. Zäpfchen mit einem höheren Anteil flüssiger oder in der Grundmasse löslicher Wirkstoffe werden infolge Schmelzpunktdepression häufig zu weich. **Konsistenzerhöhende Zusätze** wie z. B. Bienenwachs oder Cetylpalmitat können diesen Effekt ausgleichen. Ein hoher Anteil suspendierter Feststoffe führt nicht selten zu schlecht fließ- und gießfähigen Massen, deren Konsistenz erniedrigt werden muss. Hierfür lassen sich **flüssige Hilfsstoffe** wie flüssiges Paraffin und Rizinusöl einsetzen.

Eine **Erhöhung der Viskosität** der Schmelze ist dann von Vorteil, wenn die Wirkstoffe niedrig dosiert sind und daher sehr schnell sedimentieren. Außer der Erniedrigung der Temperatur schaffen viskositätserhöhende Hilfsstoffe wie Aerosil®, Bentonit und Glycerolmonostearat Abhilfe. Es ist dabei zu berücksichtigen, dass auch andere Zäpfcheneigenschaften wie Härte, Bruchfestigkeit und Wirkstofffreisetzung verändert werden können.

Einige Arzneistoffe führen zu **Schwierigkeiten bei der Einarbeitung** in die Zäpfchengrundmasse. Bei flüssigen, viskosen und hygroskopischen Wirkstoffen sowie schlecht zu verarbeitenden Feststoffen (z. B. Paracetamol) ist eine Verarbeitung mit Aerosil®, um eine bessere Verteilung zu erhalten, oft von Vorteil. Es sollte allerdings nur sparsam eingesetzt werden, da die Schmelze viskoser wird und sich daher schlechter ausgießen lässt. Wässrige Lösungen können nur dann in lipophile Zäpfchengrundmassen eingearbeitet werden, wenn diese ausreichend Emulgatoren enthalten, was an einer größeren Hydroxylzahl zu erkennen ist. Anderenfalls ist der Zusatz von Emulgatoren empfehlenswert. Letztere können auch die Freisetzung und Resorption der Wirkstoffe positiv beeinflussen. Die **Bioverfügbarkeit** von Paracetamol in Hartfett-Rektalzäpfchen wird beispielsweise durch Zugabe von Eilecithin signifikant verbessert. Die Verwendung von Farbstoffen bei Zäpfchen soll der Arzneimittelsicherheit dienen, wird in Deutschland jedoch selten praktiziert.

### 6.3.3 Herstellungstechnologie

Wie bei allen einzeldosierten Arzneiformen gliedert sich die Herstellung auch bei Zäpfchen in zwei aufeinanderfolgende Abläufe:

- die Herstellung der Gießmasse,
- die Einzeldosierung und Formung der Arzneiform.

**Herstellung der Zäpfchengießmasse**
Zu ihrer Herstellung gehört die Verarbeitung der Wirkstoffe und eventueller Hilfsstoffe mit der Suppositoriengrundmasse. Ziel ist dabei eine möglichst gleichmäßige Wirkstoffverteilung in der Grundmasse, um damit die Voraussetzung für eine exakte Dosierung zu schaffen. Unter diesem Gesichtspunkt lassen sich alle Zäpfchen als disperse Systeme erkennen, wobei die Zäpfchengrundmasse das Dispersionsmittel darstellt. Je nachdem, wie die Arzneistoffe darin verteilt sind, unterscheidet man:

- Lösungszäpfchen,
- Emulsionszäpfchen,
- Suspensionszäpfchen.

**Lösungszäpfchen** entstehen, wenn der Wirkstoff in der Schmelze der Zäpfchengrundmasse löslich ist. Die erkaltete Masse stellt dann eine erstarrte Lösung dar. Zur Vermeidung von Rekristallisationserscheinungen muss die Löslichkeit bei festen Arzneistoffen ausreichend sein. In Bezug auf die üblichen lipophilen Suppositoriengrundmassen ist dies nur für wenige Wirkstoffe, z. B. Ibuprofen, Campher, Menthol, der Fall. Lösungszäpfchen können aufgrund einer Schmelzpunkterniedrigung zu weich werden. Diese Schwierigkeit lässt sich durch Einsatz konsistenzverbessernder Hilfsstoffe beheben. Wegen der geringen Löslichkeit der meisten Wirkstoffe spielen Lösungszäpfchen bei lipophilen Zäpfchengrundmassen eine untergeordnete Rolle. Demgegenüber werden die meisten Vaginalkugeln auf Glycerol-Gelatine- oder Macrogolbasis als Lösungszäpfchen hergestellt. Dazu löst man die Wirkstoffe in den flüssigen Bestandteilen der Gelgrundlage oder in der verflüssigten Grundlage selbst.

Bei der Einarbeitung hydrophiler Flüssigkeiten in eine verflüssigte, emulgatorhaltige Fettgrundmasse entsteht eine W/O-Emulsion, die beim Abkühlen erstarrt. **Emulsionszäpfchen** enthalten als hydrophile Flüssigkeiten meist wässrige Lösungen, Fluidextrakte, Ichthyol oder Glycerol. Die Verwendung von Wasser als Lösungsmittel für Zäpfchenwirkstoffe sollte jedoch nach Möglichkeit vermieden werden, um die Haltbarkeit nicht zu gefährden. Aus diesem Grunde haben Emulsionszäpfchen in der Praxis eine untergeordnete Bedeutung.

Die weitaus meisten festen Wirkstoffe besitzen in lipophilen Grundmassen eine nur geringe oder praktisch keine Löslichkeit. Sie können daher nur grobdispers verteilt werden. Die Zäpfchen stellen in diesem Falle eine erstarrte Suspension dar. Wie bei den flüssigen Suspensionen ausgeführt (s. Kap. 3.5), kommt der Teilchengröße eine besondere Bedeutung für die Stabilität des Systems zu. Zur Herstellung von **Suspensionszäpfchen** müssen daher alle Feststoffe als feinstes Pulver verarbeitet werden. Die Teilchen sollten kleiner als 100 µm sein. Zur gleichmäßigen Verteilung werden die pulverisierten Feststoffe mit ein wenig geschmolzener Grundmasse oder einem flüssigen Bestandteil derselben angerieben. Die auf diese Weise erhaltene homogene Paste wird anschließend mit der restlichen Grundlage anteilmäßig verarbeitet. Bis zum Erstarren muss dafür gesorgt werden, dass die Sedimentation der Feststoffphase verhindert wird. Sehr empfindliche Wirkstoffe können auch ohne Erhitzen mit der zerkleinerten Zäpfchenmasse verrieben werden (für Pressverfahren), eine homogene Verteilung bereitet allerdings Schwierigkeiten.

Nach der Herstellung der Zubereitung erfolgt die eigentliche Formung der Zäpfchen, wobei gleichzeitig eine exakte Dosierung erreicht werden muss.

**Zäpfchenformung**
Zur Zäpfchenformung sind prinzipiell zwei Verfahren möglich:

- das Pressverfahren,
- das Gießverfahren.

Nach dem **Pressverfahren** können die Zäpfchen entweder aus der erstarrten Zubereitung (Schmelzpressverfahren) oder aus der Anreibung von Wirkstoffen und Grundmasse geformt werden. Für das Pressverfahren eignen sich alle lipophilen Grundmassen, vorausgesetzt, dass nur feste Wirkstoffe enthalten sind. Das fertige Gemisch wird in den Füllzylinder einer Suppositorienpresse gefüllt und durch Drehung des im Zylinder befindlichen Kolbens in die Bohrungen im aufgeschraubten Kopf gepresst (s. Abb. 6.33). Bei diesem Verfahren ist von Vorteil, dass

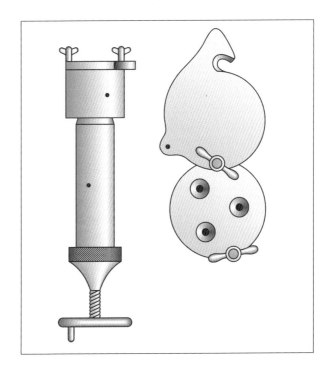

Ab. 6.33  Suppositorienpresse

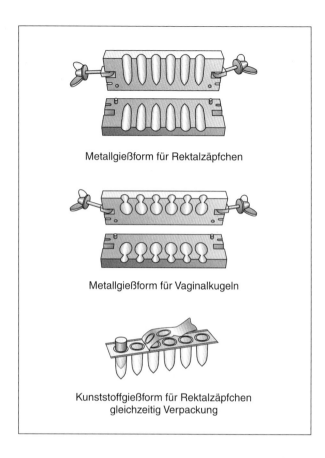

**Abb. 6.34** Suppositoriengießformen

die Arzneistoffe keiner Wärmebelastung ausgesetzt werden und nicht sedimentieren können. Auch ist der Zeitaufwand für kleinere Mengen gering, während bei größeren Chargen das Gießverfahren überlegen ist. Eine homogene Wirkstoffverteilung ist beim Pressverfahren (Ausnahme: Schmelzpressverfahren) schwer zu erreichen.

Aus diesem Grunde wird sowohl in der Apotheke als auch bei der industriellen Fertigung bevorzugt nach dem **Gießverfahren** gearbeitet. Dabei wird die fertige Zubereitung als Schmelze in entsprechende Gießformen ausgegossen (s. Abb. 6.34). Gießformen für mehrfache Benutzung bestehen aus Metall und besitzen Bohrungen mit einem Fassungsvermögen von 1 g bei Kindersuppositorien, 2 g bei Erwachsenenzäpfchen oder 3 g bei Vaginalkugeln. Die Massenangaben beziehen sich auf Suppositorien aus reiner Grundmasse.

Daneben werden heute vielfach Einmalgießformen aus Kunststoff oder Aluminiumfolien verwendet, die den Suppositorien direkt als Verpackung dienen.

Das Ausgießen der Zäpfchen erfolgt nach dem

- Klarschmelzverfahren,
- Cremeschmelzverfahren.

Für das **Klarschmelzverfahren** sind nur solche Grundmassen geeignet, die keine instabilen Modifikationen bilden (z. B. Hartfett). Diese werden bis kurz über den Klarschmelzpunkt erwärmt, mit den Wirkstoffen in geeigneter Weise verarbeitet und in noch dünnflüssigem Zustand (Klarschmelze) ausgegossen. Eine Sedimentation der Wirkstoffe muss durch laufendes Rühren während des Ausgießens und durch eine sofort eintretende Erstarrung (eventuell durch Kühlung der Gießform) verhindert werden. Dieses Verfahren wird bei der Herstellung größerer Ansätze gerne bevorzugt. In der Apothekenrezeptur wird in der Regel nach dem **Cremeschmelzverfahren** gearbeitet. Hierbei erfolgt die Zubereitung der Zäpfchenmasse sowie das Ausgießen derselben kurz oberhalb des Fließschmelzpunktes. Wegen der höheren Viskosität der cremigen Masse wird eine Phasentrennung weitgehend verhindert, die Einarbeitung von Luft jedoch erleichtert, was zu einer Unterdosierung führen kann. Andererseits werden die Wirkstoffe geschont und die Bildung instabiler Modifikationen verhindert. Um ein vorzeitiges Erstarren zu vermeiden, muss das Ausgießen der Cremeschmelze zügig und ohne Unterbrechung erfolgen. Nachdem die Masse in der Form teilweise erstarrt ist, lässt sich der überstehende Teil vorsichtig entfernen und die Oberseite glätten. Erst nach vollständigem Erstarren der Masse, dass sich bei Hartfett durch eine Druckprobe (Nachgeben der Zäpfchen beim Drücken auf die Oberseite) feststellen lässt, darf die Form geöffnet und die Zäpfchen entnommen werden. Ob diese schließlich auch exakt die deklarierte Wirkstoffmenge enthalten, hängt einerseits von der richtigen rechnerischen oder experimentellen Vorbereitung, andererseits von der Vermeidung von Lufteinschlüssen ab.

**Dosierungsmethoden**
Die exakte Dosierung des Wirkstoffs stößt bei den Zäpfchen auf besondere Schwierigkeiten, die in folgenden Ursachen begründet sind:

- Gießformen für Zäpfchen haben feste, aber nicht immer gleichgroße Füllräume.
- Zäpfchengießmassen werden nach Masse verordnet und hergestellt, aber nach Volumen dosiert.
- Verluste beim Ausgießen der Zäpfchengießmasse sind unvermeidlich.

Die sich aus den drei Ursachen ergebenden Abweichungen von der gewünschten Dosis lassen sich sowohl rechnerisch als auch experimentell korrigieren. Dabei erfordert die rechnerische Korrektur den geringeren Zeitaufwand, da die Zäpfchen sofort mit richtiger Dosis ausgegossen werden können. In diesem Fall werden alle erforderlichen Substanzen massenmäßig erfasst und abgewogen. Die Ausrechnung der benötigten Mengen erfolgt in drei Schritten, welche sich genau aus den obengenannten Punkten ergeben:

1. Ermittlung des Fassungsvermögens der Gießform (Eichwert).
2. Ermittlung der von den Wirkstoffen verdrängten Zäpfchengrundmasse unter Berücksichtigung des Verdrängungsfaktors.
3. Berücksichtigung des Verlustfaktors.

Die Masse eines Zäpfchens aus reiner Grundmasse sollte bei Erwachsenenzäpfchen ca. 2 g betragen. Je nach Füllvolumen der Gießform und Art der Zäpfchengrundmasse weicht die tatsächliche Masse deutlich davon ab. Das tatsächliche Fassungsvermögen einer Gießform wird als Eichwert oder Kalibrierwert bezeichnet. Dieser muss bei der Berechnung der Zäpfchengrundmasse berücksichtigt werden. Es empfiehlt sich daher, den Eichwert einer Zäpfchengießform für jede benutzte Grundmasse einmalig zu bestimmen und schriftlich festzuhalten.

Zur Ermittlung der pro Zäpfchen erforderlichen Grundmasse für eine bestimmte Rezeptur sind von dem nun bekannten Fassungsvermögen noch die Mengen abzuziehen, die durch die vorhandenen Wirkstoffe verdrängt werden. Dabei sind die sogenannten **Verdrängungsfaktoren** der Wirkstoffe zu berücksichtigen.

Diese geben an, wieviel g Zäpfchengrundmasse durch 1 g des entsprechenden Arzneistoffs verdrängt werden. Verdrängungsfaktoren sind für die wichtigsten Wirkstoffe aus dem DAC (Anlage F) zu entnehmen. Sie lassen sich experimentell oder rechnerisch als das Verhältnis zwischen der Dichte der Grundmasse und der Dichte des Arzneistoffs ermitteln. Die von einem Wirkstoff verdrängte Zäpfchengrundmasse ergibt sich aus dem Produkt der verordneten Wirkstoffmenge mit dessen Verdrängungsfaktor. Aus der Differenz zwischen dem Fassungsvermögen der Form und den von den Wirkstoffen verdrängten Anteilen lässt sich die pro Zäpfchen noch erforderliche Grundmasse errechnen.

Dies geschieht nach folgender Formel:

$$M_N = N \cdot (E - f_1 \cdot A_1 - f_2 \cdot A_2 - \ldots f_n \cdot A_n)$$

$M_N$ = erforderliche Menge Grundmasse für N Suppositorien in Gramm
$N$ = Anzahl der anzufertigenden Suppositorien
$E$ = Durchschnittsgewicht eines Suppositoriums aus reiner Grundmasse in Gramm (Eichwert)
$f_1, f_2, f_n$ = Verdrängungsfaktoren für den 1., 2. und n-ten Wirkstoff
$A_1, A_2, A_n$ = Dosis des 1., 2. und n-ten Wirkstoffes pro Suppositorium in Gramm.

In der Praxis muss allen verordneten Wirkstoffmengen und errechneten Grundmassenmengen ein einheitlicher Verlustzuschlag zugerechnet werden, der je nach Anzahl der Zäpfchen zwischen 2 und 10% betragen sollte. Bei kleineren Ansätzen ist im Vergleich zu größeren in jedem Falle ein höherer prozentualer Verlust einzukalkulieren.

Die zweite Möglichkeit einer massenmäßigen Dosierung ist das Ausgießen eines **Probezäpfchens**. Dazu wird die pro Zäpfchen verordnete Wirkstoffmenge in einer für 1 Zäpfchen unzureichenden Menge Grundmasse verteilt und diese Zubereitung in eine Bohrung der Gießform ausgegossen. Anschließend füllt man die Bohrung mit reiner Grundmasse auf, glättet das Zäpfchen und lässt es erstarren. Durch Subtraktion der Wirkstoffmasse von der gewogenen Gesamtmasse dieses Zäpfchens wird die erforderliche Grundmasse bestimmt.

Bei beiden besprochenen Verfahren wird die Zäpfchenmasse berücksichtigt. Den folgenden Methoden wird zur Auffindung der notwendigen Ansatzmenge das Zäpfchenvolumen zugrunde gelegt.

Bei der **Dosierungsmethode nach Münzel** werden die Arzneistoffe für alle Zäpfchen inklusive Verlustzuschlag in einer zu knappen Menge Grundmasse verteilt und verlustfrei in die Bohrungen der Zäpfchenform ausgegossen, so dass diese nur teilweise gefüllt sind. Anschließend füllt man mit reiner Grundmasse bis zur gewünschten Anzahl auf. Nach dem Erstarren werden sämtliche Zäpfchen, die nun den Wirkstoff ungleichmäßig verteilt enthalten, wieder eingeschmolzen. Nach der gleichmäßigen Verteilung der Wirkstoffe gießt man zum zweiten Mal aus. Die diesmal erhaltenen Zäpfchen haben alle den richtigen Wirkstoffgehalt. Eine weitere Möglichkeit der Dosierung nach Volumen ist die **Methode nach Starke**. Hierbei wird die entsprechende Anzahl Zäpfchen aus einer beliebigen Masse hergestellt, in einem schmalen Becherglas eingeschmolzen und der Rand der Schmelze markiert. Auf diese Eichmarke muss bei jeder Zäpfchenrezeptur mit Grundmasse aufgefüllt werden, wenn die gleiche Anzahl Zäpfchen herzustellen ist.

Bei Verwendung von hydrophilen Grundmassen, die in der Regel zur Herstellung von Vaginalzäpfchen eingesetzt werden, kann in vielen Fällen auf eine umfangreiche Berechnung verzichtet werden. Da die Wirkstoffe normalerweise gelöst vorliegen, ist die Volumenveränderung durch Verdrängung von Grundmasse nicht nennenswert und kann daher vernachlässigt werden. Es genügt in diesem Fall, einmalig einen Eichfaktor für die verwendete Grundmasse zu ermitteln und bei der Dosierung zu berücksichtigen. Auf keinen Fall dürfen die für Hartfett bestimmten Verdrängungsfaktoren auf andere Grundmassen übertragen werden.

## Zäpfchenprüfung

Gegossene Suppositorien und Vaginalkugeln sollten eine glatte, unbeschädigte Oberfläche besitzen. Wegen der Volumendosierung sind Hohlräume und Luftblasen unbedingt zu vermeiden. Die dispergierten Arzneistoffe müssen fein und gleichmäßig verteilt sein. Agglomerate dürfen makroskopisch nicht erkennbar sein. Die Härte und Druckfestigkeit sollte ausreichen, um ein Brechen oder Verformen bei Transport und Lagerung oder bei der Applikation zu vermeiden. In der Ph. Eur. sind folgende Prüfungen bei Zäpfchen vorgeschrieben:

- Prüfung auf Gleichförmigkeit des Gehaltes,
- Prüfung auf Gleichförmigkeit der Masse,
- Prüfung auf Wirkstofffreisetzung,
- Prüfung auf Zerfallszeit.

Die **Prüfung auf Gleichförmigkeit des Gehaltes** wird wie bei den einzeldosierten Pulvern durchgeführt (s. Kap. 2.4.1).

Zur **Prüfung auf Gleichförmigkeit der Masse** wird eine Stichprobe von 20 Zäpfchen entnommen und Einzel- sowie Durchschnittsmasse bestimmt. Die höchstzulässige Abweichung von der Durchschnittsmasse beträgt ± 5%. 2 der 20

Suppositorien dürfen diese Abweichung überschreiten, keines jedoch eine größere Abweichung als ±10%.

Die **Prüfung auf Wirkstofffreisetzung** wird, wie bei Tabletten beschrieben, auch bei Zäpfchen durchgeführt (s. Kap. 6.2.2).

Die **Prüfung auf Zerfallszeit** wird in der Ph. Eur. nur für Zäpfchen verlangt, für die die Prüfung auf Wirkstofffreisetzung nicht erfolgt. Dazu ist eine spezielle Apparatur zu verwenden, in der die Zerfallszeit von 3 Zäpfchen in Wasser von 37°C bestimmt wird. Zäpfchen aus lipophilen Grundmassen müssen innerhalb von 30 Minuten, solche aus hydrophilen Grundmassen innerhalb von 60 Minuten zerfallen.

### 6.3.5 Rektal- und Vaginalkapseln

Rektal- und Vaginalkapseln entsprechen in der Regel in ihren Eigenschaften den Weichkapseln (s. Kap. 6.2.1). Sie können mit einem Überzug versehen sein, der das Einführen erleichtert. Im Vergleich mit den Peroralkapseln haben Rektalkapseln eine längliche Form, Vaginalkapseln sind meist eiförmig.

### 6.3.6 Wirkstoffhaltige Tampons

Wirkstoffhaltige Tampons (Tamponae medicatae) sind feste, einzeldosierte Zubereitungen, die dazu bestimmt sind, in Körperhöhlen für einen bestimmten Zeitraum eingeführt zu werden (Ph. Eur.).

Die Zubereitungen bestehen aus Cellulose, Kollagen oder Silikon, das mit einem oder mehreren Wirkstoffen imprägniert ist. Die Wirkstoffmengen sind in der Beschriftung anzugeben. Je nach Applikationsort werden sie z. B. als **Rektal-** oder **Vaginaltampons** bezeichnet.

## 6.4 Therapeutische Systeme

Der Nachteil aller bisher besprochenen einzeldosierten Arzneiformen liegt in der meist kurzzeitig begrenzten Wirkungsdauer und den damit verbundenen häufigen Einzelapplikationen. Selbst bei Langzeitpräparaten und Retardformen ist eine regelmäßige Einnahme erforderlich, um die Wirkung während der Therapiedauer zu erhalten. Der schwankende Blutspiegel aufgrund der Freisetzungskinetik 1. Ordnung hat eine nur mangelhafte Krankheitsbeeinflussung und einen hohen Arzneimittelverbrauch zur Folge. Ziel der pharmazeutisch-technologischen Forschung war es daher schon längere Zeit, aus den Erkenntnissen der Pharmakokinetik heraus Arzneiformen zu entwickeln, die wie bei einer Dauerinfusion einen über längere Zeit gleichbleibenden Blutspiegel gewährleisten. Voraussetzung dazu ist eine programmierte kontinuierliche Wirkstoffabgabe (Kinetik 0. Ordnung) aus der Arzneiform. Das Ergebnis dieser Bemühungen sind die therapeutischen Systeme (TS), aktive Wirkstoffabgabesysteme, bei denen neben der Wirkstoffmenge auch die Abgaberate (abgegebene Menge/Zeiteinheit) und die Länge der Abgabedauer genau deklariert werden können.

> Ein therapeutisches System ist ein Wirkstoffe enthaltendes Modul, welches diese aktiv mit vorausbestimmter Rate kontinuierlich über einen festgelegten Zeitraum an einem festgelegten Applikationsort abgibt.

Bei therapeutischen Systemen spricht man von kontrollierter Wirkstoffabgabe, die für einen bestimmten therapeutischen Zweck experimentell optimiert werden kann. Vorteil dieser Darreichungsformen ist ein Höchstmaß an Effektivität, Selektivität und Arzneimittelsicherheit. Die Wirkstoffmenge ist gegenüber herkömmlichen Arzneiformen bei gleichem Effekt reduziert, damit sind auch die Nebenwirkungen verringert.

Durch die kontinuierliche Abgabe wird die Wirkstoffinvasion der Wirkstoffevasion angepasst und ein dynamisches Gleichgewicht hergestellt. Dies führt zu gleichmäßigen Blut- und Gewebsspiegeln über einen definierten Zeitraum.
TS bestehen aus 4 Komponenten:

- einem oder mehreren Wirkstoffen,
- einer Wirkstoff-Abgabe-Einheit,
- einem Trägerelement (sog. Plattform),
- einem therapeutischen Programm.

Die Wirkstoffe für TS müssen bestimmte Voraussetzungen erfüllen. Sie sollten in möglichst niedriger Dosierung wirksam sein und am Applikationsort schnell resorbiert werden können. Sie sollten daher unter Berücksichtigung aller Eigenschaften sorgfältig ausgewählt werden.

Die Wirkstoff-Abgabe-Einheit besteht ihrerseits aus vier Elementen:
- einem Wirkstoffreservoir,
- einem Abgabekontrollelement,
- einer Energiequelle,
- einer Abgabeöffnung.

Diese Einheit ist in der Plattform integriert, welche die Verbindung zum Organismus herstellt. Das Aussehen und die Eigenschaften des Trägerelementes werden vom Applikationsort bestimmt. Manchmal ist es mit ihm fest verbunden (bei Hautapplikation), manchmal innerhalb eines Bereichs frei beweglich (bei okularer und peroraler Verabreichung). Das therapeutische Programm gibt die Abgaberate des Wirkstoffs pro Zeiteinheit und die Gesamtdauer der Wirkstoffabgabe an. TS eignen sich für die lokale und systemische Anwendung. Für die lokale Anwendung stehen z. B. okulare und uterine TS zur Verfügung. Systemisch eingesetzt werden orale (GITS) und transdermale TS (TTS).

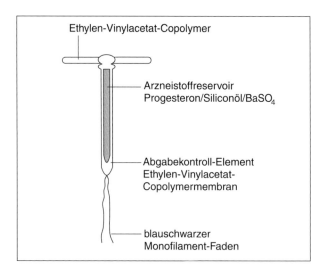

Abb. 6.35    Uterines TS

In der Ophthalmologie werden schon lange **okulare therapeutische Systeme** mit dem Wirkstoff Pilocarpin (Ocusert®) zur Glaukombehandlung eingesetzt. Sie werden auch als Augeninserte bezeichnet und bei den sterilen Augenarzneiformen besprochen (s. Kap. 7.3.4)

**Uterine TS** werden zur Kontrazeption eingesetzt (s. Abb. 6.35). Als Wirkstoff wird ein Gestagen kontinuierlich aus dem Arzneistoffreservoir abgegeben. Das System wird vom Frauenarzt appliziert und hat eine Wirkungsdauer von mehreren Jahren. Ringförmige, **intravaginale TS**, die als Wirkstoffe z. B. Estrogene und Gestagene mit zeitversetzter Abgabe enthalten, müssen monatlich ausgetauscht werden.

**Orale TS** sind Weiterentwicklungen der verschiedenen Retardformen mit dem Ziel, auch im Gastrointestinaltrakt eine programmierte Arzneistoffabgabe zu verwirklichen. Mit Hilfe der Verwendung semipermeabler Membranen und der Gesetze der Osmose sind gastrointestinale therapeutische Systeme (GITS) entstanden.

**GITS** besteht aus einem, von einer semipermeablen Membran umgebenen Arzneistoffreservoir (s. Abb. 6.36). Die Membran besitzt eine lasererzeugte Austrittsöffnung mit festgelegtem Durchmesser. Der Wirkstoff selbst oder ein Salz als Hilfsstoff bewirken durch ihre osmotische Aktivität, dass Wasser aus dem GI-Trakt durch die Membran in das innere der Einheit diffundiert und dort den Arzneistoff in Lösung bringt. Als Folge des steigenden hydrostatischen Drucks im Inneren wird nun kontinuierlich konzentrierte Wirkstofflösung durch die Abgabeöffnung freigesetzt. Die Freisetzungsgeschwindigkeit wird also nicht wie bei herkömmlichen peroralen Arzneiformen vom Lösungsvorgang bestimmt, sondern von der Porengröße der Öffnung. Außerdem hat die Motilität des Magen-Darm-Traktes keinen Einfluss auf die Liberation. Durch die kontrollierte Wirkstoffabgabe ist ein gleichbleibender Plasmaspiegel über viele Stunden erzielbar (z. B. Nifedipin – GITS).

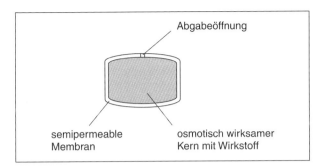

Abb. 6.36 GITS

**Transdermale TS** sind mit einer Dauerinfusion ohne Schlauch und Kanüle zu vergleichen. Es werden dabei Membranpflaster an unbehaarte Hautstellen mit definierter Hautdicke geklebt. Die **transdermalen Pflaster** haben in den letzten Jahren erheblich an Bedeutung gewonnen, weshalb bereits eine Monographie in der Ph. Eur. existiert. Dort werden sie wie folgt definiert:

Transdermale Pflaster sind flexible, unterschiedlich große, pharmazeutische Zubereitungen, die einen oder mehrere Wirkstoffe enthalten und dazu bestimmt sind, auf der unverletzten Haut angewendet zu werden, um den oder die Wirkstoffe nach Passage der Hautbarriere an den Blutkreislauf abzugeben.

Aufbau und Funktion verschiedener TTS macht Abbildung 6.37 deutlich.

Bei den **membrankontrollierten Reservoir-Systemen** diffundiert der Wirkstoff aus dem Reservoir durch eine Mikroporenmembran und anschließend durch die intakte Hautoberfläche zu den Kapillargefäßen der Haut, von wo die Verteilung durch den Blutkreislauf ausgeht.

Bei den **matrixkontrollierten TTS**, die ein- oder mehrschichtig sein können, ist der Wirkstoff in eine Polymermatrix inkorporiert, aus der er kontrolliert diffundieren kann. Systembedingt kann in diesem Fall keine konstante Abgabe erfolgen, die Sicherheit gegenüber einer Überdosis ist hingegen größer, da bei mechanischer Zerstörung nicht der gesamte Wirkstoff zur Freisetzung kommt.

Die Wirkung ist in beiden Fällen systemisch. Zur Aufrechterhaltung des Diffusionsvorgangs ist ein Überschuss an Wirkstoff im Reservoir erforderlich, es wird also nur ein Teil der Gesamtmenge resorbiert. TTS sind besonders für solche Wirkstoffe geeignet, die ausgeprägten first-pass-effect zeigen und daher schnell vom Körper ausgeschieden werden. So wird die Wirkungsdauer von Nitroglycerin gegenüber perlingualer Applikation von 30 Minuten auf 24 Stunden gesteigert (Nitroderm®).

Weitere bewährte Anwendungen sind Nikotinpflaster zur Raucherentwöhnung, Scopolaminpflaster bei Reiseübelkeit, Fentanylpflaster gegen Schmerzen und Estradiol zur Homontherapie in den Wechseljahren.

TTS-Systeme sollten bei Temperaturen unter 25 °C aufbewahrt und auf saubere, intakte, glatte und möglichst unbehaarte Hautstellen aufgeklebt werden.

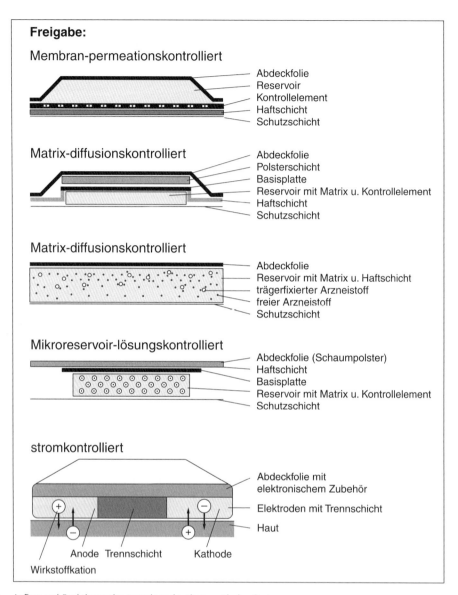

**Abb. 6.37** Aufbau und Funktionsweise transdermaler therapeutischer Systeme.

Während Scopodermpflaster hinter das Ohr geklebt werden, werden normalerweise Rumpf, Oberarm oder Hüfte als Applikationsort gewählt. Um einen guten Halt und Hautkontakt zu gewährleisten, sollte die Klebefläche nach Abziehen der Schutzfolie nicht mehr berührt, und das Pflaster nach der Applikation kurz angepresst werden. Obwohl die äußere Schutzschicht wasserundurchlässig ist, wodurch Baden und Duschen möglich sind, kann Wasser zwischen Haut und

Pflaster gelangen. In diesem Fall muß das Pflaster erneuert werden. Bei der Entsorgung ist zu bedenken, dass ein hoher Restgehalt an Arzneistoff vorhanden ist. Ph. Eur. lässt transdermale Pflaster auf Gleichförmigkeit des Gehalts und auf Wirkstofffreisetzung prüfen. Zur Beschriftung gehören die Wirkstoffdosis, die Abgaberate und die Freisetzungsoberfläche.

### Vertiefende Fragen:
1. Bei welcher Arzneiform (Beispiel) ist der Wirkstoff bereits freigesetzt und wann ist er sogar mit der Applikation bereits aufgenommen?
2. Welche Kinetik ist bei Retardpräparaten bewusst verzögert?
3. In einer Tablette sind folgende Hilfsstoffe enthalten: a) Gelatine, b) Kartoffelstärke, c) Talkum, d) Magnesiumstearat. Welche Funktionen sind diesen Stoffen zuzuordnen?
4. Was erwarten Sie als Inhalt, wenn Sie eine Weichkapsel öffnen?
5. Warum ist eine kontinuierliche Wirkstofffreisetzung mit fester Abgaberate sinnvoll?
   a) Welche Auswirkung hat dies auf den Blutspiegel?
   b) Welche modernen Arzneiformen kommen dem Ideal sehr nahe?

# 7 Sterilisierte Arzneiformen

**Dieses Kapitel soll dem Leser vermitteln,**
- dass die Keimproblematik ein wesentlicher Punkt bei der Anfertigung, der Qualitätssicherung und der Haltbarkeit von Arzneizubereitungen ist.
- welche für die Einschätzung mikrobiologischer Qualitätskriterien bedeutsame Eigenschaften Mikroorganismen besitzen.
- welche Maßnahmen zu ergreifen sind, um Keime aus Arzneimitteln fernzuhalten oder zu entfernen.
- wie eine sachgerechte Anfertigung von Ophthalmica und Parenteralia nach den Vorgaben der Arzneibücher und pharmazeutischen Regeln erfolgen kann.

Sterilität ist die Abwesenheit von lebensfähigen Mikroorganismen (Ph. Eur.).

Gegenstände oder Arzneiformen, die direkt mit dem Blut bzw. Körpergewebe in Berührung kommen oder auf empfindliche Schleimhäute (Auge) gebracht werden sollen, müssen besonderen Reinheitsanforderungen entsprechen. Besonders gefährlich kann es für den Patienten werden, wenn er auf diese Weise mit Krankheitserregern infiziert wird. Eine **Infektion** ist das Eindringen von Krankheitserregern in einen lebenden Organismus, was zu einer Infektionskrankheit führen kann. Als Krankheitserreger kommen vor allem verschiedene Arten von Mikroorganismen, wie Bakterien und Pilze oder Viren in Frage. Nicht alle dieser Mikroorganismen, die auch als Keime bezeichnet werden, sind Erreger von Infektionskrankheiten. Man muss daher zwischen **pathogenen** (krankheitserregenden) und **apathogenen** (nicht krankheitserregenden) **Keimen** unterscheiden.

Für eine wirksame Bekämpfung von Keimen in Arzneiformen müssen einige **Eigenschaften der Mikroorganismen** bekannt sein und gegebenenfalls berücksichtigt werden. Im folgenden Abschnitt soll auf einige wesentliche Erkenntnisse kurz eingegangen werden.

Sowohl pathogene wie apathogene Keime sind in großer Zahl in unserer Umwelt vorhanden. Während ein gesunder Organismus durch natürliche Abwehrmechanismen gut vor Infektionskrankheiten geschützt wird, ist ein geschwächter Organismus besonders gefährdet. Letzterer sollte daher nach Möglichkeit nicht massiv mit Keimen belastet werden. Dafür ergreift man hygienische Maßnahmen.

Mikroorganismen brauchen für ihr Wachstum, welches mit einer Zellvermehrung durch Teilung gleichzusetzen ist, günstige Lebensbedingungen, was Nährboden und Temperatur angeht. Unter diesen Verhältnissen können sie in wenigen Stunden mit dem bloßen Auge sichtbare Kolonien bilden. Die rasche Vermehrung auf bebrüteten Nährböden wird zum Nachweis für das Vorhandensein vermehrungsfähiger Keime herangezogen. Praktisch alle Mikroorganismen sind auf Wasser angewiesen; dies schließt ein Bakterienwachstum in wasserfreien Medien aus. Fette Öle und wasserfreie Salben sind daher auch ohne antimikrobielle Behandlung keimarm und haltbar. Die meisten Mikroorganismen brauchen zum Atmen Sauerstoff (Aerobier), während einige, z. B. Hefen, auch unter Luftabschluss gedeihen (Anaerobier). In der Luft selbst kommen Keime selten frei vor. Sie sind wegen ihrer Größe und der elektrostatischen Anziehung meist an Staubpartikeln gebunden, mit denen sie aufgewirbelt werden und wieder zu Boden sinken. Bei unwirtlichen Verhältnissen können viele Mikroorganismen **Dauerformen** (sogenannte Sporen) bilden, die besonders widerstandsfähig sind. Unter günstigeren Bedingungen keimen die Sporen wieder aus, wobei erneut **vegetative Keime** entstehen. Nur vegetative Keime sind als solche teilungsfähig und pathogen.

Ph. Eur. teilt alle Zubereitungen in 6 Kategorien ein (s. Tab. 7.1) und stellt dabei folgende Anforderungen an ihre mikrobiologische Qualität:

**Tab. 7.1** Mikrobiologische Qualität pharmazeutischer Zubereitungen nach Ph. Eur.

| Kategorie | Typ der Zubereitung | Beispiele | Anforderungen |
|---|---|---|---|
| 1 | Zubereitungen, die laut Arzneibuchmonographie steril sein müssen | Augentropfen Injektionslösungen | müssen der Prüfung auf Sterilität entsprechen |
| 2 | Zubereitungen zur topischen und zur Anwendung im Respirationstrakt außer Kategorie 1 | Salben, Cremes, Gele Nasentropfen Inhalate | Keimzahl je g oder ml:<br>• max. $10^2$ aerobe Bakterien und Pilze<br>• höchstens 10 Enterobakterien<br>• kein Pseudomonas aeruginosa<br>• kein Staphylococcus aureus |
| 3 A | Zubereitungen zur oralen und rektalen Anwendung außer Kategorie 3B | perorale Liquida Kapseln Tabletten Suppositorien | Keimzahl je g oder ml:<br>• max. $10^3$ aerobe Bakterien<br>• max. $10^2$ Pilze<br>• kein Escherichia coli |
| 3 B | Zubereitungen zur oralen Anwendung mit Rohmaterialien natürlicher Herkunft außer Kategorie 4 | perorale Liquida, Kapseln, Tabletten mit entsprechenden Inhaltsstoffen | Keimzahl je g oder ml:<br>• max. $10^4$ aerobe Bakterien<br>• max. $10^2$ Pilze<br>• höchstens $10^2$ Enterobakterien<br>• kein Escherichia coli<br>• kein Staphylococcus aureus<br>• keine Salmonellen in 10 ml/10 g |
| 4 A | pflanzliche Arzneimittel, denen vor der Anwendung siedendes Wasser zugesetzt wird | Tees | Keimzahl je g oder ml:<br>• max. $10^7$ aerobe Bakterien<br>• max. $10^5$ Pilze<br>• max. $10^2$ Escherichia coli |

b. 7.1 Mikrobiologische Qualität pharmazeutischer Zubereitungen nach Ph. Eur. (Fortsetzung)

| Kategorie | Typ der Zubereitung | Beispiele | Anforderungen |
|---|---|---|---|
| 4 B | andere pflanzliche Arzneimittel | Drogenauszüge und -zubereitungen außer 4 A | Keimzahl je g oder ml:<br>max. $10^5$ aerobe Bakterien<br>max. $10^4$ Pilze<br>höchstens $10^3$ Enterobakterien<br>kein Escherischia coli<br>keine Salmonellen in 10 ml/10 g |

Durch eine Reihe antimikrobieller Maßnahmen gelingt es, Keime zu vernichten oder in ihrer Anzahl so zu verringern, dass die Infektionsgefahr abnimmt. Dabei werden die Mikroorganismen entweder abgetötet (mikrobizides Verfahren), am Wachstum gehindert (mikrobistatisches Verfahren) oder mechanisch abgetrennt.

Während vegetative Formen relativ leicht abgetötet werden können, sind Bakteriensporen wesentlich schwieriger zu erfassen. Je nach Ziel und Wirksamkeit der antimikrobiellen Maßnahme ist zwischen folgenden Begriffen zu unterscheiden:

- Sterilisation,
- Desinfektion,
- Antiseptik,
- Aseptik,
- Konservierung.

**Sterilisation** ist die Abtötung oder Entfernung aller vermehrungsfähiger Keime an und in totem Material und damit die weitreichendste antimikrobielle Maßnahme. Das Ergebnis einer Sterilisation ist ein keimfreies (steriles) Material. Sterilität wird für alle Gegenstände gefordert, die direkt mit dem Blut oder Körpergewebe in Berührung kommen, wie z. B. Operationsbestecke, Injektionsspritzen, einige Verbandsstoffe usw. Arzneiformen müssen sterilisiert werden, wenn sie zur Anwendung am Auge bestimmt sind oder parenteral bzw. direkt auf Wunden appliziert werden sollen.

Bei einer **Desinfektion** werden pathogene Keime an totem oder lebendem Material vernichtet. Ziel dieser Maßnahme ist es, den Gegenstand in einen Zustand zu versetzen, welcher eine Infektion ausschließt. Desinfizierte Gegenstände sind nicht steril, da die Dauerformen der Bakterien nicht erfasst werden. Einer Desinfektion werden z. B. die Hände, Hautpartien, Räume, Wäschestücke usw. unterworfen.

Unter **Antiseptik** versteht man Maßnahmen auf Haut- oder Schleimhautgewebe, besonders Wunden (z. B. antiseptische Puder), die einer Ausbreitung von Krankheitserregern entgegenwirken. Die Begriffe antiseptisch und desinfizierend decken sich fast.

**Aseptik** sind dagegen Maßnahmen, die zum Ziel haben, Keime von Gegenständen oder Stoffen fernzuhalten. Eine Berührung (Kontamination) steriler Materialien mit Keimen wird dadurch eingeschränkt. Aseptische Maßnahmen sind z. B. das Arbeiten in keimarmen Räumen sowie das Tragen von sterilen Handschuhen, Mundschutz usw.

**Konservierung** ist die Verlängerung der Haltbarkeit verderblicher Zubereitungen durch Zugabe von Stoffen, die Mikroorganismen abtöten oder am Wachstum hindern. Konserviert werden Produkte, die gute Nährböden für Keime darstellen (Lebensmittel, wasserhaltige Arzneizubereitungen).

## 7.1 Verfahren zur Verminderung der Keimzahl

Alle Verfahren, die zu einer Verminderung der Keimzahl führen, lassen sich nach verschiedenen Gesichtspunkten einteilen. Nach ihrer Wirksamkeit könnte man eine Einteilung in Sterilisations-, Desinfektions- und Konservierungsverfahren vornehmen. Dabei ist jedoch keine scharfe Abgrenzung möglich. Eher bietet sich eine Gliederung nach der Methodik an, wie sie folgendes Schema zeigt:

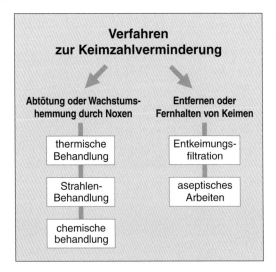

Die hier aufgeführten Verfahren sind nicht gleichwertig. Die Wahl eines geeigneten Verfahrens richtet sich nach folgenden Gesichtspunkten:

- Wirksamkeit des Verfahrens,
- Eigenschaften des zu behandelnden Gutes,
- Art und Umfang des Keimgehaltes des Gutes.

Die Empfindlichkeit des zu behandelnden Gutes und die Aggressivität wirksamer Verfahren machen oft Kompromisse notwendig. Dabei ist jeweils das wirksamste Verfahren zu wählen, welches noch keine Schädigung des zu behandelnden Materials hervorruft. Für eine erfolgreiche Bekämpfung aller Keime ist ein möglichst niedriger Keimgehalt des Sterilisationsgutes Voraussetzung. Je mehr Keime vorhanden sind, umso länger und intensiver muss die antimikrobielle Behandlung erfolgen.

Der **Sterilitätssicherheits-Wert** (**SAL-Wert**) gibt die Wahrscheinlichkeit an, unter wie vielen Zubereitungen bei einem bestimmten Verfahren eine nicht sterile zu finden ist, d. h. ein Wert von $10^{-6}$ bedeutet, unter 1 Million Zubereitungen ist eine zu finden, die noch einen lebensfähigen Mikroorganismus enthält.

Bei Arzneimitteln, zu deren Herstellung Materialien menschlichen oder tierischen Ursprungs verwendet werden, muss die **Virussicherheit** gewährleistet sein. Hierbei schreibt Ph. Eur. die Durchführung einer Risikobewertung vor.

## Thermische Verfahren zur Keimzahlverminderung

Während Keime im Temperaturbereich zwischen ca. 20 und 40 °C besonders günstige Wachstumsbedingungen haben, tritt bei abnehmender oder zunehmender Temperatur Wachstumshemmung, Wachstumsstillstand oder gar Abtötung ein. Zur Keimzahlverminderung sind daher sowohl Hitze- als auch Kältebehandlung möglich, wobei das erste Verfahren in der Praxis zur Keimabtötung, d. h. Sterilisation oder Desinfektion, das zweite zur Wachstumshemmung, d. h. Konservierung, eingesetzt wird.

Bei einer **Hitzebehandlung** werden die Mikroorganismen infolge Proteindenaturierung abgetötet. Die Empfindlichkeit der Keime ist gegenüber Hitzeeinwirkung sehr unterschiedlich, wobei besonders Dauerformen eine erstaunliche **Resistenz** zeigen (s. Tab. 7.2). Während vegetative Bakterien, Pilze, Pilzsporen, Protozoen und Viren meist in kochendem Wasser (100 °C) in wenigen Minuten abgetötet bzw. inaktiviert sind, sind für Bakteriensporen je nach Resistenzstufe höhere Temperaturen und längere Einwirkungszeiten notwendig. Für die Kontrolle der Wirksamkeit einer Hitzebehandlung werden Testkeime vier verschiedener Resistenzstufen benutzt.

b. 7.2  Hitzeresistenzstufen

| Stufe | Testkeim | zugehörige Mikroorganismen | Verfahren zu deren Inaktivierung bzw. Abtötung |
|---|---|---|---|
| I | Staphylokokken (Staphylococcus aureus) | alle vegetativen Bakterien, Pilze und Pilzsporen, Rickettsien, Protozoen und Viren | 100 °C in wenigen Minuten Desinfektion, Pasteurisation, Auskochen, Wasserdampf |
| II | aerobe Sporenbildner (Bacillus subtilis) | Milzbrandsporen | 30 min im strömenden Wasserdampf |
| III | Sporenerde (Clostridien) | Sporen mesophiler Saprophyten, „native" Erdsporen der Mesentericus-Subtilis-Gruppe, pathogene anaerobe Sporenbildung | 20 min bei 121 °C bzw. 3–5 min bei 135 °C im Autoklav oder 90 min bei 160 °C resp. 30 min bei 180 °C im Heißluftschrank (sog. „Medizin. Sterilisation") |
| IV | Komposterde | seltene thermophile höchst resistente Erdsporen (für Menschen apathogen) | mehrstündiges Autoklavieren |

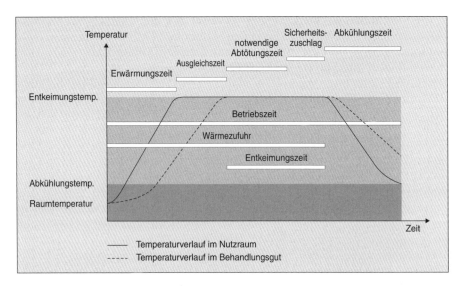

Abb. 7.1  Schematischer zeitlicher Temperaturverlauf bei der antimikrobiellen Hitzebehandlung

Um eine zuverlässige Vernichtung der Keime zu erreichen, müssen Temperatur und Einwirkungsdauer berücksichtigt und aufeinander abgestimmt werden. Dabei ist sicherzustellen, dass die erforderliche Sterilisationstemperatur genügend lange auf das Sterilisationsgut einwirken kann. Der **zeitliche Temperaturverlauf** bei einer antimikrobiellen Hitzebehandlung ist in der Abbildung 7.1 dargestellt.

Während der Erwärmungszeit wird der Sterilisationsraum auf die vorgeschriebene Temperatur gebracht. Die Ausgleichszeit hängt von der Art und Größe des zu behandelnden Gutes ab und wird benötigt, um das Material auf die Temperatur des Sterilisationsraumes zu bringen. Mit Erreichen der Sterilisationstemperatur beginnt die Sterilisationszeit, die sich aus der notwendigen Abtötungszeit und einem Sicherheitszuschlag von 50% (der Abtötungszeit) zusammensetzt. Zur Betriebszeit gehört schließlich noch die Abkühlungszeit, bei der die Wärmezufuhr abgeschaltet ist.

Neben Temperatur und Einwirkungsdauer spielt der **Feuchtigkeitsgehalt** für die Wirksamkeit des Verfahrens eine entscheidende Rolle. Wasserdampf und Wasser können Wärme wesentlich besser übertragen als trockene Luft. Zudem läuft die Proteindenaturierung bei Vorhandensein von Feuchtigkeit schneller ab. Durch Einsatz von feuchter Hitze lassen sich Sterilisationstemperatur und -zeit gegenüber trockener Hitze herabsetzen.

### Trockene Hitze

Das **Ausglühen** oder **Abflammen** von hitzebeständigen Materialien (Spatel, Pinzette) ist eine schnelle Methode zur Vernichtung anhaftender Keime. Sterilität ist jedoch nur bei Erreichen genügend hoher Temperaturen und so lange vorhanden, wie keine Rekontamination, d. h. erneute Berührung mit Keimen, möglich ist.

Die Sterilisation mit Heißluft ist eines der wichtigsten und meistverwendeten Verfahren. Die Heißluftbehandlung erfolgt in einem geschlossenen, elektrisch heizbaren Schrank mit Thermostatregelung (Heißluftsterilisator).

Da für eine Heißluftsterilisation Temperaturen zwischen 140–180 °C erreicht werden müssen, lassen sich nur entsprechend hitzefeste Materialien behandeln. Bei Gegenständen aus Glas, Metall, Porzellan, hitzeunempfindlichen Feststoffen, wie Talk, Zinkoxid und nichtflüchtigen, höhersiedenden Flüssigkeiten, wie fetten Ölen, Paraffinen, wasserfreiem Glycerol, ist die Heißluftsterilisation anwendbar. Hitzeempfindliche Materialien, wie Kunststoffe, Textilien, Papier, Gummi, thermolabile und flüchtige Stoffe (z. B. thermolabile Arzneistoffe, wässrige und alkoholische Zubereitungen), dürfen auf keinen Fall mit trockener Hitze behandelt werden. Voraussetzung für eine erfolgreiche Behandlung ist, dass

- die Sterilisationstemperatur im Sterilisiergut erreicht,
- die Sterilisationszeit nicht unterschritten und
- eine Rekontamination nach dem Öffnen des Gerätes verhindert wird.

Innerhalb eines Heißluftsterilisators können Temperaturdifferenzen entstehen. Durch Luftumwälzung und sinnvolle Beladung wird eine gleichmäßige Wärmeverteilung erreicht. Die Temperatur sollte an mindestens 2 Punkten gemessen und gegebenenfalls aufgezeichnet werden. Ursache für zu niedrige Temperaturen kann auch feuchtes Material sein, da beim Verdampfen eine Abkühlung auftritt (Verdampfungswärme). Um die Ausgleichszeit niedrig zu halten, sollten beim Sterilisieren von Flüssigkeiten und Feststoffen kleine Volumina bzw. geringe Schichtdicken eingehalten werden. Gegenstände und Gefäße sollten vorher so verpackt bzw. abgedeckt werden (z. B. durch Alufolie), dass beim Öffnen des Heißluftschrankes keine Rekontamination möglich ist.

Die Sterilisationszeit richtet sich nach der gewählten Temperatur. Ph. Eur. schreibt als Standardbedingung bei 160 °C eine Zeit von mindestens 2 Stunden vor. In bestimmten Fällen können andere Temperatur- und Zeitkombinationen berechtigt und zulässig sein. Wird die Temperatur um 10 °C erhöht, halbiert sich die benötigte Sterilisationszeit, bei 170 °C also auf 1 Stunde, bei 180 °C auf 30 Minuten.

## Feuchte Hitze

Bei der Einwirkung von feuchter Hitze werden im Vergleich zur trockenen Hitze die Keime schneller und bei niedrigerer Temperatur abgetötet. Wasser und Wasserdampf sind sehr gute Wärmeüberträger und wesentlich aggressiver als Luft von gleicher Temperatur. Heißes Wasser und besonders Dampf führen im Vergleich zu heißer Luft bekanntlich leicht zu schweren Verbrennungen. Dies wird durch den wesentlich höheren Energiegehalt bei Wasser und Dampf verursacht. Zusätzlich zu der Wärmeenergie, die sich aus der Temperatur des Wassers ergibt, enthält Wasserdampf noch eine hohe Verdampfungsenergie, welche bei der Kondensation des Dampfes wieder freigesetzt wird.

Die beste Ausnutzung der Verdampfungsenergie zur Abtötung von Keimen wird bei **gesättigtem Wasserdampf** erreicht. Dampfsättigung liegt vor, wenn Flüssigkeit und Gasphase im Gleichgewicht stehen. Dies ist in einem offenen Sys-

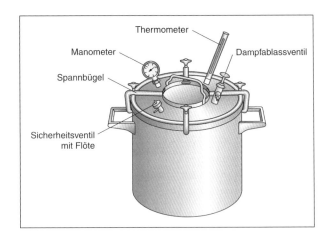

**Abb. 7.2**  Sikotopf

tem bei 100 °C der Fall. Der Wasserdampfdruck entspricht bei dieser Temperatur dem normalen Atmosphärendruck 1,013 bar. Solange noch flüssiges Wasser vorhanden ist, lässt sich die Temperatur nicht über 100 °C bringen. Erst wenn alles Wasser verdampft ist, wird durch weitere Energiezufuhr eine Temperaturerhöhung des Dampfes erreicht. Man spricht dann von **überhitztem Wasserdampf**, der jedoch nicht mehr gesättigt ist und sich daher bei der Kondensation deutlich abkühlt. Dampfsättigung mit höherer Temperatur lässt sich nur in geschlossenen Systemen unter Druck erreichen. Der dabei erzeugte **gespannte, gesättigte Wasserdampf** hat sich für die Sterilisation als besonders geeignet erwiesen. Sie erfolgt im **Dampfsterilisator (Autoklav)**. Dabei handelt es sich um ein druckfestes und luftdicht verschließbares Gefäß, in dem das Sterilisationsgut mit einer bestimmten Menge Wasser erhitzt wird.

**Einwandige Autoklaven** sind den im Haushalt verwendeten Schnellkochtöpfen ähnlich, besitzen im Gegensatz zu diesen jedoch in ihrem Deckel regelbare Ventile, sowie Thermometer und Manometer zur Kontrolle. Sie sind besonders für kleinere Mengen Sterilisationsgut geeignet und in den meisten Fällen in Apothekenlaboratorien anzutreffen (s. Abb. 7.2).

Bei **doppelwandigen Dampfsterilisatoren** ist der eigentliche Sterilisationsraum von einem Wasserbehälter umgeben, in dem der Dampf erzeugt wird (s. Abb. 7.3). Da sich das Ablassventil an der Unterseite des Sterilisationsraumes befindet, lässt sich die gegenüber Wasserdampf schwerere Luft schneller entfernen. Bei den größeren Sterilisatoren sind Dampfzufluss und -abfluss durch Ventile steuerbar, so dass in kurzer Folge neu sterilisiert werden kann. Noch rationeller ist eine kontinuierliche Dampfsterilisation, wie sie im industriellen Maßstab möglich ist.

Bei der **Durchführung einer Dampfsterilisation** sind einige Punkte besonders zu beachten. Eine sichere Sterilisation ist nur dann zu erreichen, wenn im Sterilisationsraum keine Restluft mehr vorhanden ist. Daher wird der Autoklav mit geöffnetem Dampfablasshahn erwärmt, bis nur noch Wasserdampf ausströmt. Dazu sind nach Erreichen der Siedetemperatur noch mindestens zwei Minuten

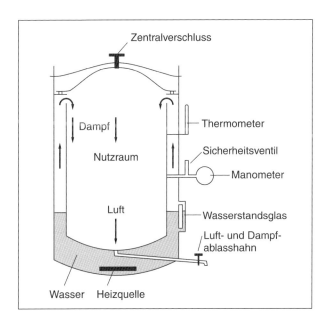

Abb. 7.3 Einfach gebauter doppelwandiger Autoklav

Tab. 7.3 Beziehungen zwischen Dampftemperatur und Dampfdruck (Werte gerundet)

| Dampftemperatur °C | Dampfdruck bar (at) | Überdruck bar (atü) |
|---|---|---|
| 110 | 1,48 (1,50) | 0,49 (0,50) |
| 120 | 1,96 (2,00) | 0,98 (1,00) |
| 121 | 2,06 (2,10) | 1,08 (1,10) |
| 124 | 2,26 (2,30) | 1,28 (1,30) |
| 130 | 2,75 (2,80) | 1,77 (1,80) |
| 134 | 3,04 (3,10) | 2,06 (2,10) |

Dampfablass erforderlich, da die spezifisch schwerere Luft mit dem Dampf heraus gedrückt werden muss. Bei porösem Sterilisationsgut ist eventuell ein Evakuieren vor dem Einströmen des Dampfes erforderlich. Ist der Wasserdampf während der Sterilisation mit Luft verdünnt, ist das Ausmaß der Wärmeübertragung vermindert. Das Spannen des Dampfes erfolgt nun durch Schließen der Ventile und weiteres Erwärmen. Parallel zum auftretenden Überdruck steigt die Temperatur im Autoklaven (s. Tab. 7.3). Beide müssen unabhängig voneinander gemessen und, wenn möglich, aufgezeichnet werden. Zur Kontrolle vergleicht man Thermometer- und Manometerstand. Bei noch vorhandener Restluft ist der Druck höher als erwartet. Für eine sichere Abtötung aller Keime müssen die in mindestens 2 Behältnissen gemessene Temperatur und die Sterilisationszeit aufeinander abgestimmt werden. Ph. Eur. schreibt als Standardbedingungen bei **121°C (ca. 2 bar)** eine Zeit von **15 Minuten** vor. Andere Kombinationen von Temperatur und Zeit können gewählt werden unter der Bedingung, dass ihre Wirksamkeit nachgewiesen wurde. Wie bei der Heißluftsterilisation ist je nach Sterilisationsgut eine kleinere oder größere Ausgleichszeit zu berücksichtigen. Während der Dampfsterilisation müssen Druck und Temperatur nicht nur als Erfolgs-, sondern auch als Sicherheitskontrolle verfolgt werden, da es bei sehr hohem Überdruck zur Explosion kommen kann, falls die vorhandenen Sicherheitsventile versagen sollten. Am Ende der Sterilisation wird als erstes die Heizung abgestellt. Die Ventile bleiben so lange verschlossen, bis der Überdruck verschwunden und die Temperatur unter 100 °C gesunken ist. Zur Vermeidung einer Vakuumbildung sollte nun das Dampfablassventil vorsichtig geöffnet werden. Die Abkühlung darf jedoch nicht zu schnell erfolgen, wenn sich verschlossene Flaschen im Autoklaven befinden (Gefahr des Platzens).

Eine richtig durchgeführte Dampfsterilisation ist ein besonders sicheres Verfahren zur Abtötung aller Keime und sollte immer dann eingesetzt werden, wenn das Sterilisationsgut für die Behandlung mit feuchter Hitze geeignet ist. Dies gilt für alle Geräte aus rostfreiem Metall, Glas, Porzellan und hitzebeständigem Kunststoff. Auch Verbandsstoffe und Textilien lassen sich autoklavieren. Alle Gegenstände müssen vor der Behandlung so verpackt werden, dass eine Kontamination nach Öffnen des Autoklaven verhindert wird. Eine geeignete **Verpackung** muss einerseits keimdicht, andererseits jedoch wasserdampfdurchlässig sein, um die Sterilisation nicht zu behindern. Am besten eignen sich Kunststofffolien, die speziell zu diesem Zwecke entwickelt worden sind. Die zu behandelnden Gegenstände werden in Folie eingeschweißt oder diese mit Spezialklebeband verschlossen. Besonders gut eignet sich die Dampfsterilisation zur Behandlung wässriger Lösungen, die in luftdicht verschlossenen Gefäßen erfolgen kann, z. B. in Flaschen oder Ampullen. Da in diesen praktisch die gleichen Bedingungen wie im Autoklaven herrschen, werden auch im Innern alle Keime abgetötet.

Nicht geeignet für eine Autoklavierung sind thermolabile Materialien sowie Stoffe, bei denen eine Einwirkung von Feuchtigkeit unerwünscht ist (z. B. Pudergrundlagen). Für Fette und ölige Zubereitungen kommt aus dem gleichen Grunde nur die Heißluftsterilisation in Frage. Zur **Kontrolle** einer erfolgreichen Autoklavierung können spezielle Farbindikatoren verwendet werden, die das Erreichen der Sterilisationstemperatur und -zeit durch Farbumschlag anzeigen. Eine andere Möglichkeit zur Betriebskontrolle ist die Aufzeichnung des Temperaturverlaufs mit Hilfe von Messfühlern, die sich so anbringen lassen, dass die Bedingungen im Sterilisationsgut selbst verfolgt werden können. Schließlich verwendet Ph. Eur. auch **Bioindikatoren zur Überprüfung der Sterilisationsmethoden**. Hierbei handelt es sich um genormte Zubereitungen von ausgewählten Mikroorganismen (Bakteriensporen), die sich auf einem inerten Träger oder in Ampullen befinden. Nach der Sterilisation wird der Sporenträger auf ein Nährmedium gebracht und bebrütet, um den Erfolg der Behandlung festzustellen.

Leider lässt sich die Behandlung mit gesättigtem, gespanntem Wasserdampf wegen der Hitzeempfindlichkeit vieler Arzneistoffe nicht immer anwenden. Soll in solchen Fällen eine Keimzahlverminderung durch Wärmeeinwirkung erreicht werden, müssen schonendere Verfahren angewendet werden. Dabei muss in Kauf genommen werden, dass nicht alle Sporen abgetötet werden können und somit keine Sterilität erreicht wird. In der Reihenfolge abnehmender antimikrobieller Wirkung bzw. zunehmender Wirkstoffschonung lassen sich folgende Möglichkeiten aufzählen:

- Behandlung mit überhitztem Wasserdampf (120 °C),
- Behandlung mit strömendem Wasserdampf (100 °C),
- Behandlung mit kochendem Wasser (100 °C),
- mehrfache Behandlung mit heißem Wasser (70 °C) (Tyndallisation),
- einfache Behandlung mit heißem Wasser (70 °C) (Pasteurisation).

**Überhitzter Wasserdampf** ist bei normalem Druck auf 120 °C erhitzter Wasserdampf. Die Wirksamkeit ist schlechter als mit gespanntem Dampf gleicher Temperatur, da keine Kondensation am Sterilisiergut erfolgt.

**Strömender Wasserdampf** ist aufgrund der enthaltenen Verdampfungsenergie wirksamer als kochendes Wasser. Bei letzterem kann die Wirksamkeit durch Zusatz von Desinfektionsmittel (z. B. Zephirol®) verbessert werden. Eine solche Lösung ist zur zuverlässigen Sterilisation von Gegenständen geeignet.

Die Behandlung mit **kochendem Wasser** ist eine viel verwendete Form der Desinfektion und Hygiene. Nach 5 Minuten sind alle vegetativen Keime abgetötet. Sterilität wird allerdings nicht erreicht. Wasser selbst lässt sich durch Abkochen ebenfalls von pathogenen Keimen befreien, daher sollte das in der Rezeptur verwendete Wasser grundsätzlich täglich durch frisch abgekochtes Wasser erneuert werden.

Zur Behandlung noch empfindlicherer Substanzen kann nur auf 70 °C erhitzt werden. Bei dieser Temperatur werden nur noch die vegetativen Keime abgetötet. Zur Erfassung der Dauerformen lässt man die Sporen nach dem ersten Erhitzen (70 °C, 30 Minuten) bei 20–25 °C während 16–24 Stunden auskeimen, bringt erneut 30 Minuten lang auf 70 °C und wiederholt diesen Vorgang. Diese Behandlung wird **Tyndallisation** oder fraktionierte Sterilisation genannt. Sterilität wird nur dann erreicht, wenn alle Dauerformen während der Behandlung ausgekeimt sind, was sehr ungewiss ist. Zubereitungen, die auch mehrfaches Erhitzen nicht mehr vertragen, werden eventuell pasteurisiert.

**Pasteurisation** ist das einmalige Erhitzen auf 70 °C während 30 Minuten. Die bei der Getränkeherstellung (Milch, Säfte) häufig verwendete antimikrobielle Methode führt durch Abtöten vegetativer Keime zu besserer Haltbarkeit und lässt sich daher zu den konservierenden Maßnahmen rechnen.

Ein weiteres schonendes Verfahren zur Konservierung von empfindlichen Zubereitungen ist das nur sekundenlange Erhitzen auf ca. 130 °C, wie es z. B. bei Milch (ultrahocherhitzt) Anwendung findet.

**Konservierung durch Abkühlen oder Trocknen**

Niedrige Temperaturen hemmen das Wachstum von Mikroorganismen, ohne diese abzutöten. Die Aufbewahrung von Nahrungs- oder Arzneimitteln in der **Kälte** ist daher eine konservierende Maßnahme.

Wie auch bei Lebensmitteln erhöht sich die Haltbarkeit vieler Arzneizubereitungen mit sinkender Temperatur. Durch Kälte werden nicht nur das Keimwachstum, sondern auch chemische Abbaureaktionen gehemmt.

Ein ähnliches Ergebnis lässt sich auch durch **Trocknen** bzw. trockene Lagerung erreichen. Da alle Mikroorganismen bei ihrem Wachstum auf Wasser angewiesen sind, wirkt eine Trocknung des Materials konservierend. Dieser Effekt wird in der Pharmazie bei der Haltbarmachung von Drogen ausgenutzt (s. Kap. 2.6).

## 7.1.2 Sterilisation durch Strahlen

Ebenso wie Wärme und Kälte können energiereiche Strahlen Mikroorganismen schädigen bzw. abtöten. Ihrer Natur nach sind verschiedene Strahlenarten zu unterscheiden.

Um eine ausreichend keimtötende Wirkung zu besitzen, müssen die Strahlen eine **große Energie** sowie ein **gutes Durchdringungsvermögen** besitzen (s. Tab. 7.4). Strahlen mit großem Energieinhalt vermögen Substanzen zu ionisieren. Zu den **ionisierenden Strahlen** gehören die radioaktiven α-, β- und γ-Strahlen, sowie Röntgen- und UV-Strahlen. Außer den α-Strahlen, die ein zu geringes Durchdringungsvermögen haben, lassen sich alle ionisierenden Strahlen zur Keimabtötung verwenden. Für die Strahlensterilisation werden praktisch ausschließlich β- und besonders γ-Strahlen eingesetzt.

**β-Strahlen** sind schnell fliegende Elektronen, die entweder von radioaktiven Isotopen ausgesandt oder künstlich in Elektronenbeschleunigern (Betatron) erzeugt werden. Die künstliche Erzeugung hat den Vorteil, dass die Strahlenquelle ein- und ausgeschaltet werden kann. Außerdem lassen sich Elektronenstrahlen mit Hilfe elektrischer oder magnetischer Felder ablenken oder in eine bestimmte Richtung bringen. Da β-Strahlen nur ein geringes Durchdringungsvermögen besitzen, muss das Sterilisiergut flach gepackt und unter Umständen allseitig bestrahlt werden. Die Sterilisationszeit beträgt nur Sekunden. Trotzdem treten häufig Wechselwirkungen mit dem Material auf, so dass nicht alle Stoffe behandelt werden können.

**γ-Strahlen** sind wie Licht- und Röntgenstrahlen elektromagnetische Wellen, jedoch wesentlich kurzwelliger und damit energiereicher. Sie werden von radioaktiven Isotopen wie $^{60}$Co und $^{137}$Cs ausgestrahlt und besitzen ein großes Durchdringungsvermögen. Aus diesem Grunde müssen beim Arbeiten mit γ-Strahlen umfangreiche Sicherheitsvorkehrungen zum Schutz der Umwelt getroffen werden. Da die Strahlenquelle nicht abschaltbar ist, wird kontinuierlich gearbeitet. Ein Teil der in alle Richtungen ausgesandten Strahlung geht ungenutzt verloren, da eine Ablenkung nicht möglich ist. Die Sterilisationszeit beträgt mehrere Stunden oder sogar Tage.

Eine Sterilisation mit Strahlen eignet sich besonders für hitzeempfindliche Materialien. Dabei ist allerdings zu beachten, dass viele Substanzen strahlenemp-

**Tab. 7.4** Strahlenarten

| Bezeichnung | Art der Strahlen | Durchdringungsvermögen | Ionisation |
|---|---|---|---|
| α-Strahlen | Heliumkerne | sehr gering | + |
| β-Strahlen | Elektronen | gering | + |
| γ-Strahlen | elektromagn. Wellen | groß | + |
| Lichtstrahlen | elektromagn. Wellen | sehr gering | - |
| UV-Strahlen | elektromagn. Wellen | gering | + |
| Röntgenstrahlen | elektromagn. Wellen | groß | + |

findlich sind. Das Sterilisiergut kann im Verpackungsmaterial aus spezieller Kunststofffolie behandelt werden. Während der Sterilisation sollte die Strahlendosis regelmäßig überwacht werden. In der Industrie wird eine Strahlenbehandlung zur Sterilisation hitzeempfindlicher Antibiotika, Hormone, Vitamine sowie bei chirurgischem Nahtmaterial, Verbandsstoffen und Verpackungsmaterial aus Kunststoff durchgeführt. In Deutschland ist dieses Verfahren bei Arzneimitteln verboten.

Von den nicht radioaktiven Strahlen wirken **IR-Strahlen** durch ihre Wärmewirkung und **UV-Strahlen** der Wellenlänge um 250 nm keimtötend. Letztere werden hauptsächlich zur Keimreduktion der Luft in der Reinraumtechnik eingesetzt. Wegen des geringen Durchdringungsvermögens in Feststoffen und Flüssigkeiten sind UV-Strahlen zur Sterilisation von Gegenständen nicht geeignet. Lediglich Flüssigkeiten können in dünner Schicht keimfrei gemacht werden, weshalb einige Wasserdestillationsgeräte mit UV-Strahlern ausgerüstet sind. Wesentlich wirksamer sind die energiereicheren **Röntgenstrahlen**, die auch ein besseres Durchdringungsvermögen besitzen. Wegen ihrer Gefährlichkeit für den Menschen müssen jedoch umfangreiche Sicherheitsvorkehrungen beim Arbeiten mit Röntgenstrahlen getroffen werden. Hinzu kommt die schlechte Energieausnutzung der Röntgenröhren. Für die Sterilisation haben Röntgenstrahlen aus diesen Gründen keine Bedeutung erlangt.

An dieser Stelle ist noch zu erwähnen, dass auch Ultraschall eine keimtötende Wirkung besitzt, besonders, wenn zusätzlich Wärme eingesetzt wird. Wegen der langen erforderlichen Behandlungszeit und der unsicheren Wirkung hat sich diese Methode in der Praxis nicht durchgesetzt.

## Keimzahlverminderung durch chemische Behandlung

Je nachdem, ob das Ziel der antimikrobiellen Behandlung Sterilität, Desinfektion oder Konservierung ist, werden unterschiedliche Substanzen und Einwirkungsbedingungen gewählt.

**Chemische Sterilisation**
Für die chemische Sterilisation (Gassterilisation) werden **Ethylenoxid** und **Formaldehyd** eingesetzt.

Ethylenoxid ist ein sehr reaktionsfähiges, farbloses Gas, welches Proteine denaturiert und auf diese Weise Mikroorganismen und Viren inaktiviert. Für den Erfolg der Behandlung sind neben der Ethylenoxid-Konzentration die Temperatur, der Druck, der Feuchtigkeitsgehalt und die Einwirkungszeit von Bedeutung.

In der Industrie wird entweder mit Unter-, Normal- oder Hochdruck gearbeitet, wobei die erforderliche Einwirkungszeit mit steigendem Druck abnimmt.

Der Vorteil der Gassterilisation mit Ethylenoxid liegt darin, dass auch hitzeempfindliche Materialien in keimdichter Verpackung behandelt werden können. Nachteile sind die Toxizität, Explosivität und leichte Entflammbarkeit von Ethylenoxid, welche umfangreiche Sicherheitsvorkehrungen erforderlich machen. Aus diesem Grunde werden in der Praxis Gasgemische (Ethylenoxid/Kohlendioxid) und speziell konstruierte Begasungskammern (Ethylenoxid-Sterilisatoren) verwendet. Bei der Behandlung können giftige Rückstände auftreten, die neben dem Restgas so weit entfernt werden müssen, dass keine toxischen Konzentrationen mehr vorhanden sind. Formaldehyd ist hingegen weniger toxisch und verursacht weniger Rückstandsprobleme. Durch chemische Sterilisation werden z. B. Kunststoff-Einweggeräte wie Katheter keimfrei gemacht. Diese Methode darf nur dann eingesetzt werden, wenn keine geeignete Alternative zur Verfügung steht.

**Chemische Desinfektion**
Stoffe, die zur Abtötung von Keimen an Gegenständen und Händen, auf Oberflächen oder in der Luft zum Einsatz kommen, werden als Desinfektionsmittel bezeichnet. Da Bakteriensporen gegen solche Stoffe häufig resistent sind, wird keine Sterilität erreicht. Zur Händedesinfektion lässt sich höherprozentiger Alkohol (z. B. Ethanol 80%, Isopropanol 80%) eventuell mit Zusätzen quartärer Ammoniumverbindungen (z. B. Benzalkoniumchlorid = Zephirol®) gebrauchen. Daneben eignen sich für den gleichen Zweck Phenole, Quecksilberverbindungen und chlorabspaltende Stoffe. Die gleichen Desinfektionsmittel sind auch zur Oberflächendesinfektion von Arbeitsflächen und Gegenständen geeignet. Hierzu können jedoch auch aggressivere und damit wirksamere Verbindungen wie Formaldehyd eingesetzt werden.

Für die Entkeimung von Luft ist zu beachten, dass die meisten Keime an Staubpartikeln haften und mit diesen entfernt werden können. Neben der Luftfilterung besteht die Möglichkeit, Aerosole einzusetzen, die an den Partikeln kondensieren und diese zum Sedimentieren bringen. Wenn solche Aerosole gleichzeitig mikrobizide Substanzen enthalten, ist eine wirksame Luftdesinfektion gewährleistet. Zum Einsatz kommen Triethylenglykol oder Propylenglykol in Kombination mit ätherischen Ölen oder Phenolen.

**Chemische Konservierung**
Eine chemische Konservierung von Lebensmitteln oder Arzneimitteln ist erforderlich, wenn die Haltbarkeit der Zubereitung bei einer Kontamination mit Mikroorganismen gefährdet ist. Eine Kontamination kann sowohl schon bei der Herstellung, wie auch bei Gebrauch bzw. Entnahme erfolgen. Durch den Zusatz eines Konservierungsmittels werden auf diesem Wege eingebrachte Keime entweder abgetötet oder am Wachstum gehindert. Im ersten Fall spricht man von einer mikrobiziden, im zweiten von einer mikrobistatischen Wirkung. Inwieweit eine mikrobizide oder mikrobistatische Wirkung vorliegt, hängt von Art und Konzentration des jeweiligen Konservierungsmittels ab.

Ph. Eur. beschreibt in den allgemeinen Texten eine **Prüfung auf ausreichende Konservierung.** Hierbei wird die Zubereitung mit ausgewählten Testkeimen kontaminiert und bei 20–25 °C gelagert. Nach festgelegten Zeiten werden Proben entnommen und der Keimgehalt bestimmt. Je nach Testkeim und Einwirkungszeit muss eine bestimmte Keimzahlverminderung eintreten. Bei Arzneiformen ist eine Konservierung immer dann notwendig, wenn durch eine Keimkontamination die Haltbarkeit der Zubereitung gefährdet ist oder die Anwendung für den Patienten ein Risiko darstellt. Eine Gefährdung der Haltbarkeit ist grundsätzlich in allen wässrigen Zubereitungen gegeben. Keimhaltige Parenteralia und Ophthalmica sind aber bereits ein Risiko für den Patienten, wenn die chemische Haltbarkeit noch gewährleistet ist. Andererseits wäre der Einsatz eines Konservierungsmittels überflüssig, wenn eine Kontamination aufgrund der Herstellung und Anwendung ausgeschlossen ist. Dies ist z. B. bei sterilen Einzeldosisbehältnissen (Ampullen) der Fall. Bei Infusionslösungen könnte das Konservierungsmittel sogar aufgrund der erforderlichen hohen Dosis mehr schaden als nutzen.

Ph. Eur. macht folgende Vorschriften zur Konservierung von Arzneizubereitungen:

Konserviert werden müssen (in Mehrdosenbehältnissen):
- wässrige Augentropfen und Augenbäder,
- wässrige Zubereitungen zur Inhalation,
- wässrige Injektionslösungen,
- wässrige Zubereitungen zur nasalen Anwendung,
- Zubereitungen für das Ohr.

Konserviert werden können:
- flüssige Zubereitungen zur Einnahme,
- flüssige Zubereitungen zur kutanen Anwendung,
- Kapseln (Hülle),
- Salben,
- Suppositorien und Vaginalkugeln.

Konserviert werden dürfen nicht:
- wässrige Augentropfen und Augenbäder zur Verwendung am verletzten Auge und bei chirurgischen Eingriffen,
- Ohrentropfen zur Verwendung am verletzten Ohr und bei chirurgischen Eingriffen,
- wässrige Iniectabilia mit Einzeldosis $> 15$ ml,
- wässrige Iniectabilia zur intrazisternalen oder intraokulären Applikation,
- Infusionszubereitungen.

Bei anderen Zubereitungen macht Ph. Eur. keine Angaben. Die Frage der Konservierung stellt sich jedoch in der Regel bei Feststoffzubereitungen auch nicht.

Bei der Entscheidung, welche Präparate konserviert werden sollten, wenn dies möglich und zulässig ist, sollte man zunächst die Frage stellen, wie lange die Zubereitung haltbar sein muss. Für ein Fertigarzneimittel gelten hier andere Voraussetzungen als bei rezepturmäßiger Herstellung. Daher werden in der Pharmaindustrie praktisch alle kritischen Zubereitungen konserviert werden, während bei der Anfertigung auf Rezept häufiger auf Konservierung verzichtet werden kann. Wasserfreie Arzneiformen sind in aller Regel auch unkonserviert ausreichend haltbar. Handelt es sich um eine W/O-Emulsionssalbe, ist Keimwachstum weniger wahrscheinlich als bei einer O/W-Emulsionssalbe. Enthält die Rezeptur mehr als 15% Alkohol, Isopropanol, Propylenglykol o. Ä., kann bei zum alsbaldigen Verbrauch bestimmten Zubereitungen meist auf zusätzliche Konservierung verzichtet werden. Das gleiche gilt für wässrige Systeme mit hohem osmotischem Druck, wie Zuckersirupe, Elektrodengele usw. Zubereitungen, die antimikrobielle Wirkstoffe, wie Desinfizienzien oder Antibiotika enthalten, sind durch diese über das entsprechende Wirkungsspektrum auch konserviert, so dass vielfach zusätzliche Konservierungsmittel entbehrlich sind.

**Konservierungsmittel.** Die pharmazeutisch eingesetzten Konservierungsmittel gehören den verschiedensten Stoffklassen an. Eine physikalisch-chemische Gemeinsamkeit ist lediglich ihr amphiphiler Charakter, der eine wesentliche Voraussetzung für die Wirksamkeit darstellt. Die hydrophile Eigenschaft ist für eine ausreichend gute Löslichkeit zum Erreichen der antimikrobiell wirksamen Konzentration in der wässrigen Phase, in der sich die Keime vermehren, wichtig. Eine gewisse Lipophilie ist andererseits notwendig, damit die Substanz die Zellmembranen der Keime passieren kann.

Alle Konservierungsmittel sind Zellgifte und damit in größeren Mengen auch für den Menschen schädlich. Es sind nur solche Stoffe für den Einsatz bei Lebensmitteln und Arzneimitteln geeignet, die in antimikrobiell wirksamer Konzentration für den Menschen relativ unschädlich und aufgrund dessen zur Verwendung zugelassen sind. Die in der Praxis verwendeten Konservierungsstoffe lassen sich chemisch in fünf Gruppen einteilen:

- Phenole,
- Carbonsäuren,
- Alkohole,
- Quecksilberverbindungen,
- Stickstoffverbindungen.

Aufgrund der unterschiedlichen chemischen Struktur sind das Wirkungsspektrum, der Anwendungsbereich, die wirksame Konzentration und die optimalen Wirkungsbedingungen und Unverträglichkeiten unterschiedlich. Tabelle 7.5 gibt eine Übersicht über die wichtigsten Konservierungsmittel, ihre Wirkkonzentration, den Anwendungsbereich und die möglichen Unverträglichkeiten.

Neben den in der Tabelle aufgeführten Hilfsstoffen wird auch die konservierende Wirkung von Zuckersirup in einigen Arzneipräparaten ausgenützt. Letztere beruht auf dem hohen osmotischen Druck der konzentrierten Lösung, der zu einem Wasserentzug der Zellen führt.

**Tab. 7.5** Konservierungsmittel

| Konservierungsmittel | Konzentration% | Anwendungsbereich | Unverträglichkeiten |
|---|---|---|---|
| **Phenole** | | | |
| Phenol | 0,5 | wässrige | Alkalien |
| Kresole (o-, p-) | 0,2–0,4 | Parenteralia | viele Wirkstoffe |
| Chlorocresol | 0,05–0,1 | | |
| **PHB-Ester** | | | |
| Methyl-4-hydroxybenzoat (Nipagin®) | 0,15–0,2 | Weichgelatinekapseln perorale und externe | |
| Propyl-4-hydroxybenzoat (Nipasol®) | 0,03 | Liquida Dermatika | |
| Ethyl-4-hydroxybenzoat | | | |
| **Carbonsäuren** | | | |
| Sorbinsäure und deren Salze | 0,1–0,15 | perorale und externe Liquida | Oxidationsmittel, Alkalien |
| Benzoesäure und Natriumbenzoat | 0,1–0,2 | Nahrungsmittel Dermatika | |
| **Alkohole** | | | |
| Ethanol | > 15 | perorale Liquida | |
| Isopropanol | > 15 | externe Liquida | |
| Propylenglycol | 10 | Dermatika | |
| Benzylalkohol | 1–2 | Injekt., Ophthalmika | |
| Phenylethylalkohol | 0,7–1,5 | Injekt., Ophthalmika | |
| **Quecksilber-Verbindungen** | | | |
| Phenylmercuri | | Augentropfen | anionenaktive |
| - nitrat | 0,002–0,005 | Nasentropfen | Wirkstoffe, |
| - borat | | Ohrentropfen | Halogenide |
| - acetat | | Parenteralia | |
| Thiomersal | 0,002–0,015 | Parenteralia Augentropfen | |
| **Stickstoff-Verbindungen** | | | |
| Cetylpyridiniumchlorid | 0,001–0,01 | Augentropfen | sehr viele |
| Benzalkoniumchlorid | 0,002–0,02 | Nasentropfen | Unverträglichkeiten |
| Chlorhexidinacetat | 0,005–0,01 | Ohrentropfen | anionenaktive Stoffe |

## Weitere Möglichkeiten zur Keimzahlverminderung

Nachdem alle Möglichkeiten aufgezählt wurden, welche zu einer Abtötung von Keimen oder einer Wachstumshemmung führen, sollen im Folgenden Verfahren geschildert werden, bei denen eine Keimverminderung durch Entfernung oder Fernhalten von Mikroorganismen erreicht wird. Die Entfernung der Keime geschieht durch Keimfiltration, das Fernhalten von Keimen durch aseptisches Arbeiten.

**Keimfiltration**
Sterilisierte, bakterienundurchlässige Filter können zur Entkeimung von Flüssigkeiten (oder Gasen) eingesetzt werden. Bei diesem Verfahren werden die Mikroorganismen nicht abgetötet, sondern mechanisch entfernt. Gleichzeitig werden auch alle Fremdpartikeln erfasst. Leider eignen sich nicht alle flüssigen Zubereitungen für eine Keimfiltration, da grobdisperse und auch größere kolloidale Teilchen den Filter nicht passieren können und abgetrennt werden. Molekulardisperse Lösungen lassen sich ohne Wirkstoffeinbuße keimfiltrieren, wenn ein geeignetes Bakterienfilter eingesetzt wird.

Vor dem Hintergrund der GMP-Richtlinien der WHO zur Qualitätssicherung von Arzneimitteln werden alle sterilen Arzneiformen, soweit möglich, einer Keimfiltration unterworfen, um beste Voraussetzung für eine erfolgreiche Schlusssterilisation (geringe Keimzahl) zu schaffen. Da die Entkeimung vor der Abfüllung in die Endbehältnisse erfolgen muss, besteht ein gewisses Risiko für eine Keimkontamination, weshalb bei hitzestabilen Zubereitungen sicherheitshalber generell eine Autoklavierung erfolgt. Bei thermolabilen Lösungen ist die Keimfiltration in Kombination mit aseptischen Arbeiten die sicherste Maßnahme zur Erreichung der Sterilität. In diesem Zusammenhang wird das Verfahren als **Sterilfiltration** bezeichnet. Wegen der schnellen und einfachen Durchführung und des relativ geringen Kostenaufwandes hat sich die Sterilfiltration auch in der Apothekenrezeptur (Augentropfen) schnell durchgesetzt. Die Entkeimung durch Filtration muss so durchgeführt werden, dass alle nachgeschalteten Arbeiten (Abfüllen und Verschließen der vorsterilisierten Behältnisse) unter Ausschluss von Keimen, d. h. aseptisch erfolgen. Zur Keimfiltration eignen sich nur solche Filtermaterialien, die aufgrund ihres hohen Adsorptionsvermögens oder geringen Porendurchmessers (bis 0,22 µm) alle Keime zurückhalten. Dies trifft nur für Glassinterfilter, Tiefenfilter aus gepressten Fasern und Membranfilter zu.

Alle drei Filtertypen lassen sich nur mit Hilfe von Druck betreiben, um eine ausreichende Durchflussgeschwindigkeit zu erzielen. Dabei wird die Flüssigkeit entweder mit Überdruck durch die Filterschicht gepresst, durch Vakuum auf der Filtratseite angesaugt oder durch kombinierte Druck-Vakuum-Filtration durch die Filterschicht bewegt (s. Abb. 7.4).

Die Filtermaterialien unterscheiden sich in ihrer Funktionsweise (Oberflächen- bzw. Tiefenfilter), Durchflussleistung, Adsorption, Abgabe von Fremdstoffen (Ionen, Fusseln), Sterilisierbarkeit und Lösungsmittelbeständigkeit (s. Tab. 7.6).

Durch Kombination von Schichten- und Membranfiltern lassen sich die Nachteile der einzelnen Filterarten teilweise aufheben. Glassinterfilter werden wegen ihres hohen Preises und der aufwendigen Reinigung kaum noch verwendet.

**Aseptisches Arbeiten**
Unter aseptischem Arbeiten versteht man das Arbeiten unter möglichst keimarmen Bedingungen, so dass eine Kontamination während der Herstellung vermieden wird.

Alle zu sterilisierenden Arzneiformen (Parenteralia, Ophthalmica) sollten unter aseptischen Bedingungen hergestellt werden. Ist eine Sterilisation nach den

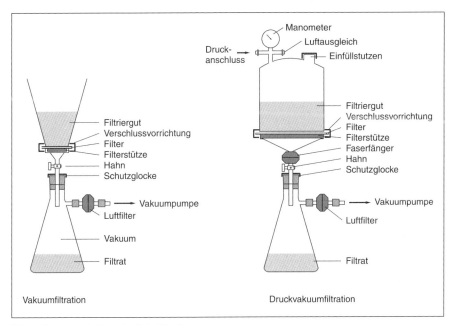

**Abb. 7.4** Schematische Darstellung der Keimfiltration

**Tab. 7.6** Vergleich der Bakterienfilter

|  | Glassinterfilter | Membranfilter | adsorbierende Faserfilter |
|---|---|---|---|
| Preis | hoch | niedrig | niedrig |
| Funktion | Oberflächen- und Tiefenfilter | Oberflächenfilter | Tiefenfilter |
| Durchfluss | gering | mittel | hoch |
| Adsorption | gering | keine | hoch |
| Abgabe | – | Tenside | Ionen, Fusseln |
| Verwendung | mehrfach | einfach | einfach |
| Sterilisierbarkeit | gut | z.T. möglich | gut |

vorgenannten Verfahren nicht möglich, ist aseptische Herstellung die einzige Möglichkeit, Keime auszuschalten. Kann eine Sterilisation durchgeführt werden, bietet die aseptische Herstellung eine zusätzliche Sicherheit für den Behandlungserfolg, da eine niedrige Keimzahl ihre Abtötung vereinfacht.

Durch das Arbeiten unter aseptischen Bedingungen wird das Arzneimittel von allen Keimquellen (Stoffe, Geräte, Luft, Arbeitsfläche, Mensch) abgeschirmt.

Das größte Problem stellte in der Vergangenheit der Arbeitsraum dar, da Raum- und Luftdesinfektion mit Aerosolen und UV-Bestrahlung allein keinen sterilen Arbeitsplatz garantieren. Vor allem führt die praktisch unvermeidliche Luftbewegung laufend zur Aufwirbelung von Staubpartikeln und Keimen, die auf den Arbeitsplatz fallen und eine Kontaminationsquelle darstellen. Als Nebenpro-

**Abb. 7.5** Laminar-Air-Flow-Geräte mit vertikaler und horizontaler Luftströmung

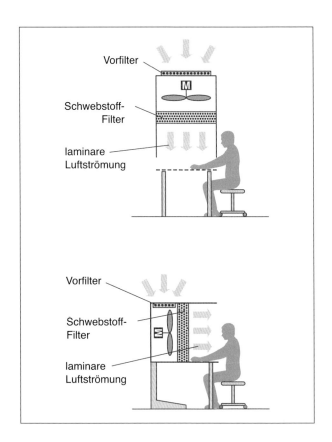

dukt der Raumfahrtforschung wurde eine Möglichkeit entwickelt, den Arbeitsbereich oder auch ganze Räume praktisch keimfrei zu halten. Bei dieser sogenannten **Laminar-Air-Flow-Technik** lässt man durch den steril zu haltenden Raum einen parallel gerichteten (laminaren) Luftstrom fließen, der vorher durch einen Hochleistungs-Schwebestofffilter gereinigt wurde. Durch die turbulenzarme Luftströmung werden alle vorhandenen Schwebstoffe und Keime in eine Richtung geblasen und aus dem **Reinraumbereich** gespült (s. Abb. 7.5).

Mit Laminar-Air-Flow(LAF)-Geräten ausgerüstete Arbeitsplätze ermöglichen aseptisches Arbeiten im Reinraumbereich, während sich das Bedienungspersonal außerhalb desselben befindet und dadurch selbst eine geringe Kontaminationsgefahr darstellt. Um eine keimfreie Atmosphäre zu schaffen, muss das LAF-Gerät zwei Stunden vor Gebrauch eingeschaltet und die Arbeitsfläche desinfiziert werden (Ethanol, Zephirol®, Phenol 0,5%). Zur Vorbeugung unnötiger Bewegungen im Reinraumbereich ist eine sorgfältige Arbeitsplanung erforderlich. Alle benötigten Materialien und Geräte werden, soweit möglich, vorsterilisiert und in keimdichter Verpackung frühzeitig in den Reinraumbereich gebracht, damit das Einbringen von Keimen während der Zubereitung vermieden wird. Die in das LAF-Gerät eingebrachten Gegenstände sind so anzuordnen, dass im Arbeitsbereich keine Hindernisse für die Luftströmung entstehen. Auf diese Weise werden unnötige Turbulenzen und damit die Entstehung von Bakteriennestern verhindert. Durch das Tragen von sterilen Handschuhen und Mundschutz wird das Kontaminationsrisiko weiter herabgesetzt. Alle diese Maßnahmen können bei richtiger Durchführung zu einem zufriedenstellenden Ergebnis in Bezug auf mikrobiologische Qualität führen, auch wenn weder Hitzebehandlung noch Keimfiltration möglich sind.

## 7.2 Lösungsmittel zur Herstellung sterilisierter Arzneiformen

Alle Hilfsstoffe zur Herstellung sterilisierter Arzneiformen müssen besonderen Reinheitsanforderungen entsprechen. Da es sich in den meisten Fällen um flüssige Zubereitungen handelt, sind besonders an die Lösungsmittel erhöhte Anforderungen zu stellen. Die Ph. Eur. enthält aus diesem Grunde eine spezielle Monographie *Wasser für Injektionszwecke*.

Wässrige Ophthalmica und Parenteralia müssen ausnahmslos mit **Wasser für Injektionszwecke (Aqua ad iniectabilia)** hergestellt werden. Im Gegensatz zum gereinigten Wasser (Aqua purificata) wird Wasser für Injektionszwecke ausschließlich durch Destillation gewonnen. Dabei können Trinkwasser, entmineralisiertes oder destilliertes Wasser als Grundlage dienen. Die Destillationsapparatur muss so beschaffen sein, dass keine Verunreinigungen durch Abgabe von Fremdstoffen oder Überspritzen der Flüssigkeit in das Destillat gelangen können. Nach Inbetriebnahme wird das erste anfallende Destillat, welches Verunreinigungen aus der Apparatur enthalten kann, verworfen. Erst das nun folgende, reine Destillat wird in vorsterilisierten oder mit Wasser für Injektionszwecke gründlich ausgespülten Gefäßen aufgefangen.

Ph. Eur. unterscheidet *Wasser für Injektionszwecke in Großgebinden* und *sterilisiertes Wasser für Injektionszwecke*, welches in verschlossenen Behältnissen (z. B. Ampullen) sterilisiert wurde.

**Wasser für Injektionszwecke in Großgebinden** muss den Reinheitsanforderungen von Aqua purificata entsprechen und zusätzlich schwebstoff- und pyrogenfrei sein.

**Sterilisiertes Wasser für Injektionszwecke** muss nach Ph. Eur. erhöhten Reinheitsanforderungen entsprechen und schwebestoff-, keim- und pyrogenfrei sein.

Eine Monographie *Öl für Injektionszwecke* ist in den Arzneibüchern nicht mehr enthalten. Öle zur parenteralen Anwendung müssen zusätzlich zu den in den Monographien angegebenen Prüfungen besonderen Reinheitsanforderungen in Bezug auf Säurezahl, Peroxidzahl und Wassergehalt entsprechen. Diese Reinheitsprüfungen sind in den Monographien der einzelnen Öle gesondert angegeben.

## 7.3 Augenarzneimittel

Unter dem Begriff Augenarzneimittel (Ophthalmica) werden alle Arzneiformen zusammengefasst, die zu diagnostischen oder therapeutischen Zwecken am erkrankten oder verletzten Auge oder an den Augenlidern lokal appliziert werden. Ph. Eur. fasst sie in der Monographie **Zubereitungen zur Anwendung am Auge** zusammen und unterscheidet:

- Augentropfen,
- Augenbäder,
- Pulver für Augentropfen und Pulver für Augenbäder,
- halbfeste Zubereitungen zur Anwendung am Auge,
- Augeninserte.

Für die Herstellung von Augenarzneimitteln müssen die besonderen Verhältnisse des Applikationsortes berücksichtigt werden.

Das **Auge** ist das empfindlichste Sinnesorgan und stellt daher besonders hohe Anforderungen an lokal applizierte Arzneiformen. In der Vergangenheit wurde dieser Tatsache nicht genügend Bcachtung geschenkt, so dass es nicht selten zu Schädigungen am Auge durch unsachgemäß hergestellte Arzneizubereitungen kam, die in einigen Fällen sogar zur Erblindung führten. Folgende Anforderungen sind an alle Ophthalmica zu stellen:

- Wirksamkeit,
- Keimfreiheit,
- Reizlosigkeit,
- Haltbarkeit.

Um der Forderung nach guter Wirksamkeit zu entsprechen, sind bei der Herstellung von Augenarzneien auch die Eigenschaften der Wirkstoffe zu berücksichtigen. Die nachfolgend beschriebenen Wirkstoffgruppen werden häufig am Auge appliziert.

*Mydriatica* (pupillenerweiternd) wie Atropin und Adrenalin werden zu diagnostischen und therapeutischen Zwecken eingesetzt. *Miotica* (pupillenverengend) wie Pilocarpin und Physostigmin werden häufig zur Glaukombehandlung verordnet. Bei Konjunctivitis kommen Adstringenzien (Zinksulfat, Silbersalze) oder gefäßverengende Wirkstoffe (Naphazolin-HCl), bei infektiösen Entzündungen Antibiotika eventuell in Kombinationen mit Corticosteroiden zur Anwendung. Lokalanästhetica werden nur bei schmerzhaften Verletzungen oder Eingriffen vom Augenarzt verwendet.

Je nach Indikation muss der Wirkstoff an der Bindehaut (Konjunctiva) und Hornhaut (Cornea) nur freigesetzt werden und lokal wirken, in die Cornea eindringen oder durch die Cornea in die vordere Augenkammer permeieren können (s. Abb. 7.6).

Die bei weitem wichtigste Arzneiform zur Anwendung am Auge sind die Augentropfen.

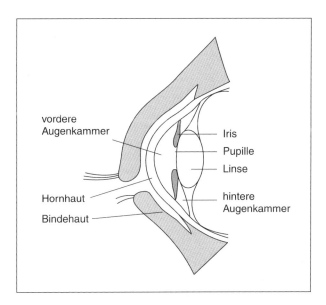

Abb. 7.6  Auge

## Augentropfen

Augentropfen (Guttae ophthalmicae) sind sterile, wässrige oder ölige Lösungen oder Suspensionen eines oder mehrerer Wirkstoffe zur tropfenweisen Anwendung am Auge.

Ein gesundes Auge ist durch Hornhaut (Cornea) und Bindehaut als natürliche Schutzbarriere vor dem Eindringen von Keimen weitgehend geschützt. Durch die Tränenflüssigkeit werden eingedrungene Fremdkörper ausgeschwemmt und Erreger enzymatisch inaktiviert. Am verletzten oder geschädigten Auge können jedoch unsterile Augentropfen zu schwerwiegenden Infektionen, schlimmstenfalls zum Verlust des Sehvermögens, führen. Besonders gefürchtet sind Infektionen durch *Pseudomonas aeruginosa*, welcher in der Lage ist, das Hornhautkollagen abzubauen. Pseudomonas-Keime sind auch noch gegen Wärme und einige Konservierungsmittel relativ resistent und typische Wasserkeime.

Neben den hygienischen Gefahren sind Mikroorganismen auch aus Haltbarkeitsgründen unerwünscht. Sie sind in der Lage, organische Verbindungen, wie z. B. Corticoide, abzubauen und damit die Wirkung des Medikamentes in Frage zu stellen. Aus diesen Erkenntnissen heraus wurden die Forderungen nach Sterilität, Konservierung bei Mehrdosenbehältnissen und der Verwendung von Wasser für Injektionszwecke für Augentropfen aufgestellt. Alle drei Punkte sind heute in den Arzneibüchern zwingend vorgeschrieben.

Auch mechanische und chemische Reize sollten ein geschädigtes Auge nicht zusätzlich belasten. Neben der Partikelfreiheit von Augentropfenlösungen ist eine möglichst weitgehende Annäherung an die physiologische Tränenflüssigkeit erstrebenswert. Besonders reizlos sind Augentropfen, die in Bezug auf osmotischen Druck, pH-Wert und Viskosität der Tränenflüssigkeit angeglichen sind. Bei Fertigarzneimitteln werden diese Gesichtspunkte seit langem berücksichtigt. In der Apothekenrezeptur sind die Anforderungen in Bezug auf Sterilität, Partikelfreiheit, Konservierung, Isotonie und geeignetes Lösungsmittel ebenfalls leicht zu erfüllen und sollten grundsätzlich beachtet werden. Aus Haltbarkeitsgründen kann zusätzlich eine Einstellung des pH-Wertes vorteilhaft sein. Welche Möglichkeiten zur Erreichung dieser Forderungen bestehen, soll in den folgenden Abschnitten beschrieben werden.

**Sterilität**

> Ph. Eur. definiert Augentropfen als sterile, wässrige oder ölige Lösungen.

Eine sichere Sterilität dürfte nur durch Behandlung bei 121 °C im Autoklaven erreicht werden, bei der die Augentropfen im Abgabegefäß sterilisiert werden. Leider wird durch eine Hitzebehandlung nicht selten die Forderung nach guter Wirksamkeit in Frage gestellt, da die meisten Wirkstoffe nicht ausreichend hitzestabil sind. Das Autoklavieren bei 121 °C und 15 Minuten Dauer ist bei anorganischen Salzen (z. B. Zinksulfat) und den meisten Sulfonamiden sowie Ephedrin und Fluorescein unproblematisch.

Viele Alkaloide sind dagegen nur in mehr oder weniger saurem pH-Bereich hitzestabil, während einige Antibiotika und Cortisone überhaupt nicht hitzesterilisierbar sind. Für die Herstellung größerer Chargen von hitzestabilen Augentropfen ist eine Autoklavierung wegen der zusätzlichen Sicherheit empfehlenswert. Für einzelne Rezepturen ist wie bei allen thermolabilen Zubereitungen die Keimfiltration als Methode der Wahl anzusehen. Vorteile dieses Verfahrens sind der geringe Zeitaufwand, die fehlende thermische Belastung der Zubereitung und die gleichzeitige Entfernung von Keimen und Partikeln. Als Nachteile sind die geringere Sicherheit, die Undurchführbarkeit bei Suspensionen und hochviskosen Lösungen und die Möglichkeit von Wirkstoff- bzw. Konservierungsmittelverlusten durch Adsorption oder Absorption zu nennen.

Zur Sterilfiltration von Augentropfen werden praktisch ausschließlich **Membranfilter** mit einer Porengröße bis 0,22 µm eingesetzt (s. Kap. 3.2.5 und Kap. 7.1.4), die gebrauchsfertig als Einwegfiltervorsätze steril verpackt erhältlich sind (s. Abb. 7.7).

Durch ein solches Einwegfilter können ohne weiteres mehrere Portionen derselben Zubereitung direkt nacheinander filtriert werden, d. h. bei durchschnittlichem Partikel- und Keimgehalt ca. 100 ml. Wird keine Sterilisation in gespanntem, gesättigtem Wasserdampf durchgeführt, so müssen alle der Filtration nachgeschalteten Operationen unter Ausschluss von Keimen erfolgen. Eine Augentropfenrezeptur ist in diesem Sinne am besten folgendermaßen durchzuführen:

Alle Wirk- und Hilfsstoffe werden in einem Becherglas gelöst und diese Lösung in eine geeignete Injektionsspritze gesaugt. Becherglas und Injektionsspritze sollen vor dem Gebrauch sorgfältig gereinigt und mit sterilem Wasser für Injektionszwecke ausgespült werden. Eine Sterilisation oder die Verwendung einer sterilen

# Augenarzneimittel

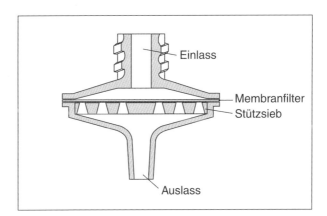

Abb. 7.7 Membranfilter-Einwegvorsatz (Querschnitt)

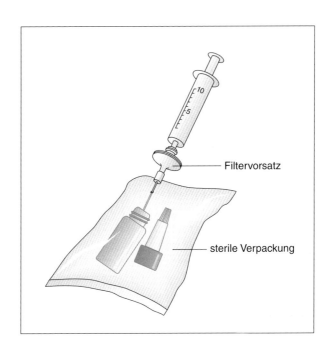

Abb. 7.8 Abfüllung von Augentropfen

Einmalspritze ist zwar vorteilhaft, aber nicht unbedingt erforderlich. Nun werden der Filtervorsatz und eine Injektionsnadel aufgesetzt, die beide steril sein müssen. Hier empfiehlt sich die Verwendung von steril verpacktem Einwegmaterial.

Um die Kontaminationsgefahr nach der Keimfiltration so gering wie möglich zu halten, sollte die Abfüllung des Abgabegefäßes in der sterilen Verpackung erfolgen. Dazu wird die Kunststofffolie mit der Injektionsnadel durchstochen (Einstichstelle eventuell mit Alkohol desinfizieren), und die Flüssigkeit direkt in das geöffnete Fläschchen filtriert (s. Abb. 7.8). Um Partikelfreiheit zu gewährleisten, sollte das an einigen Verschlusskappen vorhandene Gummi auf keinen Fall durchbohrt werden. Schließlich wird das Abgabebehältnis noch in der Verpackung verschlossen und erst dann ausgepackt. Auf diese Weise kann mit relativ hoher Sicherheit eine keimfreie Zubereitung erreicht werden, vorausgesetzt, das Membranfilter war intakt. Die Überprüfung des Membranfilters ist leicht durchführbar und sollte nach jeder Keimfiltration erfolgen.

Es handelt sich um den sogenannten **Blasendrucktest (Bubble-point-test)**. Nach erfolgter Keimfiltration wird der Filtervorsatz von der Spritze entfernt. In die Spritze werden 10 ml Luft gesaugt, der Filtervorsatz und die Kanüle aufgesteckt und die Kanülenöffnung in ein Becherglas mit Wasser getaucht. Es wird versucht, die Luft durch das Membranfilter zu drücken. Ein intaktes Filter setzt diesem Vorhaben erheblichen Widerstand entgegen, so dass die Luft zunächst bis unter die 2-ml-Marke zusammengepresst werden muss, ehe eine Blase aus der Kanüle kommt (bubble-point). Bei Erkennung eines defekten Filters muss die Keimfiltration mit einem anderen Filtervorsatz wiederholt werden.

Obwohl sich die meisten Augentropfen durch Sterilfiltration entkeimen lassen, gibt es in einigen wenigen Fällen Probleme. Suspensionen von Wirkstoffen können überhaupt nicht, hochviskose und kolloidale Lösungen häufig nur sehr schwer filtriert werden. Ist weder eine Dampfsterilisation noch Keimfiltration möglich, müssen die Augentropfen **aseptisch hergestellt** werden (s. Kap. 7.1.4).

In diesem Falle sind alle verwendeten Geräte zu sterilisieren und Arbeitsplatz und Hände gründlich zu desinfizieren. Das Tragen steriler Handschuhe ist empfehlenswert. Ein befriedigendes Ergebnis ist ohne den Einsatz eines Laminar-airflow-Gerätes nicht zu erreichen. Für die Augentropfenrezeptur werden zwar kleine Geräte angeboten, eine Anschaffung wird für die Durchschnittsapotheke jedoch aus Kostengründen nicht in Frage kommen.

**Partikelfreiheit**

> Augentropfen in Form von Lösungen müssen bei einer Prüfung unter geeigneten visuellen Bedingungen klar und praktisch frei von Teilchen sein (Ph. Eur.)

Dabei sind unter Teilchen Partikeln zu verstehen, die nach Aufschütteln in der Lösung schweben. Bei der Applikation am Auge besteht die Gefahr, dass solche Fremdkörper zu Reizungen oder gar Verletzungen führen. Die Ursachen für das Vorliegen von unerwünschten Partikeln können vielfältig sein. Bei unzureichender Reinigung besteht die Möglichkeit, dass Staubpartikeln oder gar Glassplitter im Abgabebehältnis vorhanden sind. Beim Durchstechen des Verschlussgummis mit der Kanüle können Gummiteilchen ausgestanzt werden. Die Arzneilösung kann ihrerseits ungelöste Bestandteile oder Staubpartikeln enthalten, die freilich bei der Keimfiltration entfernt werden. Eine zusätzlich zur Keimfiltration durchgeführte Partikelfiltration, wie sie früher durchgeführt wurde, ist nicht mehr erforderlich. Lediglich bei größeren Ansatzmengen mit starker Schwebestoffverunreinigung ist eine Vorfiltration empfehlenswert, um einer Verstopfung des Keimfilters vorzubeugen.

Zur Prüfung auf Schwebeteilchen werden die Augentropfen bei seitlich einfallendem Licht vor dunklem Hintergrund betrachtet und eventuell am Boden sitzende Partikeln durch Aufschütteln sichtbar gemacht. Für Injektions- und Infusionslösungen beschreibt Ph. Eur. verschiedene Prüfungen auf Partikelkontamination (s. Kap. 7.4.1).

**Konservierung**

Wässrige Zubereitungen in Mehrdosenbehältnissen müssen ein geeignetes Konservierungsmittel in angemessener Konzentration enthalten, falls die Zubereitung nicht schon selbst entsprechende antimikrobielle Eigenschaften hat. (Ph. Eur.)

Die Konservierung von Augentropfen soll eine Sterilisation durch nachträgliche Abtötung der Keime nicht ersetzen, sondern die Haltbarkeit der Zubereitung trotz Keimkontamination bei Mehrfachgebrauch erhalten. Daher muss das Konservierungsmittel mit den übrigen Inhaltsstoffen kompatibel (verträglich) und über die Zeitdauer der Verwendung der Augentropfen wirksam sein. Durch Konservierungsmittelzusatz können einzelne, nachträglich eingebrachte Keime abgetötet oder an ihrer Vermehrung gehindert werden. Da die weitaus meisten verordneten Augentropfen in Mehrdosenbehältnissen abgegeben werden, ist eine Konservierung fast immer erforderlich. Sie muss nur dann unterbleiben, wenn das Präparat bei chirurgischen Eingriffen oder am verletzten Auge eingesetzt werden soll. In diesem Fall ist jede Reizung, die auch durch das Konservierungsmittel erfolgen könnte, zu vermeiden. Es bleibt lediglich die Möglichkeit, diese Augentropfen steril in Einzeldosisbehältnissen herzustellen und die Haltbarkeit nach Anbruch auf 24 Stunden zu begrenzen. Ist die Konservierung erforderlich, stellt sich die Frage nach einem für Augentropfen geeigneten Konservierungsmittel. Dieses sollte ein breites Wirkungsspektrum besitzen und in verträglicher Konzentration möglichst *bakterizid, sporozid* und *fungizid* sein. Die chemische Stabilität sollte groß genug sein, um eine Dampfsterilisation und längere Aufbewahrung ohne Wirkungsverlust zu überstehen. Gute chemische Verträglichkeit mit Wirk- und Hilfsstoffen sowie möglichst geringe Sorptionsneigung an Membranfiltern und Gummiverschlüssen sind ebenfalls zu fordern. Besonders wichtig ist die Reizlosigkeit und Sensibilisierungsfreiheit am Auge. Aus letzterer Überlegung sind die sonst universell verwendeten *PHB-Ester* zur Anwendung am Auge ungeeignet. Für die Praxis haben sich einige Konservierungsmittel für wässrige Ophthalmica bewährt. Sie werden vom DAC in folgenden Konzentrationen empfohlen:

- Benzalkoniumchlorid (B) 0,01%,
- Benzalkoniumchlorid mit Natriumedetat (B/E) 0,01% + 0,1%,
- Chlorhexidinacetat (C) 0,01%,
- Phenylmercurisalze (P) (-nitrat, -borat, -acetat) 0,002%,
- Thiomersal (T) 0,002%.

Keiner dieser Hilfsstoffe ist in der Rezeptur universell verwendbar, sodass in jedem Einzelfall das bestgeeignete Konservierungsmittel auszusuchen ist. Dabei spielen sowohl Unverträglichkeiten mit Wirk- und Hilfsstoffen als auch der pH-Wert der Zubereitung eine Rolle. Jeder Konservierungsstoff besitzt bei einem bestimmten pH-Wert die optimale Wirksamkeit. Für die meisten vorkommenden Wirkstoffe gibt der DAC Konservierungsmittelempfehlungen, die in der Tabelle zur Augentropfenherstellung (s. Tab. 7.7) auszugsweise wiedergegeben sind. Im Zweifelsfall empfiehlt sich, bei fehlender Literaturangabe Benzalkoniumchlorid einzusetzen, welches nach dem heutigen Stand der Wissenschaft die meisten Vorteile in Bezug auf Wirksamkeit, Unverträglichkeiten und Reizlosigkeit in sich vereint. Thiomersal und Benzalkoniumchlorid können bei 121 °C autoklaviert werden, während für Chlorhexidinacetat und die Phenylmercuri-Verbindungen die Keimfiltration vorzuziehen ist. Thiomersal hat eine starke Sorptionsneigung an Gummi, die auch bei den Phenylmercurisalzen auftritt. Allerdings weisen Chlorhexidinacetat und Benzalkoniumchlorid viele Unverträglichkeiten mit Arzneistoffen auf. Ihre Wirksamkeit gegen Pseudomonas-Keime ist nicht immer ausreichend. Zur Verbesserung der Wirksamkeit wird Benzalkoniumchlorid häufig mit Natriumedetat kombiniert.

Bei häufiger Verwendung in der Rezeptur empfiehlt sich die Herstellung von Konservierungsmittel-Stammlösungen mit zehnfacher Wirkkonzentration, von denen jeweils 1 ml auf 10 ml Lösung kommen (NRF-Stammzubereitungen). Diese Lösungen sind nicht isotonisiert und können daher den osmotischen Druck verändern. Man könnte aus diesem Grund konzentriertere Stammlösungen verwenden, bei schlechter Löslichkeit (Phenylquecksilbersalze) ist jedoch die stärkere Verdünnung erforderlich. Es ist zu beachten, dass selbst hochkonzentrierte Stammlösungen nicht unbegrenzt haltbar sind und nach monatelanger Aufbewahrung sogar mit resistenten Keimen verseucht sein können. Sie sollten daher mindestens monatlich frisch hergestellt werden. Auf eine genaue Aufstellung von Unverträglichkeiten wird bewusst verzichtet, da sich die Literaturangaben vielfach widersprechen.

**Isotonie**
Isotonie bedeutet im Falle von Augentropfen: gleicher osmotischer Druck wie die Tränenflüssigkeit. Die Forderung nach Isotonie ist in zweierlei Hinsicht begründet. Wässrige Lösungen mit stark abweichendem osmotischen Druck sind bei der Applikation ins Auge für den Patienten schmerzhaft. Durch den ausgelösten Reiz wird mehr Tränenflüssigkeit produziert und der Wirkstoff schneller aus dem Auge geschwemmt. Fazit: Die Augentropfen reizen nicht nur das Auge, sie sind auch noch wirkungslos.

Der osmotische Druck der Tränenflüssigkeit entspricht dem des Blutserums und damit einer physiologischen Natriumchlorid-Lösung von 0,9%. (Es handelt sich bei den Prozentangaben für isotonische Lösungen um ihre Massenkonzentration: % [m/V]. Diese Lösungen besitzen eine Gefrierpunktserniedrigung von 0,52 °C gegenüber reinem Wasser. Die Bestimmung der Gefrierpunktserniedrigung, die ebenso wie der osmotische Druck von der Anzahl der gelösten Teilchen abhängt, ist die einfachste Methode zur Überprüfung der Isotonie. Alle wässrigen

## b. 7.7 Herstellung von Augentropfen

| Wirkstoff | $M_r$ (g · mol$^{-1}$) | Konserv. | Isoton. | E-Wert | L-Wert | $\Delta T_W$ | Isoosmot. Konz. % | 0,1/... ml $H_2O$ |
|---|---|---|---|---|---|---|---|---|
| Atropinsulfat | 695,0 | T, B/E | $H_3BO_3$, NaCl | 0,13 | 5,3 | 0,07 | 7,4 | 1,4 |
| Cocainhydrochlorid | 339,8 | B/E, T | $H_3BO_3$ | 0,16 | 3,2 | 0,09 | 5,4 | 1,9 |
| Ethylmorphin-hydrochlorid | 285,9 | B/E, P | NaCl | 0,16 | 3,6 | 0,09 | 6,2 | 1,6 |
| Fluorescein-Dinatrium | 376,3 | P, T | NaCl | 0,30 | 6,9 | 0,18 | 4,0 | 2,5 |
| Homatropin-hydrobromid | 356,3 | B/E | NaCl | 0,17 | 3,6 | 0,10 | 5,7 | 1,7 |
| Methylcellulose* | - | P, B | NaCl | - | - | - | - | - |
| Naphazolin-hydrochlorid | 246,7 | B/E, P | NaCl/ $H_3BO_3$ | 0,22 | 3,7 | 0,14 | 3,9 | 2,6 |
| Natriumhydrogen-carbonat | 84,0 | P, B | NaCl | 0,65 | 3,2 | 0,38 | 1,4 | 7,1 |
| Natriumtetraborat (Borax) | 381,4 | P, B | NaCl | 0,42 | 9,4 | 0,24 | 2,6 | 3,8 |
| Physostigmin-salicylat | 413,5 | T | Puffer | 0,16 | 3,9 | 0,09 | 6,6 | 1,5 |
| Pilocarpin-hydrochlorid | 244,7 | B/E, P | NaCl/ Borax | 0,22 | 3,7 | 0,14 | 3,9 | 2,6 |
| Procain-hydrochlorid | 272,8 | P, B | $H_3BO_3$ | 0,21 | 3,4 | 0,12 | 4,4 | 2,3 |
| Scopolamin-hydrobromid | 438,3 | B/E | NaCl | 0,12 | 3,1 | 0,07 | 7,0 | 1,4 |
| Silbereiweiß-acetyltannat | - | - | $KNO_3$ | 0,18 | 2,0 | 0,10 | 3,3 | 2,9 |
| Tetracain-hydrochlorid | 300,8 | B/E, C | $H_3BO_3$ | 0,19 | 3,2 | 0,11 | 4,8 | 2,1 |
| Zinksulfat (Heptahydrat) | 287,5 | T, P | $H_3BO_3$ | 0,15 | 2,5 | 0,09 | 4,6 | 2,2 |

$M_r$ = relative Molekülmasse des Wirkstoffs (für nomographische Isotonieermittlung)
Konserv. = empfohlenes Konservierungsmittel nach DAC-Reihenfolge: T = Thiomersal, 0,002%, P = Phenylmercurinitrat oder -borat 0,002%, C = Chlorhexidinacetat 0,01%, B = Benzalkoniumchlorid 0,01%, B/E = Benzalkoniumchlorid in Kombination mit Natriumedetat 0,01% + 0,1%
Isoton. = empfohlenes Isotonisierungsmittel nach DAC:
NaCl = Natriumchlorid, $KNO_3$ = Kaliumnitrat, $H_3BO_3$ = Borsäure,
Puffer = Boraxpuffer z. B. isotonische Pufferlösung pH 7:
Borsäure-Lösung 1,9%  9,1 Teile
Borax-Lösung 2,65%  0,9 Teile
E-Wert = NaCl-Äquivalente zur Isotonieberechnung:
1 g Substanz entspricht osmotisch... g NaCl.
L-Wert = molare Gefrierpunktserniedrigung der gelösten Substanz, abhängig vom Dissoziationstyp (für nomographische Isotonieermittlung)
$\Delta T_W$ = Gefrierpunktserniedrigung einer 1%igen Wirkstofflösung (Berechnung nach DAC)
Isoosmot. Konz. = Isoosmotische Konzentration: eine Lösung dieser Konzentration ist isotonisch.
0,1/...ml = 0,1 g des Wirkstoffs in... ml $H_2O$ ergibt isotonische Lösung.
* Methylcellulose hat auf den osmotischen Druck praktisch keinen Einfluss

Augentropfen sollen nach Möglichkeit annähernd so viele Teilchen gelöst enthalten, wie die gleiche Menge einer 0,9%igen Natriumchloridlösung. Dabei werden Abweichungen, die im Bereich zwischen 0,7 bis 1,4% Natriumchlorid liegen, in den meisten Fällen relativ reizlos vertragen. Die Verträglichkeit hypertonischer Lösungen ist besser als die hypotonischer Lösungen, da sie durch Verdünnung mit der Tränenflüssigkeit schnell in den Toleranzbereich kommen. Diese Tatsache ist für die Augentropfenherstellung günstig, da hypertonische Augentropfen (ohne Dosisänderung) nicht isotonisiert werden können. In den meisten Fällen wird eine Augentropfenrezeptur jedoch zu einer hypotonischen Wirkstofflösung führen, so dass eine Isotonisierung erforderlich und durch Hilfsstoffzusatz auch leicht möglich ist.

Als Hilfsstoffe zur Isotonisierung werden in der Augentropfenrezeptur meist Natriumchlorid oder Borsäure verwendet. Arzneistoffe, die im sauren pH-Bereich stabiler sind (z. B. Alkaloidsalze, Zinksulfat) werden in der Regel mit Borsäure isotonisiert, ansonsten ist Natriumchlorid fast universell einzusetzen. Bei Natriumchlorid-Unverträglichkeiten (z. B. Silbersalze) empfiehlt sich die Verwendung von Kaliumnitrat. In der Tabelle zur Augentropfenherstellung (s. Tab 7.7) sind die vom DAC empfohlenen Isotonisierungszusätze für die wichtigsten Wirkstoffe angegeben.

Schwieriger als das Finden eines geeigneten Hilfsstoffes zur Isotonisierung ist die Ermittlung der erforderlichen Hilfsstoffmenge. Im Folgenden sollen die wichtigsten Verfahren zur Isotonisierung von Augentropfen beschrieben werden, wobei die ersten beiden Methoden zu ungenauen Ergebnissen führen und daher eine Notlösung darstellen.

1. Lösung der Wirkstoffe in isotonischen Hilfsstofflösungen
Augentropfen, deren Wirkstoffanteil so gering ist, dass er osmotisch vernachlässigt werden kann (z. B. < 0,1 %), lassen sich einfach durch Lösen der Wirkstoffe in isotonischer Hilfsstofflösung herstellen. Als solche werden je nach empfohlenem Isotonisierungszusatz *isotonische Natriumchlorid Lösung 0,9%*, *isotonische Borsäure-Lösung 1,9%* oder *isotonische Kaliumnitrat-Lösung 1,6%* verwendet. Die Zubereitung wird auf diese Weise zwar leicht hypertonisch, liegt jedoch meist im reizfreien Toleranzbereich.

2. Lösung der Wirkstoffe in hypotonischen Trägerflüssigkeiten
Bei dieser Methode wird der reizfreie Toleranzbereich voll ausgenutzt. Die Wirkstoffe werden in sogenannten Trägerflüssigkeiten gelöst, welche osmotisch an der unteren Grenze des verträglichen Bereiches liegen. Hierfür sind *Natriumchlorid-Lösung 0,7%*, *Borsäure-Lösung 1,5%* und *Kaliumnitrat-Lösung 1%* geeignet. Durch die Wirkstoffzugabe lässt sich in einem größeren Konzentrationsbereich die Forderung nach annähernder Isotonie erfüllen, obwohl die fertige Zubereitung in den meisten Fällen leicht hypo- oder hypertonisch sein dürfte. Eine exaktere Einstellung ist nur durch rechnerische Ermittlung des Hilfsstoffzusatzes zu erreichen.

3. Rechnerische Ermittlung des Hilfsstoffzusatzes über den E-Wert (Natriumchlorid-Äquivalente)
Diesem Verfahren liegt die Überlegung zugrunde, dass jede beliebige Wirkstoffmenge osmotisch einer bestimmten Natriumchloridmenge gleichwertig (äquivalent) ist. Diejenige Natriumchloridmenge, die genau 1 g Wirkstoff osmotisch äquivalent ist, wird als E- Wert oder NaCl-Äquivalent dieses Wirkstoffs bezeichnet. Die E-Werte aller wichtigen Augentropfenwirkstoffe sind bestimmt worden und lassen sich aus Tabellen entnehmen. Durch Multiplikation der Wirkstoffmenge mit dem E-Wert des Wirkstoffs lässt sich die dieser Wirkstoffmenge entsprechende Natriumchloridmenge ermitteln. Subtrahiert man den erhaltenen Wert von der Gesamtmenge Natriumchlorid, die zur Herstellung der entsprechenden Menge isotonischer Lösung erforderlich ist, so erhält man die noch zuzusetzende Natriumchloridmenge. Allgemein ergibt sich für mehrere Wirkstoffe zur Herstellung von 10 g Augentropfen:

$$x = 0{,}09 - (m_1 \cdot E_1 + m_2 \cdot E_2 + \ldots)$$

| | |
|---|---|
| $x$ | = erforderlicher NaCl-Zusatz in g |
| 0,09 | = NaCl-Menge für 10,0 isotonische Lösung |
| $m_1, m_2, \ldots$ | = Wirkstoffmengen |
| $E_1, E_2, \ldots$ | = NaCl-Äquivalente der Wirkstoffe |

Bei Isotonisierung mit anderen Hilfsstoffen ist das errechnete Ergebnis durch den E-Wert des Hilfsstoffs zu dividieren. Der E-Wert von Borsäure ist 0,5, von Kaliumnitrat 0,56.

4. Rechnerische Ermittlung des Hilfsstoffzusatzes über die Gefrierpunktserniedrigung
Dieser im DAC beschriebenen Methode liegen die Gefrierpunktserniedrigungen 1%iger Lösungen von Wirk- und Hilfsstoffen ($\Delta T_W$ bzw. $\Delta T_H$) zugrunde, die mit der Gefrierpunktserniedrigung der Tränenflüssigkeit (0,52 °C) verglichen werden. Diese lassen sich aus Tabellen entnehmen (siehe DAC bzw. Tab. 7.7) und in folgende Formel einsetzen:

$$x = \frac{0{,}52 - [n_1 \cdot \Delta T_{W_1} + n_2 \cdot \Delta T_{W_2} + \ldots]}{\Delta T_H}$$

| | |
|---|---|
| $x$ | = Hilfsstoffzusatz in Prozent |
| $n_1, n_2, \ldots$ | = Wirkstoffkonzentrationen in % |
| $\Delta T_{W_{1,2}}$ | = Gefrierpunktserniedrigungen 1%iger Arzneistofflösungen in °C |
| $\Delta T_H$ | = Gefrierpunktserniedrigung der 1%igen Hilfsstofflösung in °C |

Der $\Delta T_H$-Wert ist für NaCl 0,58, für Borsäure 0,28 und für $KNO_3$ 0,32.

5. Rechnerische Ermittlung einer isotonischen Wirkstofflösung
Werden mehrere isotonische Lösungen gemischt, so entsteht wiederum eine isotonische Lösung. Aus dieser einfachen Erkenntnis lässt sich eine weitere Möglichkeit zur Herstellung isotonischer Augentropfen herleiten. Dabei wird mit der verordneten Wirkstoffmenge eine isotonische, wässrige Lösung hergestellt und diese

mit isotonischer Hilfsstofflösung aufgefüllt und gemischt. Es ist lediglich die erforderliche Wassermenge zu berechnen. In Tab. 7.7 zur Augentropfenherstellung sind die Wassermengen angegeben, die mit 0,1 g Wirkstoff isotonische Lösungen ergeben. Ist eine andere Wirkstoffmenge verordnet, so muss die erforderliche Wassermenge im gleichen Verhältnis geändert werden. Der Hilfsstoffzusatz braucht bei diesem Verfahren nicht mehr berechnet zu werden, da einfach mit isotonischer Hilfsstofflösung auf die Gesamtmenge aufgefüllt wird.

6. Nomographische Ermittlung des Hilfsstoffzusatzes
Die Ermittlung des erforderlichen Hilfsstoffzusatzes ist auch ohne jegliche Rechnung möglich, wenn ein Nomogramm verwendet wird. Nomogramme erlauben eine graphische Lösung durch Verbinden von Skalenwerten und Einzeichnen von Schnittpunkten. Es muss hierzu lediglich die relative Molekülmasse und der L-Wert des Wirkstoffs (siehe Tabelle zur Augentropfenherstellung) bekannt sein. Beim L-Wert handelt es sich um die molare Gefrierpunktserniedrigung, die vom Dissoziationstypus des Stoffes abhängig ist. Alle genannten Methoden, auch die rechnerischen, führen nicht zu einer exakten Isotonie.

Genaue Werte lassen sich nur experimentell und für jede Rezeptur gesondert ermitteln. In der Praxis können die Abweichungen zwischen theoretisch und experimentell bestimmter Tonizität jedoch vernachlässigt werden.

**pH-Angleichung**
Der pH-Wert der Tränenflüssigkeit liegt bei etwa 7,4 und wird durch mehrere Puffersysteme stabilisiert.

Zur Forderung nach Reizlosigkeit gehört, dass Augentropfen nach Möglichkeit nicht allzu sehr vom physiologischen pH-Wert abweichen sollten. pH-Werte von 7 bis 9 werden vom Auge reizlos toleriert, während besonders saure Zubereitungen Reizungen hervorrufen können, die bei tropfenweiser Applikation allerdings schnell durch die Pufferwirkung kompensiert werden. Der guten Verträglichkeit steht beim pH-Wert nicht selten die Forderung nach Wirksamkeit und Haltbarkeit entgegen. Gerade viele der eingesetzten Augenwirkstoffe sind nur im sauren Bereich stabil. Der Kompromiss zwischen Stabilität und Verträglichkeit, der bei Fertigarzneimitteln mehr in Richtung Stabilität liegen muss, kann in der Rezeptur zur besseren Verträglichkeit hin verschoben werden. Es sollte nach Möglichkeit die unter Berücksichtigung aller Umstände bestmögliche pH-Angleichung (**Euhydrie**) angestrebt werden, während exakte Angleichung (**Isohydrie**) nur in seltenen Fällen möglich ist.

Liegt der pH-Wert der Wirkstofflösung weit vom physiologischen Wert entfernt, so lässt sich eine Korrektur durch Zugabe von Säuren (z. B. Borsäure), Basen (z. B. Borax) oder Puffern herbeiführen. Eine Pufferung sollte aber nur dann erfolgen, wenn der Puffer im Toleranzbereich zwischen pH 7 und 9 liegt, da andernfalls die Kapazität des natürlichen Puffers der Tränenflüssigkeit überschritten wird. In den meisten Fällen wird die pH-Angleichung mit der Isotonisierung kombiniert, wie aus der Tabelle zur Augentropfenherstellung ersichtlich ist. Bei Einsatz der empfohlenen Isotonisierungsmittel, ist keine weitere pH-Angleichung erforderlich. Für die Rezeptur empfiehlt sich der Einsatz isotonischer Borsäure- oder Pufferlösungen, die zweckmäßigerweise in Injektionsfläschchen sterilisiert vorrätig gehalten und mittels Kanüle aseptisch entnommen werden können.

**Lösungsmittel für Augentropfen**
Wässrige Augentropfen sind mit Wasser für Injektionszwecke herzustellen. Sowohl demineralisiertes wie auch destilliertes Wasser sind häufig massiv mit Keimen verunreinigt, die dem Auge besonders gefährlich werden können (z. B. *Pseudomonas aeruginosa*). Trotz antimikrobieller Behandlung muss diese Gefahrenquelle von vornherein ausgeschaltet werden. Für die Apothekenrezeptur lässt sich **Wasser für Injektionszwecke** aus Ampullen besonders empfehlen (z. B. Ampuwa®). Auch alle in der Augentropfenrezeptur verwendeten Hilfsstofflösungen müssen selbstverständlich mit Wasser für Injektionszwecke hergestellt werden.

**Ölige Augentropfen** werden im Gegensatz zu den wässrigen nicht so schnell aus dem Auge gespült und besitzen daher Langzeitwirkung. Da Öl das Sehvermögen beeinträchtigt, werden ölige Zubereitungen meist für die Nacht verwendet. Fette Öle lassen sich durch Heißluftsterilisation bei 160 °C keimfrei machen. Die Keimfiltration ist bei öligen Lösungen zwar möglich, wegen der hohen Viskosität jedoch schwierig durchzuführen, sodass u. U. nur eine aseptische Arbeitsweise in Frage kommt. Da Öl kein Nährboden für Keime ist, brauchen ölige Augentropfen in der Rezeptur nicht unbedingt konserviert zu werden. Da auch osmotischer Druck und pH-Wert nicht beachtet werden brauchen, treten bei öligen Zubereitungen praktisch keine Hilfsstoffprobleme auf. Für die Herstellung von Augentropfen in Suspensionsform sowie für künstliche Tränenflüssigkeit werden viskose Vehikel verwendet. Zur Erhöhung der Viskosität eignen sich Schleimbildner wie Methylcellulose oder Polyvinylpyrrolidon (PVP, Povidon). Bei Suspensionen und viskosen Augentropfen ist eine Sterilfiltration nicht möglich. Thermolabile Zubereitungen können daher lediglich aseptisch hergestellt werden. Suspensionen müssen laut Arzneibuchvorschrift leicht aufzuschütteln sein, um eine genaue Dosierung zu ermöglichen. In einer Suspensionsmenge, die ca. 10 µg Wirkstoff enthält, dürfen sich höchstens 20 Teilchen mit einer Ausdehnung von mehr als 25 µm befinden. Von diesen dürfen nicht mehr als zwei eine Ausdehnung von mehr als 50 µm aufweisen, keines eine von mehr als 90 µm.

In Spezialfällen und der Stabilität der aktiven Substanzen im Endprodukt Rechnung tragend, können bei Augentropfen die Substanzen auch in trockener Form abgefüllt sein, um mit einer geeigneten, sterilen Flüssigkeit unmittelbar vor Gebrauch dispergiert zu werden. Dieser Weg wird vermehrt bei Fertigarzneimitteln beschritten. Das Lösen oder Suspendieren sollte nicht dem Patienten überlassen werden, sondern aseptisch in der Apotheke erfolgen.

**Behältnisse und Beschriftung**
Mehrdosenbehältnisse für Augentropfen sollten höchstens 10 ml enthalten und die Sterilität des Inhalts und ggf. des Applikators bis zum Zeitpunkt der Verwendung gewährleisten. Daher sind die einst üblichen Pipettenflaschen für Augentropfen nicht mehr zugelassen. Da bei jeder Applikation der Schraubverschluss geöffnet werden musste, war eine starke Kontaminationsgefahr vorhanden.

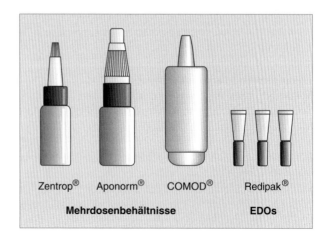

**Abb. 7.9** Augentropfenbehältnisse

Diese wird durch Behältnisse mit fest verbundener Tropfeinrichtung deutlich verringert. Das geringste Kontaminationsrisiko boten bisher Fläschchen mit aufgesteckter Tropfeinrichtung (z. B. Aponorm®-Flasche), da sie vom Patienten nicht aus Versehen aufgeschraubt werden konnten (s. Abb. 7.9). Noch sicherer sind Behältnisse, die einen Luftzutritt während der Entnahme verhindern. Hierbei befindet sich die Lösung in einem flexiblen Beutel, der mit dem Verbrauch schrumpft. Da in diesem Fall auch keine Keime eindringen können, besteht erstmals die Möglichkeit, bei einem Mehrdosenbehältnis auf Konservierung zu verzichten (COMOD®-System). Für die Rezeptur ist das System jedoch noch nicht verfügbar.

Bei einer Verordnung von 20 ml muss die Zubereitung in zwei Behältnissen von 10 ml abgegeben werden. Da in den meisten Fällen Lichtschutz erforderlich ist, bestehen Augentropfenfläschchen aus braunem Glas. Sie dürfen keine Wertminderung durch Abgabe fremder Substanzen in die Zubereitung oder durch Diffusion von Inhaltsstoffen in die Behältniswand ermöglichen. Letzteres ist vor allem bei Kunststoff und Gummiteilen (Verschluss- und Tropfeinrichtung) möglich. Besonders Konservierungsstoffe werden oft von Elastomeren ad- oder absorbiert. Bei Fertigarzneimitteln werden dennoch mehr und mehr Kunststoffflächchen verwendet, die insbesondere Gewichtsvorteile bringen. Für die Apothekenrezeptur empfiehlt sich die ausschließliche Verwendung in Folie steril verpackter Behältnisse, die mittels Kanüle durch die Verpackung aseptisch abgefüllt werden können.

Zur Abfüllung von Einzeldosen können Redipak®-Kunststoffbehältnisse empfohlen werden. Die kleinen Tübchen haben ein Fassungsvermögen von ca. 1 ml und lassen sich auch rezepturmäßig leicht verwenden. Zum Abfüllen und Verschließen wird eine passende Einspannvorrichtung angeboten, in der die Behältnisse auf dem Kopf stehend abgefüllt und anschließend an der Verschlussnaht zusammengeklemmt werden. Mit Hilfe eines handelsüblichen Heißluftgebläses wird diese Naht verschweißt. Die abgefüllten Einzeldosisbehältnisse sind autoklavierbar.

Bei der Beschriftung von Augentropfen ist zu beachten, dass (neben den üblichen Angaben) die zugesetzten Konservierungsmittel nach Art und Menge angegeben werden müssen. Auf Mehrdosenbehältnissen ist ein Hinweis anzubringen, dass die Zubereitung nach Anbruch höchstens 4 Wochen lang verwendet werden darf. Bei Einzeldosisbehältnissen kann wegen ihrer Größe nicht jedes Behältnis beschriftet sein. Das Behältnis muss mit einem Hinweis auf Art und Menge des Wirkstoffes gekennzeichnet sein. Auf der Verpackung müssen Name und Menge des Wirkstoffes vollständig angegeben sein.

## Augenbäder

> Augenbäder (Balnea ophthalmica) sind sterile, wässrige Flüssigkeiten, die zum Baden oder Spülen der Augen oder zum Tränken von Augenkompressen angewendet werden.

Da bei diesen Arzneiformen die Anwendung in größeren Mengen erfolgt, kommt es mehr noch als bei den Augentropfen auf Reizlosigkeit an. Neben Sterilität und Partikelfreiheit sind annähernde Isotonie und Isohydrie wünschenswert, zumal hier meist keine Stabilitätsprobleme auftreten.

Augenbäder in Mehrdosenbehältnissen müssen, abgesehen von begründeten Ausnahmen, mit geeigneten Konservierungsmitteln versetzt sein. Spüllösungen zur Anwendung nach Unfällen dürfen nicht konserviert werden und müssen nach Anbruch verworfen werden. Wie Augentropfen sind auch Augenwässer mit Wasser für Injektionszwecke herzustellen. Die Behältnisse dürfen, von begründeten Ausnahmen abgesehen, höchstens 200 ml enthalten und keine Wertminderung durch Abgabe fremder Substanzen in die Zubereitung oder durch Diffusion von Inhaltsstoffen in die Behältniswand ermöglichen.

Auf den Behältnissen müssen zugesetzte Konservierungsmittel angegeben werden. Auf Mehrdosenbehältnissen muss ein Hinweis enthalten sein, dass die Zubereitung nach Anbruch höchstens 4 Wochen lang verwendet werden darf und entnommene Flüssigkeit zu verwerfen ist.

Die gleichen Forderungen sind an **Kontaktlinsenflüssigkeiten** zu stellen. Dabei handelt es sich um benetzende, feuchthaltende und desinfizierende, wässrige Lösungen zur Aufbewahrung, Reinigung oder Erleichterung der Applikation von Kontaktlinsen.

## Halbfeste Zubereitungen zur Anwendung am Auge

> Nach Ph. Eur. sind halbfeste Zubereitungen zur Anwendung am Auge (Unguenta ophthalmica, Oculenta) sterile Salben, Cremes oder Gele, die zur Anwendung auf der Bindehaut oder den Augenlidern bestimmt sind. Sie enthalten einen oder mehrere Wirkstoffe, die in einer geeigneten Grundlage gelöst oder dispergiert sind.

Die Zubereitungen müssen homogen sein und den Anforderungen der Monographie „Halbfeste Zubereitungen zur kutanen Anwendung (Unguenta)" entsprechen.

Am Auge selbst besitzen Augensalben entsprechend den öligen Tropfen einen Depoteffekt und werden vorzugsweise zur Nacht appliziert.

Für die Herstellungstechnologie gelten prinzipiell die gleichen Regeln, die bei den Hautsalben (s. Kap. 5) besprochen wurden. Zusätzlich sind speziell für Augensalben einige besondere Anforderungen zu beachten, betreffend der

- Salbengrundlage,
- Sterilität und Konservierung,
- Teilchengröße suspendierter Teilchen,
- Behältnisse und Beschriftung.

**Salbengrundlagen für Augensalben**
Salbengrundlagen für Augensalben sollten eine weiche Konsistenz besitzen, die Wirkstoffe gut abgeben und hitzesterilisierbar sein. Sie dürfen die Bindehaut (Augenschleimhaut) nicht reizen.

Es werden in der Regel Kohlenwasserstoffgele auf der Basis von Vaselin und flüssigem Paraffin eingesetzt. Die einfache Augensalbe (Oculentum simplex DAC) ist aus 60 Teilen weißem Vaselin und 40 Teilen dickflüssigem Paraffin aufgebaut. Zur Herstellung von Emulsionssalben ist ein Emulgatorzusatz erforderlich. Da Emulgatoren vom Typ O/W am Auge schlecht verträglich sind, werden, wenn überhaupt, fast ausschließlich W/O-Emulsionen am Auge eingesetzt. Dabei dienen Cholesterin oder Wollwachsalkohole als geeignete Emulgatoren. Die Fettgrundlagen können durch Heißluftsterilisation bei 160 °C entkeimt werden. Hydrophile Salbengrundlagen bringen viele Probleme im Hinblick auf Verträglichkeit und Keimfreiheit mit sich und konnten sich daher bisher nicht durchsetzen.

**Sterilität und Konservierung**
In den meisten Fällen sind Augensalben so zusammengesetzt, dass eine Heißluftsterilisation nicht in Frage kommt. Die Herstellung muss daher aseptisch erfolgen (s. Kap. 7.1.4). Eine Konservierung ist nicht zwingend vorgeschrieben, jedoch ausdrücklich erlaubt. Wie immer sollten wasserhaltige Zubereitungen konserviert werden, während reine Fettgrundlagen an sich bereits keine Voraussetzungen zur Keimvermehrung mehr bieten. Es können die gleichen Konservierungsmittel eingesetzt werden, die auch für Augentropfen empfohlen sind. Zugesetzte Konservierungsmittel müssen auf den Behältnissen angegeben werden.

**Teilchengröße suspendierter Teilchen**
Die Reizlosigkeit einer Augensalbe setzt eine möglichst geringe Teilchengröße suspendierter Teilchen voraus. Daher schreibt Ph. Eur. eine mikroskopische Auszählung der Teilchengröße vor. In einer Salbenmenge, die etwa 10 µg Wirkstoff entspricht, dürfen höchstens 20 Teilchen > 25 µm und maximal zwei davon > 50 µm, keines jedoch > 90 µm sein.

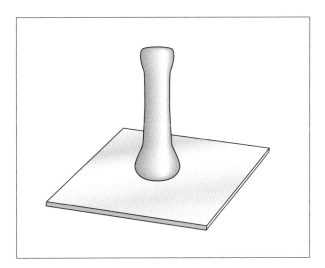

Abb. 7.10 Glasplatte mit Glaspistill

**Behältnisse für Augensalben**
Augensalben sind laut Arzneibuchvorschrift in höchstens 10 g fassenden Tuben mit Applikationstülle oder beigefügter Kanüle abzugeben. Sie können auch in geeignete Behältnisse zur einmaligen Anwendung abgefüllt werden. Wegen der unhygienischen Entnahme ist eine Verwendung von Kruken ausgeschlossen.

**Besonderheiten der Galenik**
Die Zubereitung von Augensalben geschieht prinzipiell nach den gleichen Verfahren wie bei Hautsalben beschrieben, nur, dass die gesamte Herstellung unter aseptischen Bedingungen erfolgen muss. Größere Probleme ergeben sich meist aus der kleinen Ansatzmenge. Zur Vermeidung von Verlusten und wegen der erhöhten hygienischen Anforderungen sind vorsterilisierte Glasgeräte sehr empfehlenswert. Bei kleinsten Mengen arbeitet man am besten mit Glasplatte und Glaspistill (s. Abb. 7.10).
Zur Tubenabfüllung eignen sich in der Rezeptur sterilisierte Einmalspritzen, auf die bei Bedarf ein sterilisiertes Schlauchstückchen aufgesetzt werden kann.

## 7.3.4 Weitere Arzneiformen zur Anwendung am Auge

**Augensprays** sind zur lokalen Anwendung am Auge bestimmte Dosieraerosole.
**Augeninserte** sind sterile, feste oder halbfeste Zubereitungen von geeigneter Größe und Form, die in den Bindehautsack eingebracht werden und eine Wirkung am Auge hervorrufen. Im Allgemeinen bestehen sie aus einem Wirkstoffreservoir, das in eine Matrix eingebettet ist oder durch eine die Freigabegeschwindigkeit bestimmende Membran begrenzt wird. Der Wirkstoff wird über eine bestimmte Zeit freigesetzt. Die Herstellung muss gewährleisten, dass das Augeninsert ein geeignetes Freisetzungsverhalten zeigt. Bei der Beschriftung sind die

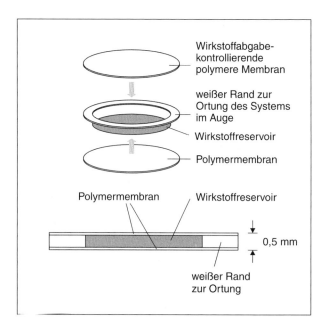

**Abb. 7.11** Okulares TS

gesamte Wirkstoffmenge und die pro Zeiteinheit freigesetzte Menge (Abgaberate) anzugeben.

Augeninserte sind den therapeutischen Systemen zuzuordnen, da sie eine kontrollierte Wirkstofffreigabe ermöglichen (s. Abb. 7.11). Beispiel ist das bereits lange im Handel befindliche Präparat Ocusert®, das den Wirkstoff Pilocarpin enthält. Dieses System ermöglicht eine konstante Abgaberate über mindestens eine Woche Zeitdauer. Die Nebenwirkungen sind wesentlich geringer als bei einer Augentropfentherapie, da auch die zur Wirkung erforderliche Arzneistoffmenge insgesamt nur ein Bruchteil beträgt. Freilich haben ähnlich wie bei Kontaktlinsen empfindliche Patienten Probleme mit dem Fremdkörper, so dass der Einsatzbereich eingeschränkt ist.

**Lamellen** (Lamellae) sind flache, runde oder quadratische Plättchen auf Gelatine- oder Kunststoffbasis mit inkorporiertem Wirkstoff, die unter das Augenlid eingelegt werden.

**Augentabletten** sind kleine Tabletten, die wie Inserte oder Lamellen appliziert werden. Sie sind als obsolet zu betrachten.

## 7.4 Parenteralia

> Parenteralia sind sterile Zubereitungen, die zur Injektion, Infusion oder Implantation in den menschlichen oder tierischen Körper bestimmt sind.

Sie stehen damit im Gegensatz zu den enteralen Arzneiformen, die dem Körper über den Magen-Darm-Kanal zugeführt werden.

Gegenüber den Enteralia haben parenterale Arzneiformen einige Vorteile aufzuweisen, was ihren recht häufigen Einsatz in der Therapie begründet. Da der Arzneistoff direkt ins Blut oder Gewebe appliziert wird, kann ein sofortiger Wirkungseintritt erreicht werden. Wirkstoffe, die im Intestinaltrakt zerstört (Insulin) oder nicht absorbiert (Strophantin) werden, sind fast ausschließlich zur parenteralen Applikation geeignet. Auch bei Bewusstlosen und Säuglingen, die Arzneimittel nicht einnehmen können, ist parenterale Applikation nötig. Neben der systemischen ist auch eine lokal begrenzte Wirkung (z. B. Lokalanästhesie) erreichbar.

Ph. Eur. unterteilt die Parenteralia in:

- Injektionszubereitungen,
- Infusionszubereitungen,
- Konzentrate zur Herstellung von Injektions- und Infusionszubereitungen,
- Pulver zur Herstellung von Injektions- und Infusionszubereitungen,
- Gele zur Herstellung von Injektionszubereitungen,
- Implantate.

Von größerer Bedeutung für die pharmazeutische Praxis sind die Injektionszubereitungen (Iniectabilia) und Infusionszubereitungen (Infundibilia) (s. Tab. 7.8).

Während Infundibilia praktisch ausschließlich intravenös appliziert werden, sind für Iniectabilia verschiedene Applikationsorte möglich (s. Abb. 7.12). Zur lokalen Therapie kommen zusätzlich Injektionen in Gelenkhöhlen (intraartikulär), in den Herzmuskel (intrakardial), in den Liquor (intralumbal) und andere in Frage.

Tab. 7.8 Unterschiede zwischen Iniectabilia und Infundibilia

| Kriterium | Iniectabilia | Infundibilia |
|---|---|---|
| Applikationsmenge | wenige ml portionsweise | 100 bis 1000 ml tropfenweise |
| Applikationsmethode | Injektion | Infusion |
| Applikationsinstrument | Injektionsspritze | Infusionsbesteck |
| Applikationsdauer | wenige Sekunden bis Minuten | mehrere Stunden |
| Lösungsmittel | Wasser oder Öl für Injektionszwecke | Wasser für Injektionszwecke |
| Behältnisse | Ampullen, Fertigspritzen, Vials | Infusionsflaschen |
| Indikation | Wirkstoffzufuhr lokal oder systemisch | Wirkstoffzufuhr systemisch, Blutersatz, künstliche Ernährung |

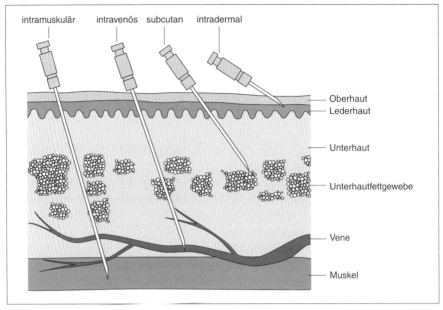

**Abb. 7.12** Wichtige Injektionsarten

## 7.4.1 Anforderungen an Parenteralia

Wegen der Applikationsart müssen alle parenteralen Präparate besonders hohen Reinheitsanforderungen genügen. Ph. Eur. fordert Sterilität, Abwesenheit von Pyrogenen bzw. Bakterien-Endotoxinen und Partikelfreiheit bei Lösungen.

**Sterilität**
Für die Erreichung der Sterilität werden flüssige Parenteralia in den meisten Fällen im verschlossenen Abgabebehältnis autoklaviert, sofern die Arzneistoffe eine Hitzebehandlung vertragen. Im anderen Fall wird die Zubereitung aseptisch hergestellt und nach Möglichkeit sterilfiltriert. Die Gefährdung des Patienten durch Mikroorganismen ist vom Applikationsort abhängig. Sie nimmt in der Reihenfolge Liquor > Gelenke > Gewebe > Blutbahn ab.

**Pyrogenfreiheit**
**Pyrogene** sind Stoffe, die, schon bei Applikation kleinster Mengen in die Blutbahn eine Erhöhung der Körpertemperatur hervorrufen. Häufig handelt es sich um Stoffwechsel- oder Zersetzungsprodukte von Mikroorganismen wie Bakterien, Pilzen oder Viren. Bekannt als Pyrogene sind z. B. Lipopolysaccharide. Solche Stoffe lassen sich aus Lösungen nur sehr schwer entfernen, da sie gut wasserlöslich und relativ hitzestabil sind. Die sicherste Methode zur Erreichung der Pyrogenfreiheit ist die Fernhaltung von Pyrogenen und ihren Verursachern von der Zubereitung durch aseptisches Arbeiten. Die Entfernung vorhandener Pyro-

gene ist nur durch extreme Hitzeeinwirkung oder mit adsorptiv wirkenden Filtermaterialien, wie z. B. Kohlefilter, möglich, wobei einerseits die Filterkapazität begrenzt ist, andererseits auch Wirkstoffverluste auftreten können.

Die **Prüfung auf Pyrogene** wird nach Ph. Eur. am Kaninchen durchgeführt. Unter genau angegebenen Versuchsbedingungen werden den Versuchstieren bestimmte Mengen des Präparates intravenös verabreicht und die Körpertemperatur kontrolliert. Die Gefährdung des Patienten durch Pyrogene ist ebenfalls vom Applikationsort abhängig. Sie nimmt in der Reihenfolge Blutbahn > Liquor > Gewebe > Gelenke ab.

Alternativ zur Pyrogenprüfung schreibt Ph. Eur. eine **Prüfung auf Bakterien-Endotoxine** nach dem sog. LAL-Test vor. Dazu wird ein aus dem Pfeilschwanzkrebs *(Limulus polyphemus)* gewonnenes Amöbozyten-Lysat verwendet. Die Zugabe einer endotoxinhaltigen Lösung zu einer Lösung dieses Lysats führt zur Trübung, Ausfällung oder Gelbildung des Gemisches. Werden bestimmte Grenzwerte eingehalten, kann in der Regel auf die Pyrogenprüfung verzichtet werden.

### Partikelfreiheit

Partikelfreiheit ist mit Ausnahme von Suspensionen, die ausschließlich ins Gewebe injiziert werden können, unbedingt erforderlich. Bei intravasaler Verabreichung können Schwebestoffteilchen zum Verschluss kleiner Gefäße (Embolie) führen und dadurch lebensbedrohlich werden. Partikeln können sowohl aus der Herstellung (ungelöste Kristalle, Filterfasern) als auch aus dem Behältnis (Staub, Glassplitter, Gummiteilchen) stammen.

Vorbeugend sind alle parenteralen Lösungen daher mit faserfreien Filtern (Membranfilter) zu filtrieren und die Abgabebehältnisse mit partikelfreier Flüssigkeit zu spülen. Bei Einsatz von adsorbierenden Faserfiltern zur Entfernung der Pyrogene ist ein nachgeschaltetes Membranfilter erforderlich. Die Gefährdung des Patienten durch Schwebestoffe nimmt je nach Applikationsort in folgender Reihenfolge ab: Blutbahn > Liquor > Gelenke > Gewebe.

Die **Partikelkontamination** von Parenteralia lässt Ph. Eur. auf verschiedene Weise überprüfen. Nichtsichtbare Partikel werden mit elektronischen Geräten gezählt und gemessen, sichtbare Partikel können visuell in einer Betrachtungsstation erkannt werden. Eine mikroskopische Methode lässt die Art der Verunreinigung u. U. erkennen und hilft dadurch, Abhilfe zu schaffen.

### Lösungsmittel und Konzentrationen

Die Zubereitung wässriger Parenteralia erfolgt mit Wasser für Injektionszwecke, welches seinerseits die Forderungen nach Sterilität und Pyrogenfreiheit erfüllen muss. Alle Konzentrationsangaben werden bei parenteralen Flüssigkeiten in Massen- pro Volumenteilen (m/V) gemacht, da die Dosierung immer nach Volumen erfolgt.

### Behältnisse und Glasqualitäten

Besondere Anforderungen müssen an die Behältnisse für parenterale Arzneiformen gestellt werden. Diese sollten aus genügend durchsichtigem Material bestehen, um eine visuelle Prüfung des Inhalts zu ermöglichen. Das Material muss gegenüber der Zubereitung indifferent sein, so dass weder Diffusion in oder durch das Behältnis auftritt, noch fremde Substanzen in die Zubereitung gelangen.

Aufgrund seiner Eigenschaften bietet sich **Glas** nach wie vor als geeignetes Verpackungsmaterial für parenterale Zubereitungen an. Es ist durchsichtig, widerstandsfähig gegen Chemikalien, hitzesterilisierbar, leicht formbar und unbegrenzt haltbar. Die Herstellung erfolgt durch Quarzsand mit Metalloxiden oder -carbonaten ($Na_2CO_3$; $CaCO_3$). Beim Abkühlen erstarrt die Schmelze, ohne eine regelmäßige Kristallstruktur aufzubauen. Der amorphe Aufbau ist wichtige Voraussetzung für die Formbarkeit beim Erhitzen (Glasbläserei).

**Natronkalk-Silikatglas** besteht aus ca. 75% $SiO_2$ und einigen Metalloxiden wie $Na_2O$, $CaO$, $Al_2O_3$, $BaO$ usw., deren Zusammensetzung je nach Verwendungszweck variiert. Alkalireiches Glas ist Temperaturschwankungen gegenüber empfindlich und gegen Wasser, Basen und Säuren wenig resistent. Es gibt besonders beim Erwärmen Alkaliionen an die wässrige Lösung ab, was zur Erhöhung des pH-Wertes und zu Unverträglichkeiten führen kann.

Alkaliarmes **Neutralglas**, bei dem es sich um Borosilicatglas mit wesentlichen Mengen an Bor-, Aluminium- oder Erdalkalioxiden handelt, verträgt hingegen sowohl starke Temperaturschwankungen als auch Einwirkung wässriger Flüssigkeiten.

Die Widerstandsfähigkeit von Glas gegenüber Wasser wird als **hydrolytische Resistenz** bezeichnet und durch Titration der Alkalität von Wasser bestimmt, welches unter bestimmten Bedingungen mit Glas autoklaviert wurde. Für die Abfüllung von wässrigen Parenteralia eignen sich nur Glassorten mit hoher hydrolytischer Resistenz (Neutralglas). Diese kann entweder durch die chemische Zusammensetzung oder durch eine Oberflächenbehandlung erreicht werden. In der Ph. Eur. werden drei Glasarten unterschiedlicher Resistenz aufgeführt:

Glasart I:
besteht aus Neutralglas mit einer hohen hydrolytischen Resistenz aufgrund seiner chemischen Zusammensetzung; für wässrige Parenteralia und Wiederverwendung geeignet.

Glasart II:
besteht üblicherweise aus Natronkalk-Silikatglas und besitzt eine hohe hydrolytische Resistenz, bedingt durch eine geeignete Oberflächenbehandlung; für wässrige Parenteralia ohne Wiederverwendung geeignet.

Glasart III:
besteht üblicherweise aus Natronkalk-Silikatglas mit mittlerer hydrolytischer Resistenz; für flüssige, nicht wässrige Präparate und Pulver zur Bereitung von Parenteralia ohne Wiederverwendung geeignet.

Natronkalk-Silikatglas mit geringer hydrolytischer Resistenz ist nur für Zubereitungen zur nicht parenteralen Anwendung ohne Wiederverwendung geeignet.

Zur Unterscheidung zwischen Glasart I und II muss das Glas entweder zerkleinert (Glaspulvermethode) oder nach Flusssäure-Behandlung auf hydrolytische Resistenz geprüft werden.

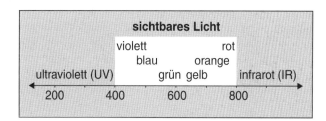

**Abb. 7.13** Lichtspektrum

Ein großer Vorteil von Glas ist auch die Möglichkeit, durch geringe Zugaben bestimmter Metalloxide eine Färbung zu erhalten, die die Lichtdurchlässigkeit für bestimmte Lichtwellenlängen herabsetzt ohne die Durchsichtigkeit nennenswert zu beeinträchtigen.

In der Apothekenpraxis haben sich Gefäße aus **Braunglas** zur Aufbewahrung von lichtempfindlichen Stoffen und Zubereitungen bewährt. Weißes Licht, wie es von der Sonne, aber auch von künstlichen Lichtquellen ausgestrahlt wird, enthält praktisch alle Spektralfarben mit den Wellenlängen zwischen 400 und 800 nm (s. Abb. 7.13). Die Energie des Lichtes und damit die Fähigkeit chemische Prozesse auszulösen ist um so größer, je kürzer die Wellenlänge ist. Blaues und violettes Licht ist aggressiver als gelbes und rotes Licht. Da gefärbtes Glas Licht in der Komplementärfarbe absorbiert, werden durch das Braunglas gerade die energiereichen Wellenlängen des blau-violetten Lichtes am Durchtritt gehindert. Die unsichtbaren ultravioletten Lichtstrahlen werden ebenfalls, teilweise auch schon durch das weiße Glas absorbiert.

Neben Glas wird als Behältnismaterial vielfach auch **Kunststoff** verwendet. Gegenüber Glas haben Kunststoffe (Thermoplaste) den Vorteil der Bruchsicherheit und der geringeren Masse. Ansonsten überwiegen die Nachteile, besonders was Durchsichtigkeit, Thermoresistenz, chemische Indifferenz und Umweltfreundlichkeit anbetrifft.

Ph. Eur. nennt als Kunststoffmaterialien zur Herstellung von Behältnissen u. a. **Polyvinylchlorid (PVC)** und die Polyolefine **Polyethylen** und **Polypropylen.** Letztere sind als halogenfreie Kunststoffe umweltfreundlicher einzustufen, da die Entsorgung weniger problematisch ist. Alle Kunststoffe enthalten mehr oder weniger Zusatzstoffe, z. B. Weichmacher, Antioxidanzien, Kunststoffadditive, Pigmente usw. Auf die Vielfalt der möglichen Einsatzbereiche einzugehen, würde den Rahmen dieses Buches sprengen.

## 4.2 Injektionszubereitungen

Injektionszubereitungen (Iniectabilia) sind sterile Lösungen, Emulsionen oder Suspensionen (Ph. Eur.)

Sie werden in Mengen von wenigen Millilitern durch Injektion ins Blut oder Gewebe appliziert. Die häufigsten Anwendungsformen sind die intravenöse

(i. v.), die intramuskuläre (i. m.) und die subcutane (s. c.) Injektion (s. Abb. 7.12).
**Intravenös** können nur wässrige Lösungen appliziert werden, wobei ein fast unmittelbarer Wirkungseintritt erfolgt, da der Wirkstoff innerhalb weniger Minuten im Körper verteilt ist. Die absolute Bioverfügbarkeit beträgt 100%, weil Wirkstoffliberation und Resorption umgangen werden. Die i. v.-Injektion ist besonders geeignet, wenn ein rascher und sicherer Wirkungseintritt erwünscht ist.

Bei der **intramuskulären** Injektion wird das Präparat in das Muskelgewebe gespritzt. Aufgrund der starken Durchblutung am Applikationsort ist eine relativ schnelle Resorption aus wässriger Lösung möglich. Suspensionen und ölige Lösungen besitzen hingegen einen Depoteffekt, da die Arzneistoffe nur langsam resorbiert werden können.

Bei **subcutaner** Injektion wird das Präparat in das Unterhautgewebe appliziert, von wo es nur langsam zur Wirkung kommen kann, da die Durchblutung vergleichsweise geringer ist.

### Anforderungen an wässrige Injektionslösungen

Wie alle wässrigen Parenteralia sind wässrige Injektionszubereitungen mit Wasser für Injektionszwecke herzustellen, in dem die Wirkstoffe aufgelöst, emulgiert oder suspendiert werden. Weiterhin müssen folgende Punkte beachtet werden:

- Sterilität,
- Partikelfreiheit,
- Pyrogenfreiheit,
- Isotonie,
- Isohydrie.

**Sterilität.** Alle Injektionszubereitungen müssen keimfrei sein, um Komplikationen nach der Applikation zu verhindern. Beste Voraussetzung hierfür sind die aseptische Herstellung sowie die abschließende Hitzesterilisation im verschlossenen Abgabebehältnis.

Wässrige Zubereitungen, die in ihren endgültigen, verschlossenen Behältnissen nicht sterilisierbar sind, können konserviert werden, wenn die Einzeldosis nicht größer als 15 ml ist. Keine Konservierungsmittel sind bei intralumbaler, intraokulärer und intrakardialer Applikation erlaubt. Solche Zubereitungen müssen in Einzeldosenbehältnissen abgefüllt werden. Wässrige Zubereitungen in Mehrdosenbehältnissen müssen ein geeignetes Konservierungsmittel in entsprechender Konzentration enthalten, falls die Zubereitung selbst keine antimikrobiellen Eigenschaften hat. Als geeignete Konservierungsmittel werden folgende Substanzen und Konzentrationen empfohlen:

- Chlorkresol 0,1% (m/V),
- o-Kresol 0,3% (m/V),
- Benzylalkohol 1% (m/V),
- Phenylquecksilbersalze 0,002% (m/V).

**Pyrogenfreiheit.** Bei Zubereitungen zur Anwendung am Menschen oder wenn die Beschriftung angibt, dass die Zubereitung frei von Bakterien-Endotoxinen bzw. Pyrogenen ist, muss eine entsprechende Prüfung durchgeführt werden.

**Partikel- bzw. Schwebestofffreiheit.** Werden Injektionslösungen unter geeigneten, visuellen Bedingungen geprüft (s. Kap. 7.3.1), müssen sie klar und praktisch frei von Teilchen sein.

**Isotonie.** Wässrige Injektionslösungen sollten nach Möglichkeit blutisotonisch sein, um eine bessere Verträglichkeit zu gewährleisten. Bei intravenöser Applikation größerer Mengen hypo- oder hypertonischer Lösungen können starke Schmerzempfindungen und Reizungen auftreten. Dabei kann es zu Veränderungen der roten Blutkörperchen (Erythrozyten) kommen. Bei Verabreichung hypotonischer Lösungen dringt Wasser in die Erythrozyten ein, so dass diese eine Volumenzunahme erfahren und platzen können (Hämolyse). Umgekehrt tritt bei hypertonischen Lösungen aufgrund der osmotischen Verhältnisse Flüssigkeit aus den Erythrozyten aus, so dass diese schrumpfen (Plasmolyse). Eine Isotonisierung ist daher, wenn möglich, immer empfehlenswert. Es werden für die Herstellung die gleichen Methoden und Berechnungen wie bei der Isotonisierung von Augentropfen (s. Kap. 7.3.1) verwendet. Als isotonisierende Hilfsstoffe eignen sich z. B. Natriumchlorid oder Glucose.

**Isohydrie.** Der pH-Wert der Blut- und Gewebeflüssigkeit liegt bei etwa 7,4. Während dieser Wert im Blut durch mehrere Puffersysteme stabilisiert wird, sind Gewebe pH-Abweichungen gegenüber empfindlicher. Daher ist für die i. m.- bzw. s. c.-Applikation Isohydrie anzustreben, während bei i. v.-Injektion pH-Abweichungen schnell angeglichen werden. Eine erforderliche Korrektur lässt sich durch Zugabe von Säuren, Basen oder Puffern verwirklichen, wobei Letztere nur eingesetzt werden sollen, wenn sie aus Stabilitätsgründen erforderlich sind und im physiologisch verträglichen Bereich (pH 7,2 – 7,6) liegen. Wie bei wässrigen Ophthalmica gilt auch für Parenteralia der Grundsatz, eine insgesamt bestmögliche physiologische Anpassung in Bezug auf osmotischen Druck und pH-Wert anzustreben.

**Anforderungen an Suspensionen, Emulsionen und ölige Iniectabilia**
Wegen der Gefahr einer Embolie können lipophile Präparate und Suspensionen nicht intravenös appliziert werden. Die Verabreichung erfolgt daher in der Regel intramuskulär. Ölige Lösungen wie auch wässrige oder ölige Suspensionen werden aus galenischen oder therapeutischen Gründen hergestellt. Bei ungenügender Wirkstofflöslichkeit in wässrigen Lösungsmitteln (z. B. Steroidhormone) können ölige Lösungsmittel zum Einsatz kommen. Das Öl muss den Arzneibuchanforderungen für parenterale Anwendung genügen, vor allem einen geringen Anteil an freien Fettsäuren und thermische Resistenz besitzen. Ölige Lösungen, die intramuskulär injiziert werden, haben Depotwirkung, da die Freisetzung der Wirkstoffe nur langsam erfolgt. Das gleiche gilt auch für i. m. applizierte Suspensionen. Diese dürfen ein Sediment aufweisen, welches leicht aufschüttelbar sein

muss. Eine parenterale Suspension muss physikalisch stabil genug sein, um die Entnahme einer homogenen Flüssigkeit zu ermöglichen. Emulsionen vom O/W-Typ werden manchmal als Vehikel für fettlösliche Arzneistoffe eingesetzt. Sie können auch ohne Emboliegefahr intravenös appliziert werden, wenn die Partikelgröße im Bereich von 0,5 bis 1 µm liegt. Emulsionen müssen nach dem Schütteln homogen aussehen.

**Behältnisse für Injektionszubereitungen**
Zur Aufnahme von Iniectabilia dienen Glas oder Kunststoffgefäße. Diese nehmen entweder jeweils nur eine Einzeldosis auf oder sind für eine Mehrfachentnahme konstruiert. Mehrdosenbehältnisse müssen so verschlossen sein, dass eine mehrfache Entnahme von Einzeldosen aseptisch mit einer Injektionsspritze erfolgen kann. Als Behältnisse für Injektionslösungen kommen Ampullen, Spritzampullen, Fertigspritzen und Injektionsfläschchen (Vials) in Frage. **Ampullen** sind Einzeldosisbehältnisse aus Glas, die durch Zuschmelzen verschlossen werden. Es sind verschiedene Ausführungen und Größen gebräuchlich (s. Abb. 7.14).

Normalerweise werden offene Ampullen mit einem trichter- oder zylinderförmig ausgezogenen Ampullenspieß hergestellt. Zur Aufnahme von Pulvern kom-

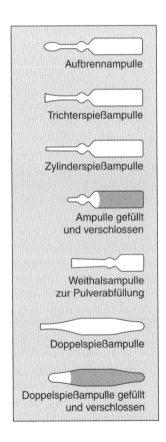

Abb. 7.14   Ampullenformen

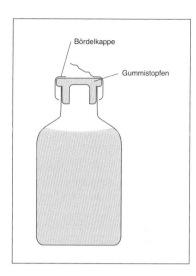

Ab. 7.15 Injektionsfläschchen

men Weithalsampullen in Frage. Doppelspießampullen lassen sich durch Abbrechen beider Spieße ohne Hilfsmittel entleeren, wie z. B. bei Trinkampullen.

Das Ampullenglas muss eine hohe hydrolytische Resistenz aufweisen, wenn wässrige Parenteralia abgefüllt werden sollen. Zur Vereinfachung der visuellen Kontrolle auf Schwebestoffe und Verfärbung wird in der Regel weißes Glas verwendet. Nur bei lichtempfindlichen Wirkstoffen kommt gefärbtes Glas zur Anwendung.

Die Nachteile von Ampullen liegen hauptsächlich in der umständlichen Handhabung und den durch nicht aseptische Entnahme verbundenen Gefahren.

Aus dieser Überlegung heraus wurden Spritzampullen entwickelt, die gleichzeitig Behältnis und Applikationsinstrument (Spritze) darstellen. Spritzampullen enthalten immer Einzeldosen und bestehen aus Glas oder Kunststoff. Während bei einfachen Spritzampullen die Injektionskanüle vor Gebrauch montiert werden muss (Platzersparnis), sind die sogenannten Fertigspritzen gebrauchsfertig abgepackt. Mehrdosenbehältnisse für Injektionspräparate sind die Injektionsfläschchen (Vials) mit elastischen Durchstichverschlüssen aus Kautschukmaterial. Nach der Abfüllung wird der Stopfen mit einer Bördelkappe befestigt, die nach Abziehen einer Lasche eine Durchstichstelle für die Injektionsnadel frei werden lässt (s. Abb. 7.15). Vials sind mit einem Fassungsvermögen von 5, 10, 25 oder 50 ml im Handel.

**Ampullenabfüllung**
Von der Galenik her bietet die meist automatisierte Herstellung von Injektionspräparaten bis auf die Abfüllung in Ampullen keine Besonderheiten. Lösungen, Emulsionen und Suspensionen werden nach bekannten Regeln aseptisch zubereitet und gegebenenfalls klarfiltriert. Vor der Abfüllung müssen die Ampullen in speziell dafür entwickelten Spülmaschinen gereinigt und anschließend mit Heißluft vorsterilisiert werden. Die sterilen Gläser werden nun zur Füllstation trans-

portiert, wo sie über eine Füllnadel mit der flüssigen Zubereitung beschickt werden. Oxidationsempfindliche Injektionspräparate werden unter *Inertgas* (Kohlendioxid oder Stickstoff) abgefüllt, welches über eine Begasungsnadel zugeführt wird. Die Einzeldosierung erfolgt über eine Kolbenpumpe, die so eingestellt ist, dass etwas höher dosiert wird, als es dem Nennvolumen der Ampulle entspricht. Damit soll erreicht werden, dass das deklarierte Volumen auch tatsächlich entnommen werden kann. Das Arzneibuch schreibt bei Iniectabilia eine Prüfung auf entnehmbares Volumen vor. Nach der Füllung laufen die Ampullen an einer Verschließstation vorbei, wo der Spieß zugeschmolzen wird. Beim Zuschmelzen werden die Behältnisse um ihre Längsachse gedreht, während der Spieß vom Brenner weichgeschmolzen und der obere Teil von einer Zange abgezogen wird.

Der dichte Verschluss lässt sich in einem Farbbad leicht überprüfen. Zu diesem Zweck werden die zugeschmolzenen Ampullen unter Vakuum in eine Methylenblau-Lösung getaucht und der Unterdruck aufgehoben. Undichte Ampullen saugen Farbstofflösung in sich auf und sind nach Abspülen leicht an der Färbung zu erkennen. Die verschlossenen Ampullen werden abschließend einer Sterilisation unterworfen.

### 7.4.3 Infusionszubereitungen

Infusionszubereitungen (Infundibilia) sind sterile, wässrige Lösungen oder O/W Emulsionen (Ph. Eur.).

Sie werden mittels Infusionsbesteck in größeren Mengen (0,1 bis mehrere Liter) parenteral appliziert. Infusionen werden zur Arzneimittelapplikation, zur raschen Auffüllung des Gefäßsystems bei starken Blutverlusten und zur künstlichen Ernährung eingesetzt. Durch eine Dauerinfusion lässt sich ein konstanter Wirkstoffspiegel im Blut aufrechterhalten und die Wirkung optimal steuern. Wegen der erforderlichen Kontrolle kann eine solche Behandlung nur stationär durchgeführt werden. Klassische Infusionslösungen sind die physiologische Natriumchlorid-Lösung und die Ringer-Lösung. Letztere ist nicht nur isotonisch, sondern annähernd isoionisch, d. h., sie besitzt die gleiche Ionenzusammensetzung wie das Blut. Diese Lösungen werden nicht nur zur Elektrolyttherapie, sondern auch als **Zubereitungen zum Spülen (Praeparationes ad irrigationem)** von Körperhöhlen, Wunden und Oberflächen, z. B. bei einem chirurgischen Eingriff, eingesetzt. Für diese gelten praktisch die gleichen Anforderungen.

Da Infusionen intravenös appliziert werden, können nur wässrige Lösungen oder O/W-Emulsionen zur Anwendung kommen. Diese müssen wegen der größeren Applikationsmenge gegenüber den Iniectabilia noch erhöhte Anforderungen erfüllen. Sterilität, Pyrogen- und Partikelfreiheit sowie Blutisotonie sind, soweit möglich, erforderlich. Infusionszubereitungen dürfen keine Konservierungsmittel enthalten. Emulsionen werden meist zur parenteralen Ernährung eingesetzt. Der Teilchendurchmesser der dispergierten Phase sollte höchstens 5 µm betragen. Emulsionen dürfen keine Phasentrennung zeigen und müssen

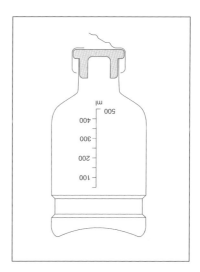

Abb. 7.16 Infusionsflasche mit Verschluss

nach dem Schütteln homogen aussehen. Als Behältnisse für Infundibilia werden Infusionsflaschen mit 0,1 bis 1 l Inhalt eingesetzt (s. Abb. 7.16), die in ihrem Aufbau den Injektionsfläschchen entsprechen.

Besondere Maßnahmen sind zu ergreifen, wenn **Zytostatika-Lösungen** herzustellen sind. Hierbei geht es nicht nur um den Schutz des Medikamentes vor Kontaminationen, sondern auch um den Arbeitsschutz beim Hantieren mit zytotoxischen Präparaten. Dieser kann nur durch den Einsatz von Sicherheitswerkbänken nach dem LAF-(Laminar-Air-Flow-)Prinzip gewährleistet werden, wenn auch für eine geeignete Filtration der Abluft und entsprechende Schutzmaßnahmen gesorgt wird. Auf die besondere Problematik dieser Präparate kann in diesem Rahmen nicht näher eingegangen werden.

## 7.4.4 Konzentrate zur Herstellung von Parenteralia

Konzentrate zur Herstellung von Parenteralia (Parenteralia diluenda) sind konzentrierte, sterile Lösungen, die nach Verdünnen zur Injektion oder Infusion bestimmt sind. Sie werden vor der Anwendung mit einer geeigneten Flüssigkeit zu einem bestimmten Volumen verdünnt. Nach Verdünnen müssen sie den Anforderungen für Injektionszubereitungen oder Infusionszubereitungen entsprechen.

## 7.4.5 Pulver zur Herstellung von Parenteralia

Pulver zur Herstellung von Parenteralia (Pulveres parenterales) sind feste, sterile Substanzen, die sich in ihren Endbehältnissen befinden.

Nach dem Schütteln mit dem vorgeschriebenen Volumen einer vorgeschriebenen, sterilen Flüssigkeit muss sich entweder rasch eine klare Lösung, die praktisch frei von Teilchen ist, oder eine gleichmäßige Suspension bilden. Als Pulver zur Herstellung von Parenteralia werden heute meist **Lyophilisate**, gefriergetrocknete Zubereitungen, verwendet. Diese lassen sich vor der Gefriertrocknung durch Filtration entkeimen und sind besonders leicht in Lösung zu bringen (s. Kap. 3.4.5).

### 7.4.6 Gele zur Herstellung von Injektionszubereitungen

Hierbei handelt es sich um sterile Gele mit einer Viskosität, die geeignet ist, um am Injektionsort eine verzögerte Freisetzung des Wirkstoffs oder der Wirkstoffe zu gewährleisten.

### 7.4.7 Implantate

Implantate (Implantanda) sind feste, sterile Zubereitungen geeigneter Größe und Form zur parenteralen Implantation, die eine Freigabe ihrer Wirkstoffe über einen längeren Zeitraum gewährleisten.

Durch Implantate kann eine gleichmäßige Wirkstoffkonzentration im Blut über mehrere Monate erreicht werden. Sie werden einzeln in sterile Behältnisse abgefüllt.

---

**Vertiefende Fragen:**
1. Was bedeuten die Begriffe Sterilisation, Desinfektion und Konservierung?
2. Geben Sie je 2 Beispiele für Arzneiformen, die a) unbedingt konserviert werden müssen b) sinnvollerweise konserviert werden sollten c) nie konserviert werden brauchen!
3. Wann sind Lösungen isotonisch, wann sind sie isohydrisch?
4. Was sind Pyrogene, wie lassen sie sich nachweisen und wie vermeiden?
5. Welche Eigenschaft muss Glas für wässrige Injektionslösungen besitzen?

# Weiterführende Literatur

Bauer, Frömming, Führer (2006): Pharmazeutische Technologie, 8. Auflage, Deutscher Apotheker Verlag, Stuttgart

Weidenauer, Beyer (2008): Arzneiformenlehre kompakt, Wissenschaftliche Verlagsgesellschaft, Stuttgart

Müller, Hildebrand (1998): Pharmazeutische Technologie: Moderne Arzneiformen, 2. Auflage, Wissenschaftliche Verlagsgesellschaft, Stuttgart

Schöffling (2009): Arzneiformenlehre, 5. Auflage, Deutscher Apotheker Verlag, Stuttgart

Thoma (2006): Apothekenrezeptur und -defektur (einschließlich 3. Erg.lfg.), Deutscher Apotheker Verlag, Stuttgart

Voigt (2006): Pharmazeutische Technologie für Studium und Beruf, 10. Auflage, Deutscher Apotheker Verlag, Stuttgart

Wurm (2001): Galenische Übungen, 17. Auflage, Govi-Verlag, Frankfurt

Wolf, Süverkrüp (2007): Rezepturen, 2. Auflage, Deutscher Apotheker Verlag Stuttgart

# Antworten auf die vertiefenden Fragen

### Kapitel 1

1. In Wirk- und Hilfsstoffe. Wirkstoffe sind für die Wirkung verantwortlich, Hilfsstoffe bestimmen wesentlich die Eigenschaften der Arzneiform, z. B. ihre Konsistenz, chemische, physikalische und mikrobiologische Stabilität sowie Aussehen, Geruch und Geschmack!
2. Fest, flüssig und gasförmig. Viele Arzneiformen (z. B. Salben) sind plastisch oder halbfest.
3. Jede einzelne Phase ist homogen, ein System aus mehreren Phasen ist heterogen.
4. Das disperse System Zuckerlösung besteht aus der dispersen Komponente Zucker verteilt im Dispersionsmittel Wasser.
5. In molekular-, kolloid-, und grobdisperse Systeme. Lösungen sind molekulardisperse Systeme, Gele sind kolloiddisperse Systeme, Suspensionen und Emulsionen sind grobdisperse Systeme.

### Kapitel 2

1. Durch Klassieren (Sieben), nachdem bei Bedarf vorher zerkleinert wurde.
2. In 100 g Puder sind 5 g Salicylsäure enthalten. Es handelt sich um einen Massengehalt.
3. Das beste Mischungsverhältnis ist 1:1, daher wird mit den kleinsten Mengen begonnen.
4. Pulver zur kutanen Anwendung (Ph. Eur.).
5. Bessere Fließeigenschaften, geringe Neigung zur Agglomeratbildung, keine Entmischung, gesteigerte Lösungsgeschwindigkeit.
6. Aufgrund der sehr unterschiedlichen Dichten und Korngrößen der Drogen.

### Kapitel 3

1. Dipoleigenschaft, hohe Dielektrizitätskonstante (Polarität), geringe Viskosität.
2. Lösungswärme wird frei oder verbraucht, je nachdem, ob die aufzuwendende Gitterenergie oder die freiwerdende Hydratationsenergie überwiegt.
3. Nein, die Lösungsgeschwindigkeit hängt von der Korngröße ab.
4. a) Harnstoff ist wasserlöslich, bildet ein molekulardisperses System (Lösung)
   b) Seife ist amphiphil, reichert sich an der Oberfläche an, bildet in Wasser Assoziationskolloide (Mizellen) und verteilt sich daher kolloiddispers.
   c) Zinkoxid ist unlöslich und bildet ein grobdisperses System (Suspension).
   d) Neutralöl ist nicht mit Wasser mischbar, bildet vorübergehend ein grobdisperses System (Emulsion).

5. Suspensionsvermittler und Suspensionsstabilisatoren. Suspensionsvermittler erleichtern das Dispergieren, Suspensionsstabilisatoren verzögern das Sedimentieren.
6. Amphiphile Verbindungen (Tenside) werden als Emulgatoren eingesetzt. Sie lassen sich z. B. nach ihrer Polarität (HLB-Wert) oder ihrem chemischen Aufbau (ionogene und nichtionogene E.) einteilen.

**Kapitel 4**

1. Kondensation und Dispersion.
2. Druckverflüssigte Gase, möglichst nicht brennbar.
3. Die Teilchengröße.

**Kapitel 5**

1. Dies liegt an ihrer Strukturviskosität (Thixotropie). Im Ruhezustand baut sich ein kohärentes Gerüst auf, das beim Scheren (Rühren) zerstört wird.
2. a) Wollwachsalkoholsalbe ist eine lipophile Absorptionsgrundlage.
   b) Wasserhaltige hydrophile Salbe ist eine hydrophile Creme.
   c) Kühlsalbe ist eine lipophile Creme (Quasiemulsion).
   d) Vaselin ist ein Kohlenwasserstoffgel, eine „Fettsalbe".
3. Zinksalbe kann Wasser emulgieren, Polyethylenglycolsalbe ist mit Wasser mischbar und verflüssigt sich dabei.
4. Harnstoff wird in der wässrigen Phase gelöst, Salicylsäure wird suspendiert.
5. Eine Base, z. B. Natronlauge, Ammoniaklösung oder Trometamol.
6. Basiscreme ist bereits aufgrund ihres hohen Anteils an Propylenglycol konserviert.

**Kapitel 6**

1. Bei einer peroralen Lösung ist der Wirkstoff bereits freigesetzt, bei einer i. v.-Injektion ist er bereits aufgenommen.
2. Die Freisetzungskinetik.
3. a) Gelatine ist Bestandteil des Feuchtbindemittels.
   b) Kartoffelstärke ist Sprengmittel (Zerfallsbeschleuniger) und evtl. Füllstoff.
   c) Talkum und d) Magnesiumstearat gehören zum FST-Komplex (Gleitmittel).
4. Eine ölige Suspension.
5. Es ergibt sich eine Invasionskinetik 0. Ordnung.
   a) Dadurch wird ein konstanter Blutspiegel erreicht.
   b) Die therapeutischen Systeme.

**Kapitel 7**

1. Sterilisation erfasst alle vermehrungsfähigen Keime. Desinfektion erfasst alle vegetativen und damit alle pathogenen Keime. Konservierung verhindert die Ausbreitung nicht erfasster oder eingeschleppter Keime und verbessert damit die Haltbarkeit.
2. a) unbedingt konserviert werden müssen Augentropfen, Nasentropfen und Injektionslösungen in Mehrdosenbehältnissen.
    b) sinnvollerweise konserviert werden sollten wässrige Lösungen, Suspensionen und Emulsionen sowie Hydrogele und hydrophile Cremes.
    c) nie konserviert werden brauchen perorale Pulver, Granulate, Tabletten!
3. Isotonisch sind Lösungen mit gleichem osmotischem Druck, isohydrisch sind Lösungen mit gleichem pH-Wert.
4. Pyrogene sind fiebererzeugende Stoffwechselprodukte von Mikroorganismen. Sie lassen sich durch den Pyrogentest am Kaninchen nachweisen und durch aseptisches Arbeiten vermeiden.
5. Es muss hydrolytisch resistent (alkalifrei) sein.

| Name | Zeichen | Name | Zeichen | Name | Zeichen | Name | Umrechnung in SI-Einheiten |
|---|---|---|---|---|---|---|---|
| Länge | Meter | m | | | | Ångström | Å | 1 Å = $10^{-10}$ m |
| Masse „Gewicht" | Kilogramm | kg | Gramm | g | 1 g = $10^{-3}$ kg | | | |
| | | | Tonne | t | 1 t = $10^{3}$ kg | Zentner | Ztr. | 1 Ztr. = 50 kg |
| Zeit | Sekunde | s | Minute | min | 1 min = 60 s | | | |
| | | | Stunde | h | 1 h = 60 min = 3600 s | | | |
| Geschwindigkeit | Meter durch Sekunde | m · $s^{-1}$ | Kilometer durch Stunde | km · $h^{-1}$ | 1 km · $h^{-1}$ = 0,2778 m · $s^{-1}$ | | | |
| Volumen | Kubikmeter | $m^3$ | Liter | l | 1 l = 1 $dm^3$ = $10^{-3}$ $m^3$ | | | |
| Dichte | Kilogramm durch Kubikmeter | kg · $m^{-3}$ | Gramm durch Milliliter | g · $ml^{-1}$ | | | | |
| | | | Kilogramm durch Liter | kg · $l^{-1}$ | | | | |
| Kraft | Newton | N | | | 1 N = 1 kg · m · $s^{-2}$ | Dyn | dyn | 1 dyn = $10^{-5}$ N |
| | | | | | | Pond | p | 1 p = 9,8 · $10^{-3}$ N |
| Energie, Arbeit Wärmemenge | Joule | J | | | 1 J = 1 N · m = 1 W · s = 1 kg · $m^2$ · $s^{-2}$ 1 kW · h = 3,6 MJ | Erg | erg | 1 erg = $10^{-7}$ J |
| | | | | | | Kalorie (15 °C) | $cal_{15}$ | 1 $cal_{15}$ = 4,187 J |
| Leistung | Watt | W | | | 1 W = 1 J · $s^{-1}$ = 1 N · m · $s^{-1}$ = 1 V · A | Pferdestärke | PS | 1 PS = 735,5 W |
| Druck | Newton durch Quadratmeter, Pascal | N · $m^{-2}$ Pa | Bar | bar | 1 Pa = 1 N · $m^{-2}$ 1 bar = $10^5$ Pa | techn. Atmosphäre | at | 1 at = 0,98 · $10^5$ Pa |
| | | | | | | phys. Atmosphäre | atm | 1 atm = 101325 Pa |
| | | | | | | Torr | Torr | 1 Torr = 133,3 Pa |
| Oberflächenspannung | Newton durch Meter | N · $m^{-1}$ | Newton durch Millimeter | N · $mm^{-1}$ | | Dyn durch Zentimeter | dyn · $cm^{-1}$ | 1 dyn · $cm^{-1}$ = 1 N · $mm^{-1}$ |
| dynamische Viskosität | Pascalsekunde | Pa · s | | | 1 Pa · s = 1 N · s · $m^{-2}$ = 1 kg · $s^{-1}$ · $m^{-1}$ | Centipoise | cP | 1 cP = $10^{-3}$ Pa · s = 1 mPa · s |
| kinematische Viskosität | Quadratmeter durch Sekunde | $m^2$ · $s^{-1}$ | | | | Centistokes | cSt | 1 cSt = $10^{-6}$ $m^2$ · $s^{-1}$ = 1 $\mu m^2$ · $s^{-1}$ |

Vorsätze der Einheiten
(Die Vorsätze werden den SI-Einheiten ohne Abstand vorgesetzt)

| Dezimale Vielfache | | | Dezimale Teile | | |
|---|---|---|---|---|---|
| $10^{18}$ | Exa | E | $10^{-1}$ | Dezi | d |
| $10^{15}$ | Penta | P | $10^{-2}$ | Zenti | c |
| $10^{12}$ | Tera | T | $10^{-3}$ | Milli | m |
| $10^{9}$ | Giga | G | $10^{-6}$ | Mikro | µ |
| $10^{6}$ | Mega | M | $10^{-9}$ | Nano | n |
| $10^{3}$ | Kilo | k | $10^{-12}$ | Piko | p |
| $10^{2}$ | Hekto | h | $10^{-15}$ | Femto | f |
| $10^{1}$ | Deka | da | $10^{-18}$ | Atto | a |

# Sachregister

## A

Abbaugranulierung 34
abflammen 240
Abkochungen 94 f.
Absorption
–, physikalisch 21
–, physiologisch (s. a. Wirkstoffaufnahme) 171
Absorptionsgrundlagen 150 f., 153 f.
–, hydrophile 150
–, lipophile 150
Aceta 96
Adeps lanae 142, 150
– lanae cum aqua 156
– solidus 219
– suillus 140
Adsorption 21
Adsorptionsmittel 21, 199
Aerobier 236
Aerodispersionen 117
–, Erzeugung 118
–, Teilchengröße 117
Aerosil® 32, 144, 198 f.
Aerosole 118 ff.
– zur Inhalation, Erzeugung 122
Agglomerate 21
Aggregate 21
Aggregatzustände 5 ff.
–, Teilchenanordnung 7
Akuität 163
Alginate 145, 199
amphiphil 54, 75 f., 103 f.
Ampulle 280 f.
–, Abfüllung 281
–, Formen 280

Amylum (s. a. Stärke) 31, 199
Anaerobier 236
Anionenaustauscher 48
Antioxidanzien 151
Antiseptik 237
Apothekenbetriebsordnung 2
Applikation 170
–, lokal 170
–, peroral 180
–, systemisch 170
Aqua
– ad iniectabilia 255
– demineralisata 48
– destillata 46
–, purificata 46
–, valde purificate 46
Aquae aromaticae 72
Aromastoffe 199
Arzneibücher 1
Arzneiformen 1, 3
–, einzeldosierte 169
–, perorale 180
–, rektale 215
–, sterilisierte 235
–, vaginale 215
Arzneimittelgesetz 2
Arzneistoff 1, 3
Ascorbinsäure 151
Ascorbinsäureester 151
Aseptik 237, 252
aseptisch 252, 260
Assoziationskolloide 10, 75
AUC-Wert 176
Aufbaugranulierung 35
Aufbrennampulle 280
Aufgüsse 94 f.
Auge 256 f.

Augenarzneimittel 256
Augenbäder 269
Augeninsert 271
Augensalbe 137, **269 ff.**
–, Behältnisse 271
–, Besonderheiten 271
–, Konservierung 270
–, Salbengrundlage 270
–, Sterilität 270
–, Teilchengröße 270
Augenspray 271
Augentabletten 193, 271
Augentropfen 72, **257 ff.**
–, Abfüllung 259
–, Behältnisse 267
–, Beschriftung 267
–, Herstellung 263
–, Isotonie 262
–, Konservierung 261
–, Lösungsmittel 267
–, ölige 267
–, Partikelfreiheit 260
–, pH-Wert 266
–, Sterilität 258
Auricularia 72
ausglühen 240
Ausscheidung 173
Ausscheidungsweg 174
Auszugsöle 96
Auszugssalben 96
Auszugssirup 96
Autoklav, doppelwandiger 243
–, einwandiger 242
Autooxidation 151
Avocadoöl 141

## B

Bakterien-Endotoxine, Prüfung 275
Bakterienfilter 253
Bancroftsche Regel 104 f.
Basiscreme 157
Basiscreme, hydrophobe 157
Basisgel
–, emulgierendes hydrophobes 159
–, hydrophobes 139
Behältnisse 26
Bentonit 144
Benzalkoniumchlorid 251, 261
Benzoesäure 251
Benzylalkohol 251
Biegefestigkeit 202
Bienenwachs 141
Bindemittel 197
Bingham-Körper 131
Bioäquivalenz 177
Bioindikator 244
Biopharmazie 170
Biotransformation 173
Bioverfügbarkeit 221
–, absolute 176
–, relative 176
Blasendrucktest 260
Blaugel 93
Blut-Hirn-Schranke 172
Blutspiegel 171, 174
Blutspiegelkurve 174
Blutspiegelverlauf 174
Bolus 31
Braunglas 277
Brausepulver 28
Brausetabletten 192
Brecher 14
Bubble-point-test 260
Buccaltabletten 193
Butylhydroxyanisol 151
Butylhydroxytoluol 151

## C

Capsulae 181
– amylaceae 181
– gelatinosae 182
Carbomer 146
Carbomergel, isopropylalkoholhaltiges 146
–, wasserhaltiges 146
Carboxymethylcellulose-Natrium 146
Casson-Körper 131
Celluloseether 146
Cera 141
– alba 141
– arteficiale 142
– flava 141
Cetiol® 142
Cetylalkohol 149
Cetylpalmitat 142
Cetylpyridiniumchlorid 251
Cetylstearylalkohol 149
–, emulgierender 149
Chlorhexidinacetat 251, 261
Chlorocresol 251
Clearance 173
coating 211
COMOD® 119, 268
– System 119
Compressi (s. a. Tabletten) 190
Confectopharm®-Tubenfüller 162
Creme 137, **155 ff.**
–, ambiphile 157
–, hydrophile 157
–, hydrophobe 136, 156 f.
–, nichtionische hydrophile 158
Cremschmelze 218
Cremschmelzverfahren 225

## D

Dampf 117
Dampfdruck 92 f., 243
Dampfsterilisation 242
Dampftemperatur 243
Darreichungsform 1
Decocta 95
Depotpräparate 210
Dermatika 29
Dermatikarezeptur 162 ff.
Dermatikawirkstoffe 167
Desinfektion 237
–, chemische 248
Destillat 47
Destillation 46 f.
Deutscher Arzneimittel-Codex 1
Deutsches Arzneibuch 1
Diakolation 85
Dichte, relative 43, 115
–, scheinbare 19
–, wahre 19, 43
Dickextrakte 90
Dielektrizitätskonstante 50
Diffusion 52, 60
Digestion 84
dilatantes Fließverhalten 131
Dimeticon 143
Direkttablettierung 196
Dispensierzange 27
Dispergiermittel 98
Dispersionskolloide 10, 75
Dispersionsmittel 8 f.
Doppelspießampulle 280
Dosierspray 119
Dosierventil 124
Dosis 169
Dragées 192, **203**, 213
–, Herstellung 204
Dragierkessel 204 f.
Dragierverfahren 204
Dreiphasenaerosole 121
Drogen 37
–, Ballaststoffe 80

–, Gerüststoffe 80
–, Hauptwirkstoffe 79
–, Inhaltsstoffe 79
–, Lagerung 38
– Nebenwirkstoffe 79
–, Stabilisierung 37
–, Trocknen 37
–, Verarbeitung 37
–, Wirkstoffe 79
Drogenauszüge 78
–, wässrige 94
Drogen-Extrakt-Verhältnis 78
Drogenmischung 39
Drogenpulver 38
Druck, osmotischer 60, 262
Druckfestigkeit 202
Druckgasaerosole 119
Düsenhomogenisator 113

## E

EDOs 268
Eichwert 226
Einbettung 212
Einphasensystem 8
Einwegfilter 258
Einzeldosen 27
Eisenoxid, gelbes 32
–, rotes 32
–, schwarzes 32
Elektronegativität 42
Elimination 173 f.
Eliminationshalbwertszeit 173
Emulgatoren 4, 108 ff.
–, amphotere 109
–, anionenaktive 109
–, echte 108
– für Salben 148 f.
–, ionogene 109
–, kationenaktive 109
–, nichtionogene 110
–, unlösliche 110

Emulgatorfilm 104, 106
Emulgatortypen 109
Emulsion 10 f., **101 ff.**, 279
–, Herstellung 112
–, Phasenverteilung 104
Emulsionssalbe 11, 155 ff.
–, Phasenumkehr 106
Emulsionsstabilisatoren 111
Emulsionstypen 102, 106
Emulsionszäpfchen 222
endothermer Vorgang 53
Enzyminduktoren 173
Erdnussöl 141
Erhaltungsdosis 210
Erstarrungspunkt 218
Essige, medizinische 96
Ethanol 73, **80**
Ethanol-Tabelle 44
Ethanol-Wasser-Gemische 81
Ethylalkohol 80
Ethylenoxid 247
Euhydrie 266
Europäisches Arzneibuch 1
Evakolation 85
Evasion 173
E-Wert 265
exothermer Vorgang 53
Expansionsdauer 116
Extracta 78 ff., 89 ff.
– fluida 89
– sicca 91
– spissa 90
Extrakte 78 ff., 89 ff.
–, quantifizierte 78
–, standardisierte 78
–, zähflüssige 90
Extraktionsflüssigkeit 80
Extraktionsphasen 83
Extraktionstechnik 82
Extraktionsvorgang 82
Exzenterpresse 194

## F

Faltenfilter 67
Fantaschale 154
Farbstoffe 4, 199
Faserfilter 69
–, absorbierende 253
FDDF 209
Fertigarzneimittel 1
Festkörper, amorphe 6
–, kompakte 19
–, kristalline 6
–, poröse 19
–, Schmelztemperatur 5
Feststoffe, Benetzbarkeit 98
–, Dichte 18
–, Eigenschaften 14
–, Fällung 16
–, Fließeigenschaften 21
–, klassieren 17
–, kohäsive 22
–, Korngröße 14
–, Löslichkeit 54
–, Oberflächeneigenschaften 20
–, mischen 24
–, Polarität 53 f.
–, sieben 17
–, Zerkleinerung 14
Feststoffsysteme 13
Fette 140
–, halbsynthetische 141
–, natürliche 140
Feuchtbindemittel 197
Feuchthaltemittel 199
Filmdragierung 206
Filmtabletten 192, **206**, 213
Filtermaterialien 66
Filtration 65
first pass effect 180
Fließgrenze 131
Fließkurve 128 f.
Fließregulierungsmittel 22, 198

Fließschmelzpunkt 218
Fließverhalten, dilatantes 130
–, plastisches 130
–, pseudoplastisches 130
Fluidextrakte 89 f.
Flüssigkeiten 41 ff.
–, Dichte 43
–, Eigenschaften 42
–, Fließeigenschaften 45
–, Newtonsche 129
–, Oberflächeneigenschaften 44
–, polare 43
–, Polarität 42
–, unpolare 43
Formentrennmittel 198
Fransenmizellen 134
FST-Komplex 198
Füllmittel 197
Füllstoff 27, 183

## G

Gallerte 135
Gallussäureester 151
Gase 7, 119
–, druckverflüssigte 97, 123
–, komprimierte 123
Gasgemische 9
Gefrierpunktserniedrigung 60, 265
Gefriertrocknung 94
Gehalt 22
–, Massen- 23
–, Stoffmengen- 23
–, Volumen- 23
Gelatine 77, 182, 220
Gelatinekapseln 182
Gele 10, **133 f.**, 136
–, Gerüsttypen 134
–, hydrophile 136
–, hydrophobe 136
Gerüsttabletten 213

Geschwindigkeitsgefälle 128 ff.
GITS 230
Gitterenergie 53
Glas 276
Glaspistill 271
Glasplatte 271
Glassinterfilter 68, 253
Gleichförmigkeit der Masse **28**, 200, 227
– des Gehaltes **28**, 200, 227
Gleitmittel 197
Globuli 216
Glucose 32
Glycerol 73
Glycerol-Gelatine 217
– Masse 220
GMP-Richtlinien 2, 252
Granulata 32
Granulate **32 ff.**, 196
–, Abbau- 34
–, Aufbau- 34
–, Brause- 33
–, Klebstoff- 35
–, Krusten- 35
–, Lochscheiben- 35
–, magensaftresistente 33
– mit modifizierter Wirkstofffreisetzung 33
–, Schüttel- 35
–, Sinter- 35
–, überzogene 35
Granulation 196
Granulatkörner 35
Granulierung, Abbau- 34
–, Aufbau- 35
–, Feucht- 34 f.
–, Teller- 36
–, Trocken- 34
–, Wirbelschicht- 36
Grenzfläche 8 ff.
Grenzflächenspannung 44, 102
Grindometer 153
Guttae ophthalmicae (s. a. Augentropfen) 257

## H

Halogenkohlenwasserstoffe 120
Härte 202
Hartfett 216, 219
Hartgelatinekapseln 183
Hartkapseln 181
Hartparaffin 139
Haufwerke 26
Hauptvalenzgel 133
Hauttyp 163
Heißluftsterilisator 241
Heißwassertrichter 67
Hilfsstoffe 4 f.
–, gasbildende 199
Hitzeresistenzstufen 239
HLB-Skala 107
HLB-System 106
HLB-Wert 106 f.
Homogenisatoren 113
Homöopathisches Arzneibuch 1
Hydrat 210
Hydratation 51
Hydratationsenergie 53
Hydrogelbildner 143
–, anorganische 144
–, halbsynthetische 145
–, natürliche 145
–, organische 145
–, vollsynthetische 146
Hydrogele 143 ff.
Hydrokolloidmatrixtabletten 213
hydrophil 53
Hydrophile Salbe 150
Hydrophilisierungsmittel 199

## I

idealviskoses Fließverhalten 129
Implantate 284

Implantationstabletten 193
Infektion 235
Infundibilia 282 f.
Infundierbüchse 95
Infusa 95
Infusionsflasche 283
Infusionszubereitungen 282 f.
Inhalanda 121 ff.
Inhalation, Zubereitungen 121 ff.
Iniectabilia 277 ff.
–, ölige 279
Initialdosis 179, 210
Injektion, intramuskuläre 278
–, intravenöse 278
–, subcutane 278
Injektionsarten 274
Injektionsfläschchen 281
Injektionslösungen
–, Anforderungen 278
–, Isohydrie 279
–, Isotonie 279
–, Partikelfreiheit 279
–, Pyrogenfreiheit 279
–, Sterilität 278
Injektionszubereitungen 277 ff.
–, Behältnisse 280
Inkompatibilitäten 25, 165
–, chemische 25
–, larvierte 165
–, manifeste 165
Invasion 171
Ionenaustauscher 48
Ionenreaktionen 165
Isogele 135
Isohydrie 266
Isopropanol 73, 248
Isopropylmyristat 143
Isopropylpalmitat 143
Isotonie 262 ff.
Isotonisierung 264

## K

Kalibrierwert 226
Kakaobutter 218 f.
Kaolinum 31
Kapillarviskosimeter 45
Kapselfüllgerät 184
–, Aufbau 185
Kapselherstellung 187
Kapseln 181
–, Gelatine- 182
–, magensaftresistente 181
– mit modifizierter Wirkstofffreisetzung 181
–, Prüfung 188
–, Stärke- 181
Kationenaustauscher 48
Kautabletten 193
Keime, apathogene 235
–, Dauerformen 236
–, pathogene 235
–, vegetative 236
Keimfiltration 252
Keimzahl 236
–, Verminderung 238
Klarschmelzpunkt 218
Klarschmelzverfahren 225
Koazervation 188 f.
Kohäsionskräfte 5 ff.
Kohlenwasserstoffgel 138 f.
Koliertrichter 85 f.
Koliertuch 68
Kolloide 73
–, Einteilung 75
–, lyophile 74
–, lyophobe 74
Kombinationsmethode 112
Kompartimente 172
Komponente, dispergierte 8
–, disperse 8
Konservierung 238, 245, 248
–, chemische 248
–, Prüfung auf ausreichende 249
–, Vorschriften 249

Konservierungsmittel 4, 250 f.
–, Ophthalmica 261
Konsistenz 129
Kontaktlinsenflüssigkeit 269
Konzentration 23
–, Massen- 23
–, minimale therapeutische 176
–, Stoffmengen- 23
–, toxische 176
–, Volumen- 23
Konzentrationsgradient 59
Körper, elastische 6
–, halbfeste 6
–, plastische 6, 131
Korrigenzien 4
Kristalldichte 19
Kristallwasser 21
Kruken 160
Kuchenbildung 100
Kugelfallviskosimeter 45
Kugelschaum 114
Kühlsalbe 156
Kumulation 179
Kunststoff 277
Kunststofftube 161

## L

Lacktablette 206
Lactose 32
Lamellen 272
Laminar-Air-Flow 254 f.
Laminarkolloide 74, 134
Lanette®-Creme 158
Langzeitpräparate 178, 210
Lanolin 156
Leinöl 141
Lichtschutzsalben 137
Lichtspektrum 277
Linearkolloide 134
Lipogele 135
Lipogelgrundlagen 140

lipophil 53
Liposomen 77
Liquores 72
Löslichkeit von Pflanzeninhaltsstoffen 82
Löslichkeitsangaben 56
Löslichkeitsprodukt 56
Löslichkeitsverbesserung 56
Lösungen 9
–, echte 46
–, gesättigte 55
–, Herstellung 64
–, hypertonische 60
–, hypotonische 60
–, isotonische 60
–, Klärung 64
–, kolloidale 74
–, molekulardisperse 46
–, übersättigte 55
–, ungesättigte 55
–, wässrige 46
Lösungsgeschwindigkeit 58 f.
–, Beschleunigung 208
Lösungsmethode 112
Lösungsmittel 4, 46 f.
–, sterilisierte Arzneiformen 255
Lösungssalbe 9, 152
Lösungstabletten 192
Lösungsvermittler 57
Lösungsvorgang 51 f.
Lösungswärme 53
Lösungszäpfchen 9, 222
Luftpermeabilität 20
Lutschtabletten 193
Lyogel 133
Lyophilisate 284
Lyophilisation 94

## M

Macrogole **147**, 217, 220
Macrogolgel 147
Macrogolsalbe 147
Magensaftresistenz 182, 206
Magnesiumcarbonat 31
Magnesiumoxid 31
Maisöl 141
Mandelöl 141
Manteltabletten **192**, 196, 213
Maschenweite 18
Mazerate 95 f.
Mazeration 83 f.
Megaspender 162
Mehrphasensystem 8
Mehrschichttablette 192, 195
Mehrstoffsystem 7 f.
Membranfilter **69**, 252, 258
Membrantube 161
Metabolismus 173
Metabolite 173
Metallseifen 32
Methylcellulose 145
Methylhydroxyethylcellulose 146
Methylpolysiloxan 142
Miglyol® 812 141
Mikroemulsionen 158
Mikroemulsionsgel 158
Mikrokapseln **188 f.**, 212
Mikronisierung 16, 59, **208**
Mikroorganismen 235
Mikropartikel 189
Mikrospärule 189
Mikroverkapselung 188, 212
Milchzucker 32
Mischemulgatoren 149
Mischemulsionen 101, 157
Mixtura 70

Mizellbildungskonzentration, kritische 75, 104
Mizellen 75, 104
Modifikationen 6
Molekülkolloide 10, 77
Mörser 15
Mühlen, Kugel- 15
–, Luftstrahl- 16
–, Messer- 15
–, Scheiben- 15
–, Schlagkreuz- 15

## N

Nasalia 71
Nasensprayfläschchen 119
Nasensprays **71**, 121
Nasentropfen 71
Nassmahlung 16
Natriumchlorid-Äquivalent 265
Natriumpalmitat 76
Nebel 117
Nebelaerosol 11, 122
Nebenvalenzgel 133
Neues Rezeptur-Formularium 2
Neutralglas 276
Neutralöl 141
Nipagin® 251
Nipasol® 251
Nordihydroguajaretsäure 151
Normaltropfenzähler 44
Novata® 219

## O

Oberfläche, äußere 20
–, innere 20
–, Kräfte 20
–, spezifische 20
Oberflächenfiltration 66 f.

Oberflächenspannung 44
Oblatenkapseln 181 f.
Octyldodecanol 149
Oculenta 137, 269
Oculoguttae 72
Ocusert® 272
Ohrentropfen 72
Öle 140
–, ätherische 96
–, fette 73, 140
Oleyloleat 142
Öl-in-Wasser-Emulsion 101
Olivenöl 141
Ophthalmica 256
Organogele 135
Osmolarität 60
Otoguttae 72
Ovula 216

## P

Papierfilter 66
Papiertüten 26
Paraffin, dickflüssiges 139
–, dünnflüssiges 139
Paraffinkohlenwasserstoffe 138
Paraffinum liquidum 139
– perliquidum 139
– solidum 139
– subliquidum 139
Parenteralia 273 ff.
–, Anforderungen 274
–, Behältnisse 275
– diluenda 283
–, Konzentrate zur Herstellung 283
–, Konzentrationen 275
–, Lösungsmittel 275
–, Partikelkontamination 275
–, Pulver zur Herstellung 283

–, Pyrogenfreiheit 274
–, Sterilität 274
–, Partikelfreiheit 275
Paste 137, 155
Pasteurisation 245
Pastillen 207
Pektine 145
Pellets 36, 214
Penetrationssalben 137
Penetrometrie 129
Peptisation 98
Peptisatoren 74, 98
Perkolat 84
Perkolation 84 f.
–, fraktionierte 85
Perkolator 84
Peroralkapseln 181
Peroraltabletten 191
Pflaster, transdermales 231 f.
pH-Angleichung 266
Pharmakokinetik 170 ff.
Phase 8
–, äußere 8
–, innere 8
Phasenumkehr 106
Phasenverteilung 104
–, Bestimmung 106
Phasenwechsel 104
pH-Bereich
–, rezeptierbarer 166
Phenol 251
Phenylethylalkohol 251
Phenylmercuri
– acetat 251
– borat 251
– nitrat 251
Phenylmercurisalze 261
pH-Optimum 166
pH-Wert 61 ff.
Pigmentfarben 32
Pillen 207
Pipettenflaschen 71
Pistill 24, 154
$pK_S$-Wert 61
Placenta-Schranke 172

Plasmaproteinbindung 172
plastisch 131
Polarität 42 f., 53
Poliertrommel 205
Poloxamere 147
Polyacrylsäure 146
Polyederschaum 114
Polyethylen 277
Polyethylenglycolsalbe s. Macrogolsalbe 147
Polymorphie 209
Polypropylen 277
Polyvinylalkohol 147
Polyvinylchlorid 277
Polyvinylpyrrolidon 147
Porzellanpistill 14
Presse, hydraulische 87
Pressen 85 f.
Presswerkzeug 193 f.
Promille 24
2-Propanol 73
Propylenglycol 157, 166, 251
Prozent 23 f.
–, Massen- 23
pseudoplastisches Fließverhalten 130
Puder 29 ff.
–, Fett- 32
–, Kompakt- 32
–, spezielle 32
–, Wirkstoff- 32
Puderbasen 30
Pudergrundlagen 30
–, anorganische 30
–, organische 31
Puffer 63
Pultiformsalbe 153
Pulver 26 ff.
–, dispensierte 27
–, parenterale 29, 283
– zum Einnehmen 26
– zur Herstellung von Injektionszubereitungen und Infusionszubereitungen 29

– zur Herstellung von Lösungen und Suspensionen zum Einnehmen 29
– zur kutanen Anwendung 29
Pulveres parenterales 283
– ad usum dermicum 29
– perorales 26
Pulverinhalatoren 124 f.
Pulvermischdose 25
Pulverpäckchen 27
Pulverschachteln 27
Pulverschere 27
Pulverschiffchen 27
Pumpaerosole 118
–, Teilchengröße 118
Pyrogene 274
–, Prüfung auf 275

## Q

Qualität, mikrobielle 27, 46
Quasiemulgatoren 111
Quasiemulsionen 102, 156
Quellstoffe 143 f., 199
Quetschflasche 119

## R

Randtropfer 70
Rauch 117
Redipak® 268
Reibschale 15, 25
Reinheitsprüfungen 28
Reinraum 254
Rektalkapseln 228
Rektalzäpfchen 215 ff.
Remazeration 84
Reperkolation 85
Resinatbildung 211
Resinate 212
Resistenz 239

–, hydrolytische 276
Resorption 171 f.
Resorptionssalben 137
Respimat® 123
Retardpräparate 177, 210 f.
–, Herstellung 213
Retardtabletten 193
Rheogramm 128 ff.
Rheologie 128
Rheopexie 132
Rhinoguttae 71
Ricinusöl 141
Rieseltrichter 22
Rizinusöl, hydriertes 141
Rotationsverdampfer 93
Rüböl 141
Rundläuferpresse 195

## S

Salben 135 ff.
–, Behältnisse 160
–, Einteilung nach Ph. Eur. 136
–, Herstellung 152
–, – Geräte 154
–, hydrophile 136
–, hydrophobe 136
–, kosmetische 137
–, wasseraufnehmende 136
–, wasserhaltige hydrophile 158
Salbengrundlagen **138 f.**, 153, 270
–, Kompatibilität 164
–, Wassergehalt 165
Salbenhilfsstoffe 148
Salbenmühle 154
SAL-Wert 239
Saugfiltration 67
Schachtelpulver 26
Schälsalben 137
Schaumarten 114

Schaumbildner 114
Schäume 114 f.
–, Reinheitsprüfungen 115
–, wirkstoffhaltige 115
Schaumstabilisatoren 114
Schaumzerstörung 116
Scherung 128
Schichtmethode 112
Schichttabletten 213
Schleimbildner 78
Schmelzbereich 218
Schmelzintervall 218
Schmelztabletten 209
Schmiermittel 198
Schnelldragierverfahren 206
Schnittdrogen 38
Schubspannung 128 ff.
Schüttdichte 19
Schüttelmazeration 84
Schüttvolumen 19
Schutzkolloide 74
Schutzsalbe 137
Schweineschmalz 140
Schwimmkapsel 213
Sedimentation 99 f.
–, absteigende 99
–, aufsteigende 99
–, behinderte 99
–, unbehinderte 99
Sedimentbildung 99
Seife 76
Seifenmizelle 76
Siebanalyse 17
Siebdurchgang 17
Siebgrößen 18
Siebrückstand 17
Sikotopf 242
Siliciumdioxid
–, hochdisperses 32, **144**, 183
Silicongel 143
Siliconöl 142
Sirup 72
–, wirkstoffhaltiger 72
Snap-fit® 184

Softisan®378 141
Sol 10
Solubilisation 58
Solubilisatoren 58
solutio 69
Solvat 210
Sonnenblumenöl 141
Sorbinsäure 251
Spacer 124
Spezies 36
Sphärokolloid 74, 134 f.
Spindelpresse 86 f.
Spray 119 f.
Spraydose, Aufbau 120
Sprengmittel 199
Sprüheinbettung 189
Sprühtrocknung 94
Stabilität
–, chemische 166
STADA-Präparate 2
Stadatrate 95
Stadimol® 219
Stampfdichte 19
Stampfvolumen 19
Standardabweichung 129
Standardzulassungen 2
Stärke 31, 145
Stärkekapseln 181 f.
Staubaerosole 11, 122
Stearatcremes 158
Stearylalkohol 149
Steckkapseln 183
Steigschmelzpunkt 218
Sterilfiltration 252
Sterilisation 237
–, chemische 247
–, Heißluft- 241
–, Strahlen- 246
Sterilität 235 ff.
Strahlen 246
–, α- 246
–, β- 246
–, γ- 246
–, ionisierende 246
–, Licht- 246

–, Röntgen- 246 f.
–, UV- 246 f.
Strahlenarten 246
Streupuder 29
strukturviskose Stoffe 129
Sublingualtabletten 193
Substanz, amorphe 209
Suspensionszäpfchen 11
Suppositorien 215 ff.
Suppositoriengießformen 224
Suppositorienpresse 223
Suspension 97 ff.
Suspensionsmethode 112
Suspensionssalbe 152
Suspensionsstabilisatoren 100
Suspensionsvermittler 98
Suspensionszäpfchen 222
Synergisten 151
Systeme, disperse 8
–, flüssige 41
–, gasförmige 117
–, grobdisperse 10
–, halbfeste 127
–, heterogene 8
–, homogene 7
–, inkohärente 9
–, kohärente 9
–, kolloiddisperse 10
–, komplex disperse 11
–, molekulardisperse 9
–, plastische 127
–, – Fließeigenschaften 128
–, therapeutische 228
–, – intravaginale 230
–, – okulare 230
–, – orale 230
–, – transdermale 231
–, – uterine 230

**T**

Tabletten 190 ff.
–, Abrieb 202
–, Biegefestigkeit 202
–, Bruchfestigkeit 202
– Druckfestigkeit 202
–, Friabilität 202
–, Härte 202
–, Herstellung 193
–, magensaftresistente 193
– mit veränderter Wirkstofffreisetzung 193
–, nicht überzogene 192
–, Prüfung 200
–, überzogene 192, 203 ff.
– zur Anwendung in der Mundhöhle 193
– zur Herstellung einer Lösung 192
– zur Herstellung einer Suspension 192
Tablettenformen 190
Tablettenpresse 193
Tablettieren 193
–, Komplikationen 199
Tablettiergut 196
Tablettierhilfsstoffe 197
Talkum 30
Tampons, wirkstoffhaltige 228
Tee 36
Teemischdose 25
Teilchen, Anordnung 9
–, Aussehen 9
–, monodisperse 9
–, monoforme 9
–, polydisperse 9
–, polyforme 9
Teilchengröße
–, Bestimmung 18
Tenside 103
therapeutische Breite 176

Therapeutische Systeme 228
–, intravaginale 230
–, okulare 230, 272
–, orale 230
–, transdermale 231
–, uterine 230
Thiomersal 251, 261
Thixotropie 132
Tiefenfiltration 65
Tinkturen 88 f.
Titandioxid 31
Tocopherole 151
Ton 31
–, roter 31
–, weißer 31
Tonizität 60
Topitec®, Gerät 154
–, Kruken 160
Tragant 145
Traubenzucker 32
Treibgase 119 f.
Treibmittel, flüssige 121
–, Sicherheits- 123
Trennmittel 198
Trichterspießampulle 280
Triglyceride, mittelkettige 141
Trochisci 207
Trockenbindemittel 198
Trockenextrakte 91
Trockenbindemittel 198
Tropfeinsätze 70
Tropfentabelle 44
Tropfverfahren 187
TTS 231 f.
–, matrixkontrollierte 232
–, membrankontrollierte 232
–, stromkontrollierte 232
Tubag®-Rollierer 154
Tuben 160
Tubenfüllgerät für Defektur 161
– für Rezeptur 161
Turboextraktion 84

Tyndall-Effekt 10, 117
Tyndallisation 245

## U

Überzug 211
Umkehrosmose 49
Unguator® 154
Unguator®-Kruken 160
Unguenta (s. a. Salben) 135 ff.
– ophthalmica 269 f.
Unguentum molle 156
Unverträglichkeiten 25, 165

## V

Vaginalkapseln 228
Vaginaltabletten 193
Vaginalzäpfchen 216 f.
Vakuumexsikkator 92 f.
Vaselin 139
Verbindungen, polare 42
–, schwach polare 42
–, unpolare 42
Verdrängungsfaktor 225 f.
Vernebler 123
Verreibung 25
Verteilung 8
Vial 281
Viskosität 45, 128 f.
–, absolute 45
–, dynamische 45
–, Erhöhung 221
–, kinematische 45
Viskositätskoeffizient 45

## W

Wachs 140 f.
–, gebleichtes 141
–, gelbes 141

–, künstliches 142
–, natürliches 141
–, synthetisches 142
Walrat 142
Wasser 46
–, demineralisiertes 48
– destilliertes 46
–, Dipoleigenschaften 50
– für Injektionszwecke 46, 255, 267
–, gereinigtes 46
–, hochgereinigtes 46
–, Lösungsvorgang 51
–, Wasserstoff-Brückenbindung 51
Wässer, aromatische 72
Wasserdampf, gesättigter 241
–, gespannter, gesättigter 242
–, strömender 245
–, überhitzter 242, 245
Wasserdampfdestillation 96
Wasserdipol 50
Wasser-in-Öl-Emulsion 101
Wasserstoff-Ionenkonzentration 61
Wasserzahl 150
Weichgelatinekapseln 186 f.
Weichkapseln 181
Weithalsampulle 280
Windsichten 18
Wirbelextraktion 84
Wirkstoff 1, 3 f.
Wirkstoffaufnahme 170
Wirkstofffreisetzung 170, 200
–, Verzögerung 211
Wirkstoffverteilung 170
Wirkung, Emulgator 103
Wirkungseintritt, Beschleunigung 208
Witepsol® 219 f.

Wollwachs 142, 150
–, hydriertes 142
–, wasserhaltiges 156
Wollwachsalkohol 149
Wollwachsalkoholsalbe 150
–, wasserhaltige 156
–, wasserhaltige pH5 156

**X**

Xerogele 133

**Z**

Zäpfchen 215 ff.
–, Dosierungsmethoden 225 f.
–, Gießformen 224
–, Gießverfahren 224
–, Herstellung 222 f.
–, Pressverfahren 223
–, Prüfungen 227
–, Wirkstofffreisetzung 227 f.
–, Zerfallszeit 227 f.
Zäpfchenformung 223
Zäpfchengießmasse 222
Zäpfchengrundmasse 217
–, Erstarrungspunkt 218
–, hydrophile 220
–, Hydroxylzahl 220
–, lipophile 217
–, Steigschmelzpunkt 218
Zäpfchenhilfsstoffe 221
Zäpfchenmasse 4
Zementation 100
Zentraltropfer 70
Zentrifuge 65
Zerfallsbeschleuniger 198
Zerfallszeit 188, 200 f.
Zerkleinerungsgrad 18
zero order kinetik 212
Zinkoxid 31
Zinkpaste 155
–, weiche 155
Zinksalbe 155
Zubereitungen, halbfeste 135 ff.
Zubereitungen aus pflanzlichen Drogen 78 ff.
Zuckerplätzchen 207
Zweiphasenaerosol 120
Zweiphasensystem 11
Zylinderspießampulle 280
Zytostatika 283

# Der Autor

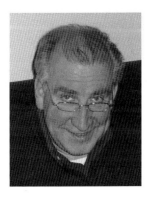

**Jürgen Friedland**

Nach dem Abitur am naturwissenschaftlichen Zweig des Gymnasiums Schwertstraße in Solingen und dem Vorexamen studierte Jürgen Friedland Pharmazie in Bonn-Endenich. Danach arbeitete er am pharmakologischen Institut der Universität Bonn an pharmakokinetischen Modellen und im Praktikum für Medizinstudenten. Seit 1977 ist er hauptamtlicher Dozent in der PTA-Ausbildung und ab 1986 Leiter der PTA-Lehranstalt in Solingen. Der Fachapotheker für theoretische und praktische Ausbildung ist neben seiner Unterrichtstätigkeit seit vielen Jahren in der Fort- und Weiterbildung und als Lehrbuchautor und -mitautor tätig.

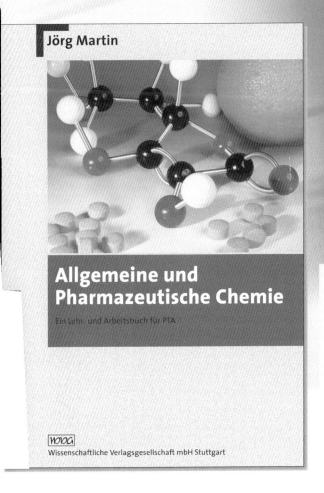

Von Dr. Jörg Martin

*XXI, 537 Seiten. 105 Abbildungen, 40 Tabellen. Kartoniert.*
*ISBN 978-3-8047-2181-4*

**Mut zur Chemie**

Bicarbonat puffert Magensäure, Glycerolstearat emulgiert Cremes, Rosafärbung von Phenolphthalein zeigt das Ende der Titration: Ohne Chemie geht nichts!

Nur Mut, dieses Buch ebnet den Weg und zeigt von Anfang an die Verbindungen zur Pharmazie.

**Wissenschaftliche Verlagsgesellschaft Stuttgart**
Postfach 10 10 61 · 70009 Stuttgart · Telefon 0711 2582 341 · Telefax 0711 2582 390
E-Mail: service@wissenschaftliche-verlagsgesellschaft.de
Internet: www.wissenschaftliche-verlagsgesellschaft.de

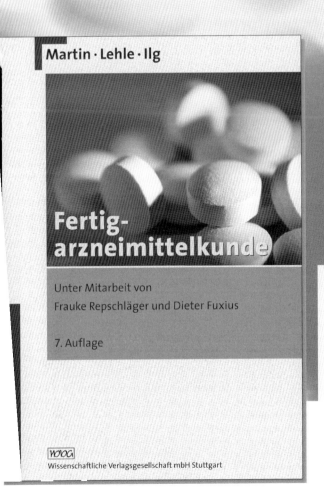

Martin · Lehle · Ilg

**Fertig-arzneimittelkunde**

Unter Mitarbeit von
Frauke Repschläger und Dieter Fuxius

7. Auflage

Von Dr. Jörg Martin, Peter Lehle
und Prof. Dr. Wolfgang Ilg

*XIV, 510 Seiten. 210 Abbildungen,
davon 36 vierfarbig, 129 Tabellen.
Kartoniert.
ISBN 978-3-8047-2206-4*

Wissenschaftliche Verlagsgesellschaft mbH Stuttgart

**Arzneimittelkunde: Verstehen, Einprägen, Anwenden**

Der „Martin · Lehle · Ilg" liefert seit 25 Jahren PTA-relevantes Wissen zu Arzneimitteln in kompakter und didaktisch sehr gut aufbereiteter Form. In den einzelnen Kapiteln werden Fragen zum Thema gestellt, deren Antworten nachlesbar sind. Fakten werden optisch hervorgehoben, und Infokästchen mit HV-Tipps erleichtern das Einprägen.
Jedem Kapitel ist wichtiges Grundlagenwissen vorangestellt.

 **Wissenschaftliche Verlagsgesellschaft Stuttgart**
Postfach 10 10 61 · 70009 Stuttgart · Telefon 0711 2582 341 · Telefax 0711 2582 390
E-Mail: service@wissenschaftliche-verlagsgesellschaft.de
Internet: www.wissenschaftliche-verlagsgesellschaft.de

# Repetitorium zur Arzneiformenlehre

Das Repetitorium zur Arzneiformenlehre ist eine sinnvolle Ergänzung zum Lehrbuch. Es kann und soll keinesfalls das Lehrbuch oder gar den Unterricht ersetzen. Das Programm zielt vielmehr darauf ab, den Stoff kompakt zu wiederholen und den Wissensstand zu kontrollieren.

Der Aufbau des Repetitoriums entspricht den einzelnen Kapiteln im Lehrbuch. So ist eine Wiederholung parallel zum Lernfortschritt möglich, ohne dass Kenntnisse aus späteren Lektionen vorhanden sein müssen. Da das Programm aber auch bei der Examensvorbereitung eine Hilfe sein soll, werden im Fragenteil hin und wieder Kenntnisse vorausgesetzt, die zu einem späteren Zeitpunkt erworben werden. Daher sollte der Anwender nicht erwarten, dass er während der Ausbildung schon alle Fragen zum Thema beantworten kann.

*Richtiges Lernen bedeutet, den Stoff so aufzunehmen, dass er nicht mehr vergessen wird.*

Um diesem Ideal möglichst nahe zu kommen, ist das Repetitorium strukturiert aufgebaut. Der Benutzer bewegt sich ständig durch verschiedene Ebenen und ist gezwungen, Zusammenhänge zu erkennen, um an den Lernstoff heranzukommen. Jeder Begriff, der verstanden sein sollte, ist als Schaltfläche ausgelegt, so dass die Möglichkeit besteht, sich zuerst Gedanken zu machen, bevor man sich eine Erklärung auf den Bildschirm holt. Um weitere Unterpunkte zu erreichen, muss man zunächst wieder auf die nächsthöhere Ebene zurück. Daher prägt sich der Weg gleich doppelt ein. Viele Abbildungen und Formeln machen den Stoff anschaulich und einprägsam. Nicht immer entspricht der Umfang des Repetitoriums dem des Lehrbuches. Ganz bewusst werden Lerninhalte, die erfahrungsgemäß keine Schwierigkeiten machen, im Programm nur oberflächlich behandelt, während problematische Themen von Praxisrelevanz (Salbensystematik, Emulgatoren, Konservierung) sehr ausführlich und intensiv bearbeitet werden. Hier fließt die Erfahrung aus über 25 Jahren Unterrichtstätigkeit an der PTA-Lehranstalt in Theorie und Praxis ein. Das Repetitorium wurde um ca. 300 Seiten erweitert und enthält nun insgesamt über 1100 Powerpoint-Folien.

Der neu aufgenommene Abschnitt „Dermatikarezeptur" stellt bereits eine Verbindung zum 2. Ausbildungsabschnitt in der Apotheke her. Hier gilt es, in Theorie und Praxis Gelerntes im Rezepturalltag umzusetzen. Das Programm bietet dazu eine Fülle von Informationen über in der Rezeptur vorkommende Wirk- und Hilfsstoffe, Unverträglichkeiten sowie Beispielrezepturen mit Problemlösungen.

**Systemvoraussetzungen:**
Betriebssystem: Windows 2000 Service Pack 4, Windows Server 2003, Windows Vista, Windows XP ab Service Pack 1 (SP1), Windows 7.
Zur Anzeige der Power-Point-Datei wird Microsoft PowerPoint oder PowerPoint Viewer benötigt. Sind weder PowerPoint 2000, 2003, 2007 und auch kein PowerPoint Viewer 2007 auf ihrem System installiert, so wird der PowerPoint Viewer 2007, inkl. PowerPoint Viewer (SP1) installiert.